Demenzdiagnostik

Kompendien Psychologische Diagnostik
Band 16

Demenzdiagnostik

Prof. Dr. Mark Stemmler, Prof. Dr. Johannes Kornhuber

Herausgeber der Reihe:

Prof. Dr. Franz Petermann, Prof. Dr. Heinz Holling

Mark Stemmler
Johannes Kornhuber

Demenzdiagnostik

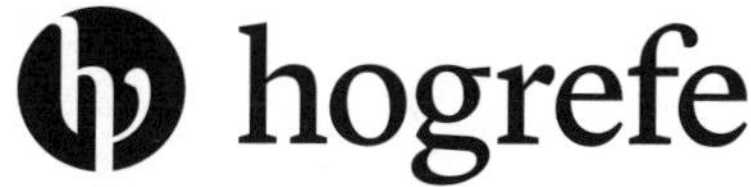

Prof. Dr. Mark Stemmler, geb. 1960. 1982–1989 Studium der Psychologie an der Technischen Universität Berlin. 1993 Promotion an der Pennsylvania State University, USA. 2002 Habilitation an der Universität Erlangen-Nürnberg. 2007–2011 Professor für Psychologische Methodenlehre und Qualitätssicherung an der Universität Bielefeld. Seit 2011 Leiter des Lehrstuhls für Psychologische Diagnostik, Methodenlehre und Rechtspsychologie am Institut für Psychologie der Friedrich-Alexander-Universität Erlangen-Nürnberg.

Prof. Dr. Johannes Kornhuber, geb. 1959. 1978–1984 Studium der Medizin an der Universität Ulm. 1985 Promotion. 1984–1986 Assistenzarzt im Bundeswehrkrankenhaus Ulm, Abteilung Neurologie und Psychiatrie. Von 1986–1996 an der Psychiatrischen Universitätsklinik Würzburg tätig. 1992 Habilitation. 1997–2000 Leiter des Schwerpunktes Gerontopsychiatrie an der Universität Göttingen. Seit 2000 Leiter der Psychiatrischen und Psychotherapeutischen Universitätsklinik Erlangen.

Bibliografische Information der Deutschen Nationalbibliothek
Die Deutsche Nationalbibliothek verzeichnet diese Publikation in der Deutschen Nationalbibliografie; detaillierte bibliografische Daten sind im Internet über http://dnb.dnb.de abrufbar.

Hogrefe Verlag GmbH & Co. KG
Merkelstraße 3
37085 Göttingen
Deutschland
Tel. +49 551 999 50 0
Fax +49 551 999 50 111
verlag@hogrefe.de
www.hogrefe.de

Satz: Matthias Lenke, Weimar
Druck: Media-Print Informationstechnologie GmbH, Paderborn
Printed in Germany
Auf säurefreiem Papier gedruckt

1. Auflage 2018

(E-Book-ISBN [PDF] 978-3-8409-2760-7; E-Book-ISBN [EPUB] 978-3-8444-2760-8)
ISBN 978-3-8017-2760-4
http://doi.org/10.1026/02760-000

Vorwort der Herausgeber

Die Methoden der Psychologischen Diagnostik dienen der Erhebung und Aufbereitung von Informationen, um begründete Entscheidungen zu treffen. Heute bietet die Psychologische Diagnostik ein großes Spektrum an Erhebungsverfahren, das von systematischen Ansätzen zur Befragung und Beobachtung bis zum Einsatz psychometrischer Tests und physiologischer Methoden reicht. Immer schwieriger wird die gezielte Auswahl geeigneter Verfahren und die Kombination verschiedener Ansätze im Rahmen einer ökonomischen Diagnosestrategie.

Unsere Buchreihe möchte aktuelles Wissen über diagnostische Verfahren und Prozeduren zur Weiterentwicklung der Psychologischen Diagnostik zusammenstellen. Wir als Herausgeber der Buchreihe erwarten, dass zukünftig die Kompetenzen der Psychologischen Diagnostik verstärkt nachgefragt werden. Es handelt sich hierbei um Basiskompetenzen psychologischen Handelns, denen in den letzten beiden Jahrzehnten im deutschen Sprachraum vermehrt Aufmerksamkeit geschenkt wurde. Zukünftig sollten Problemanalysen und Problemlösungen noch stärker auf dieses gut fundierte Fachwissen der Psychologie zurückgreifen.

Die einzelnen Bände dieser Reihe konzentrieren sich jeweils auf spezifische psychologische Themengebiete wie zum Beispiel Rechenstörungen oder aggressives Verhalten. Durch diese Spezifikation können diagnostische Fragen im Rahmen der einzelnen Themen intensiver als in der Standardliteratur abgehandelt werden. Zudem kann eine engere Verbindung zwischen theoretischen Grundlagen und den diagnostischen Fragestellungen erfolgen.

Diese Reihe möchte dem Praktiker eine Orientierung und Vorgehensweisen vermitteln, um in der Praxis eine optimale Diagnosestrategie zu entwickeln. Kurzgefasste Übersichten über die aktuellen Trends, praxisnahe Verfahrensbeschreibungen und Fallbeispiele erleichtern auf verschiedenen Ebenen den Zugang zum Thema. Ziel der Reihe ist es somit, die diagnostische Kompetenz im Alltag zu erhöhen. Dies bedeutet vor allem

- diagnostische Entscheidungen zu verbessern,
- Interventionsplanungen besser zu begründen und
- in allen Phasen der Informationsgewinnung die Praxiskontrolle zu optimieren.

Unser Anspruch besteht darin, bestehende Routinen der Psychologischen Diagnostik kritisch zu durchleuchten, Bewährtes zu festigen und neue Wege der Diagnostik, zum Beispiel im Rahmen computerunterstützter Vorgehensweisen und neuerer testtheoretischer Ansätze, zu etablieren.

Mit unserer Buchreihe möchten wir schrittweise und systematisch verschiedene Anwendungsbereiche der Psychologischen Diagnostik bearbeiten. Pro Jahr sollen zwei Bände publiziert werden, wobei jeder Band etwa 120 bis 180 Druckseiten haben soll.

Folgende Bände sind in Vorbereitung:

Familienrechtliche Diagnostik
Diagnostik von Traumafolgestörungen
Diagnostik für Führungspositionen

Wir wünschen uns hierzu einen intensiven Austausch mit unseren Lesern.

Bremen und Münster, im Dezember 2017 *Franz Petermann* und *Heinz Holling*

Inhaltsverzeichnis

Vorwort der Autoren

Die Alzheimer-Erkrankung galt bis in die 70er Jahre des letzten Jahrhunderts als eine eher seltene Erkrankung bzw. als neurologische Spezialität (Jahn & Werheid, 2015). Mit der steigenden Lebenserwartung in den Industrieländern ist sie jedoch zu einer häufigen Todesursache geworden (Platz 4 der Todesursachen in den USA) und die Furcht, an einer Alzheimer-Demenz zu erkranken, gehört zu den am häufigsten genannten Befürchtungen der Deutschen. In einer FORSA-Umfrage, beauftragt von der DAK-Krankenkasse, wurde diese Furcht im Jahre 2015 nur von der Furcht, an einem bösartigen Tumor zu erkranken, übertroffen. Das liegt sicher an der Eigenart der Erkrankung, die den Patienten[1] in einer ohnmächtigen und entwürdigenden Hilflosigkeit enden lässt. Auch ist der Demenzkranke kein gern gesehener Patient. Die Behandlung ist mühselig und von geringem therapeutischem Erfolg geprägt.

Auch steigt die Prävalenz der an Demenz erkrankten Personen in Deutschland und weltweit rasant an. 2012 wurde die Zahl der an Demenz erkrankten Personen in Deutschland auf 1,4 Millionen (weltweit auf 35,6 Millionen) geschätzt; 2015 waren es bereits 1,6 Millionen (weltweit 46,8 Millionen). Sollte kein Durchbruch in Prävention und Therapie gelingen, dann wird sich diese Zahl 2050 in Deutschland auf 3 Millionen erhöhen (Deutsche Alzheimer Gesellschaft, 2016). Gleichzeitig gehört die Demenzforschung zu einem der aktivsten Felder der Medizin und Psychologie. Der vorliegende Band möchte daher in dem sich rasant entwickelnden Umfeld der Demenzforschung eine Orientierung geben über die Ursachen, Ätiologie und die notwendigen Schritte einer Demenzdiagnostik. Gleichzeitig sollen die wichtigsten testpsychologischen Verfahren vorgestellt und beschrieben werden.

Beunruhigend ist auch nach wie vor die hohe Zahl von Fehldiagnosen bei der Demenzdiagnostik. Gedächtnisdefizite sind nämlich nicht auf den Bereich der Alzheimer- oder vaskulären Demenz beschränkt, sondern können auch durch reversible Erkrankungen wie den Normaldruckhydrozephalus bedingt sein. Fehldiagnosen können bei den Betroffenen enormen Stress auslösen oder es kann der Beginn einer adäquaten Behandlung verzögert werden.

---

1 Zur besseren Lesbarkeit werden stets männliche Berufsbezeichnungen und Pronomina verwendet. Gemeint sind immer Personen beiderlei Geschlechts.

Die Kürze des Buches macht es notwendig, dass nicht alle demenziellen Syndrome umfassend im Detail beschrieben werden. Wir haben uns auf die wichtigsten Erkrankungen – die Alzheimer-Demenz und die vaskuläre Demenz – konzentriert und die anderen demenziellen Syndrome entweder nur kurz dargestellt oder bloß gestreift.

Das Buch richtet sich an Studierende und Professionelle aus den Bereichen der Neurologie, Psychiatrie und Neuropsychologie. Aber auch der interessierte Laie wird sich in diesem Buch einen Überblick beispielsweise über die gängigen bildgebenden Verfahren und psychologischen Tests im Allgemeinen verschaffen können.

Unser Dank gilt besonders Dr.-Ing. Wilhelm Dürr und Dipl.-Ing., Dipl.-Wirtsch.-Ing. Rudolf Ackermann, die als ehemalige Mitarbeiter der Firma Siemens die verschiedenen „Röhren" auch dem Laien verständlich beschrieben und erklärt haben. Wir mussten ihren Einsatz und Elan stets bremsen, sie hätten sicher für ein eigenständiges Werk gereicht. Bei den Kollegen der Universitätsklinik der Friedrich-Alexander-Universität aus der Neuroradiologie Herrn Oberarzt Dr. Tobias Engelhorn sowie aus der Nuklearmedizinischen Klinik Herrn Professor Dr. Torsten Kuwert möchten wir uns recht herzlich für die bereitgestellten Bilder und die entsprechenden Befunddarstellungen bedanken. Ebenso bei der Firma Siemens AG für die Bildrechte zu den bildgebenden Verfahren und der Firma Schuhfried GmbH. Wir danken auch recht herzlich Herrn Dr. Robert Hörr von der Firma Dr. Willmar Schwabe GmbH & Co. KG für sein gründliches Korrekturlesen. Einen großen Dank sprechen wir aus für die exzellente Unterstützung bei der Psychodiagnostik unserer Fallbeispiele an Frau Dipl.-Psych. Nina Strößenreuther und Herrn Dr. Hartmut Lehfeld von der Gedächtnisambulanz am Klinikum Nürnberg und der Paracelsus Medizinischen Privatuniversität. Weiterhin zu tiefem Dank verpflichtet sind wir den studentischen Hilfskräften Laura Pauli, B. Sc. und Magdalena Schönfeld, B. Sc. für die unermüdliche Mitarbeit, Literatursuche und das Beschaffen von Informationen über die zu beschreibenden Tests. Nicht zuletzt gilt unser Dank allen beteiligten Mitarbeiterinnen und Mitarbeitern des Hogrefe Verlages und dem Herausgeber Herrn Kollegen Professor Petermann aus Bremen für seine Geduld und freundliche Unterstützung.

Erlangen, im Januar 2018

Mark Stemmler und
Johannes Kornhuber

1 Demenz und Aspekte des psychodiagnostischen Vorgehens

Zu Beginn der Diagnostik werden die typischen Veränderungen im Leistungsniveau im Frühstadium einer Demenz überprüft. Dazu gehören *das Gedächtnis, die exekutiven Funktionen, die visuell-räumlichen Fähigkeiten* und *Sprachleistungen.* Beim demenziellen Syndrom kann das Gedächtnis des Patienten neue Informationen nur unzureichend behalten. Exekutive Funktionen dienen der Planung komplexer Handlungen, der Demenzkranke ist nur noch unzureichend in der Lage, komplexe Gedankengänge zu Ende zu verfolgen bzw. die Planung von mehrteiligen Aufgaben nimmt viel Zeit in Anspruch. Auch die visuell-räumlichen Fähigkeiten können eingeschränkt sein, entweder in Form der Visuokonstruktion, z. B. beim Zeichnen einer Uhr mit Stunden und Minutenzeigern wie beim Uhren-Test (Seigerschmidt, Mösch, Siemen, Förstl & Bickel, 2002; Shulman, Gold, Cohen & Zucchero, 1993; Shulman, 2000), dem Nachzeichnen von ineinander verschränkten geometrischen Figuren wie beim Mini-Mental-Status-Test (Folstein, Folstein & McHugh, 1975) oder beim Erinnern von geometrischen Figuren wie beim Bamberger Dementia Screening Test (Trapp et al., 2015). Die Sprachleistungen von Demenzkranken können bezüglich der Sprachproduktion (z. B. Wortflüssigkeit) und des semantischen Gedächtnisses (z. B. häufiges Auftreten von Wortfindungsstörungen und Artikulationsproblemen) gestört sein. Häufig werden in der Demenzdiagnostik zunächst kurze Testverfahren eingesetzt (z. B. der SKT von H. Erzigkeit, 2001, oder der MoCA von Nasreddine et al., 2005). Da die entsprechenden Diagnosekriterien (siehe Kapitel 2) auch einen Nachweis bezüglich der Beeinträchtigungen des alltäglichen Lebens sowie anderer psychosozialer Funktionen verlangen, sollten diese auch durch ADL-Skalen (*activities of daily living* bzw. Aktivitäten des täglichen Lebens; z. B. durch die B-ADL von H. Erzigkeit & Lehfeld, 2010) erfasst werden.

Typische Veränderungen im Leistungsniveau

Eine der Kernaussagen dieses Buches besagt, dass die Demenzdiagnostik interdisziplinär ist. Medizinische und neuropsychologische Methoden werden nicht als konkurrierende, sondern als komplementäre Methoden angesehen. Beispielsweise sagen Befunde über Hirnanomalien aus bildgebenden Verfahren wenig über das resultierende Verhalten des Patienten aus. Dennoch sind bildgebende Verfahren für die Bestimmung der Ätiologie (Alzheimer-Demenz vs. vaskuläre Demenz) unerlässlich.

Zweistufiges diagnostisches Vorgehen

Die Diagnose einer Demenzerkrankung ist ein zweistufiges Verfahren. Im ersten Schritt geht es um den Nachweis eines Demenzsyndroms (siehe Kapitel 2 „Demenzielle Erkrankungen und deren diagnostische Kriterien“). Im zweiten Schritt versucht man die zugrunde liegenden Ursachen zu klären. Die Diagnose einer Demenz ist am Verhalten inklusive der kognitiven Funktionen orientiert. Die neuropsychologische Untersuchung dient dann der Objektivierung der eigentlichen mnestischen und kognitiven Beeinträchtigungen, aber auch zur Erfassung von Defiziten bei der emotionalen Kontrolle und im Sozialverhalten (Aktivitäten des täglichen Lebens).

Fehldiagnosen führen zu Stress oder falschen Therapien

Nach wie vor stellt die hohe Zahl der *Fehldiagnosen ein großes Problem der Demenzdiagnostik* dar (vgl. Qian, Schweizer, Munoz & Fischer, 2016). Dadurch werden Patienten und Angehörige oft unnötigem Stress ausgesetzt (wenn beispielsweise der Betroffene gar keine irreversible Demenz hat) oder die Fehldiagnose führt dazu, dass die falschen Therapien durchgeführt werden (wenn beispielsweise eine Alzheimer-Demenz diagnostiziert wird, es sich aber um eine vaskuläre Demenz handelt). Daher sollte die Demenzdiagnostik *lege artis* erfolgen und den Besonderheiten der Erkrankungen Rechnung tragen.

Demenzdiagnostik ist interdisziplinär

Entsprechend dem interdisziplinären Charakter der Demenzdiagnostik muss für die Diagnose einer spezifischen Demenzform eine Reihe von unterschiedlichen Informationen synthetisiert werden. Jahn und Werheid (2015) haben hinsichtlich der einzelnen Untersuchungsbereiche eine Übersicht erstellt. Da wäre zunächst die ausführliche *Anamnese und Fremdanamnese* zu nennen, die Hinweise auf Beginn, Art und Entwicklung der Beschwerden geben. Die *Psychopathologie* erhebt Informationen bezüglich Bewusstseinsstörungen, Störungen von Persönlichkeit und Sozialverhalten. Hier gehen auch Informationen zur depressiven bzw. psychotischen Symptomatik mit ein. Die *neuropsychologische Diagnostik* prüft zunächst, ob es keine oder leichte kognitive Defizite gibt. Auch sollen ausgewählte Defizite (z. B. nur Gedächtnisprobleme aber keine Sprachprobleme) erhoben werden. In der Gesamtschau aller neuropsychologischen Befunde können auch charakteristische Befundprofile erstellt werden. Die *Neurologie* sucht nach Herdsymptomen, Herdzeichen, extrapyramidalen Störungen und Myoklonus (rasche unwillkürliche Muskelzuckungen). Die Bildgebung oder *Neuroradiologie* erfasst in Bezug auf das Gehirn eventuelle Raumforderungen, Infarkte, Leukoaraiose (Veränderung der Dichte der weißen Hirnsubstanz) oder eventuelle Liquorabflussstörungen wie sie beim Normaldruckhydrozephalus der Fall sein können. Und schließlich dient die *Labormedizin* der Analyse eines differenzierten Blutbildes und des Nachweises von infektiös-entzündlichen Prozessen.

Fragen in der neuropsychologischen Demenzdiagnostik

Die eigentliche neuropsychologische Demenzdiagnostik soll nun wertvolle Beiträge zu mehreren Fragen leisten:

- Liegt überhaupt ein Demenzsyndrom vor *(Demenzscreening)*?
- Wie stark ist die Demenz vorangeschritten *(Schweregradbestimmung)*?
- Gehen die kognitiven Leistungseinbußen nicht mit einer Demenz einher, sondern wurden von einer anderen psychopathologischen Erkrankung verursacht (*Differenzialdiagnostik* bei depressiven älteren Patienten oder bei Morbus Parkinson)?
- Wie entwickelte sich die Krankheit bisher *(Krankheitsverlauf und Veränderungsmessung)*?
- Waren die bisherigen therapeutischen Maßnahmen effektiv *(Therapieeffizienz)*?
- Liegen Geschäfts-, Schuld- und Testierfähigkeit vor *(Klärung von Rechtsfragen)*?

Die neuropsychologische Diagnostik ist nicht nur dafür da, bereits bestehende Verdachtshypothesen zu erhärten oder zu widerlegen. Es können auch kognitive Leistungseinbußen oder Verhaltensprobleme untersucht werden, ohne dass eine bisherige neurologische Ursache bekannt ist. Anhand der aus den neuropsychologischen Untersuchungen gewonnenen Erkenntnisse lassen sich Hypothesen über Ursachen und Zusammenhänge ableiten, die dann wiederum interdisziplinär abgeklärt werden sollten (Petermann & Daseking, 2015). Der sich anschließende Prozess der neurologischen Diagnostik ist daher hypothesen- und regelgeleitet und folgt einem sequenziellen Vorgehen. Es werden verschiedene Erhebungsmethoden eingesetzt:

Sequenzielles diagnostisches Vorgehen

Erhebungsmethoden der neuropsychologischen Diagnostik (vgl. Petermann & Daseking, 2015)

- Anamnese (Eigen- und Fremdanamnese) und Exploration
- Standardisierte psychometrische Tests
- Fragebögen und Ratingverfahren bzw. Beurteilungsskalen
- Orientierende Untersuchung wichtiger Basisfunktionen (Gedächtnis, Orientierung zur Person, Zeit, Ort, Bewusstseinsstörungen)
- Verhaltensbeobachtung (standardisiert und nicht standardisiert)
- psychophysiologische Verfahren

Die für die Demenzdiagnostik wichtigsten Regeln der Kunst können in den S3-Leitlinien „Demenzen“ der Deutschen Gesellschaft für Psychiatrie und Psychotherapie, Psychosomatik und Nervenheilkunde (DGPPN) und der Deutschen Gesellschaft für Neurologie (DGN) entnommen werden (Stand:

S3-Leitlinien: Empfehlungen für Diagnostik und Therapie

Januar 2016; Deuschl & Maier, 2016). In den ersten drei Empfehlungen werden die *Versorgung von Menschen mit Demenz, die Voraussetzung zur Durchführung von Maßnahmen* und *der Umgang mit der Diagnose* zusammengefasst (siehe auch Petermann & Daseking, 2015). Im Rahmen der Versorgung stellt die frühzeitige Diagnostik eine Grundlage der Behandlung und Versorgung von Patienten mit Demenzerkrankungen dar, die deshalb allen zu ermöglichen sei *(Empfehlung 1)*. Eine wichtige Voraussetzung für die Durchführung diagnostischer Maßnahmen ist die Einwilligungsfähigkeit des Patienten. Diese gilt es zu prüfen und zu berücksichtigen, denn die Einwilligungsfähigkeit geht dem Patienten ab einem bestimmten Krankheitsstadium verloren. Falls die Einwilligungsfähigkeit nicht gegeben ist, muss man prüfen, ob eine Vorsorgevollmacht oder Generalvollmacht vorliegt oder gar eine gesetzliche Betreuung für die Gesundheitsfürsorge *(Empfehlung 2)*. Die dritte Empfehlung betrifft die Aufklärung und Beratung und damit den Umgang mit der Demenzdiagnose; sie soll damit auf anerkannten Kriterien fußen, beispielsweise den ICD-Kriterien (International Classification of Diseases). Die Aufklärung soll neben der Benennung der Diagnose auch Informationen zu Hilfe- und Unterstützungsangeboten, über Leistungen der Kranken- und Pflegeversicherung und zur Sozialhilfe umfassen. Dazu gehören auch Informationen zu Betroffenen- und Angehörigenverbänden, z.B. Deutsche Alzheimer Gesellschaft *(Empfehlung 3)*.

Ziele der neuropsychologischen Diagnostik

Die neuropsychologische Befunderhebung beinhaltet die qualitative und quantitative Erfassung und objektive Beschreibung aktueller kognitiver und affektiver Funktionen mithilfe geeigneter psychologischer und spezieller neuropsychologischer Diagnoseverfahren (Jank, 2011). Die in der neuropsychologischen Untersuchung eingesetzten standardisierten psychometrischen Tests erlauben eine Beurteilung der Leistungsfähigkeit des Patienten relativ zur (ggf. alters-, geschlechts- und bildungsspezifischen) Normpopulation (Theml & Jahn, 2011). Neben der Objektivierung von Funktionsbeeinträchtigungen sind auch Verlaufsuntersuchungen notwendig, um die Progression der Demenzerkrankung zu dokumentieren oder um mögliche Interventionsmaßnahmen zu evaluieren (Gauggel & Sturm, 2005). Auch sollen die Auswirkungen der Defizite in den kognitiven und affektiven Bereichen in Bezug auf den Alltag und die Teilhabe an der Gesellschaft (z.B. durch Einschränkungen am beruflichen und sozialen Leben) dokumentiert werden. Eine Orientierung zur Bewertung der wichtigen Dimensionen dieser Funktionsfähigkeit gibt die Weltgesundheitsorganisation (WHO) in ihrer *Internationalen Klassifikation der Funktionsfähigkeit, Behinderung und Gesundheit* (ICF; www.who.int/classifications/icf/en). Im folgenden Kasten werden die Ziele der neuropsychologischen Diagnostik zusammengefasst:

Ziele der neuropsychologischen Diagnostik (Jank, 2011; Petermann & Daseking, 2015)

- *Beschreibung:* Hierzu gehört die Qualifizierung und Quantifizierung von kognitiven, emotionalen, motivationalen und verhaltensbezogenen Störungen.
- *Klassifikation:* Das Ergebnis einer Differenzialdiagnose funktioneller und organischer Defizite wird entsprechend diagnostischer Klassifikationskriterien (z. B. ICD-10 oder DSM-5) einer Kategorie zugeordnet.
- *Erklärung:* Die Ergebnisse der neuropsychologischen Diagnostik geben Auskunft über die Entstehung und Aufrechterhaltung der Störung.
- *Prognose:* Die Ergebnisse geben Hinweise auf den weiteren Verlauf der Störung (reversibel oder irreversibel).
- *Evaluation:* Hierbei geht es um die Bewertung von möglichen therapeutischen Interventionsmaßnahmen. Dafür sollen möglichst psychometrische Testverfahren, die in mehreren Paralleltestformen vorliegen, zum Einsatz kommen.

Nachteile der neuropsychologischen Untersuchung für Allgemeinmediziner

Aus der Sicht des allgemeinmedizinisch tätigen Arztes hat die neuropsychologische Untersuchung zwei Nachteile: Sie ist sehr zeitaufwendig und nicht ohne spezifisches Fachwissen durchzuführen. Die Handhabung und Durchführung der meisten psychologischen Tests lassen sich aufgrund der hohen Objektivität und Standardisierung und der detaillierten Anleitung in Manualen leicht erlernen, doch die messtechnischen Grundlagen und dahinterstehenden psychologischen Theorien können nur Neuropsychologen ausreichend berücksichtigen (Theml & Jahn, 2011).

Zusammenfassend lässt sich folgende Aussage speziell für die neuropsychologische Diagnostik festhalten: „Eine gelungene und damit aussagekräftige neuropsychologische Untersuchung verlangt vom Diagnostiker über spezielles technisches Können hinaus dieselben Fähigkeiten zu einer positiven, vertrauensvollen und motivierenden Beziehungsgestaltung wie ein Beratungsgespräch oder eine Psychotherapiestunde. Daher sollte sie auch nach den gleichen Prinzipien gestaltet werden“ (Jahn & Werheid, 2015, Einsteckkarte).

2 Demenzielle Erkrankungen und deren diagnostische Kriterien

2.1 Allgemeines Demenzsyndrom

Kriterien für das allgemeine Demenzsyndrom nach ICD-10

Für die Diagnose eines allgemeinen Demenzsyndroms (von lat. *dementia* = ohne Verstand) fordern die diagnostischen Leitlinien des Klassifikationssystems ICD-10 (Dilling, Mombour, Schmidt & Schulte-Markwort, 2016) den Nachweis einer Abnahme der Gedächtnisfunktion und des Denkvermögens im Zusammenhang mit einer bedeutsamen Beeinträchtigung des alltäglichen Lebens. Die kognitiven Beeinträchtigungen dürfen nicht im Zusammenhang mit einem Delir auftreten (so wird die Klarheit des Bewusstseins gefordert) und die Symptome und Störungen müssen mindestens sechs Monate vorliegen.

Neben dem Klassifikationssystem ICD-10 der Weltgesundheitsorganisation gibt es noch das Diagnostische und Statistische Manual Psychischer Störungen (DSM-5) der American Psychiatric Association (APA, 2013, 2015). Die größte Neuerung im DSM-5 in Bezug auf das demenzielle Syndrom dürfte die Einteilung in *Mild* and *Major Neurocognitve Disorders* sein (deutsch = Leichte und Schwere Neurokognitive Störung). Für den Nachweis eines demenziellen Syndroms bzw. von Neurokognitiven Störungen (NCD) wird erstmals (auch in der ICD-10) die Objektivierung aufgrund einer neuropsychologischen Untersuchung gefordert. Obwohl die Gemeinsamkeiten in den Diagnosekriterien für ein Demenzsyndrom bzw. eine Schwere Neurokognitive Störung zwischen ICD-10 und DSM-5 überwiegen, werden diese in Tabelle 1 gegenübergestellt. Im DSM-5 wurde das multiaxiale System von DSM-IV aufgrund der mangelnden Umsetzung in der Praxis aufgegeben (APA, 2015).

Demenzielles Syndrom: Unterschiede und Gemeinsamkeiten in ICD-10 und DSM-5

Ferner muss im DSM-5 angegeben werden, ob eine klinisch relevante Verhaltensstörung vorliegt oder nicht. Falls psychopathologische Symptome bzw. Verhaltensstörungen vorliegen, müssen diese spezifiziert werden (z.B. mit psychotischen Symptomen, affektiven Symptomen, Unruhe, Apathie oder anderen Verhaltenssymptomen). Eine weitere Gemeinsamkeit zwischen

ICD-10 und DSM-5 besteht darin, dass an dieser Stelle keine Aussage über Ätiologie oder Prognose gemacht werden muss. Die demenzielle Erkrankung muss lediglich chronisch oder fortschreitend sein; es können aber auch reversible oder sekundär bedingte Demenzsyndrome darunter gefasst werden. Die Ätiologie sollte erst erfolgen, wenn die Demenzursache identifizierbar bzw. wenigstens wahrscheinlich ist. Ferner erfolgt immer die Schweregradeinteilung (siehe Tabelle 1).

Tabelle 1: Schweregradeinteilung der Schweren Neurokognitiven Störung im DSM-5 (APA, 2015; S. 829)

Schwergrad	Definition
leicht	Einschränkungen bei instrumentellen Alltagsaktivitäten (z. B. Hausarbeit, Umgang mit Geld)
mittel	Einschränkungen bei grundlegenden Alltagsaktivitäten (z. B. Nahrungsaufnahme, Ankleiden)
schwer	vollständig abhängig

Während ICD-10 und DSM-5 rein syndromale Definitionen der klinischen Erkrankungen liefern (siehe Tabelle 2), gibt es bei den gängigen Forschungskriterien auch Hinweise auf Bio- und Bildgebungsmarker. Zu den gängigsten Forschungskriterien gehören die NIA-AA-Kriterien des National Institute on Aging und der Alzheimer's Association (McKhann et al., 2011). Diese haben die Kriterien zur Diagnose der Alzheimer-Erkrankung von NINCDS-ADRDA (National Institute of Neurological and Communicative Disorders and Stroke und der Alzheimer's Disease and Related Disorders Association) von 1984 abgelöst (Jahn & Werheid, 2015; McKhann et al., 1984). Als Biomarker werden die Verringerung von Amyloid (Aβ42) bzw. eine Erhöhung von phosphoryliertem Tau im Liquor als Marker für eine Wahrscheinliche (probable) und Mögliche (possible) Alzheimer-Krankheit aufgeführt. Die Diagnose einer Wahrscheinlichen Alzheimer-Erkrankung gilt als gesicherter als eine mögliche Diagnose (hat man z. B. auch schon Hinweise aufgrund der Bildgebung, dann trägt dieser Befund zusätzlich zu einer erhöhten Sicherheit bei). Im Bereich der Bildgebung soll eine Atrophie des medialen Temporallappens mittels Magnetresonanz-Tomografie (MRT) und ein erhöhter Amyloid-Nachweis mittels Positronen-Emissions-Tomografie (PET) sowie ein parietotemporaler Hypometabolismus mittels Flurodeoxyglukose-Positronen-Emissions-Tomografie (FDG-PET) nachgewiesen werden (McKhann et al., 2011).

Diagnostik auf Basis von Bio- und Bildgebungsmarkern

Tabelle 2: Diagnosekriterien für ein Demenzsyndrom nach ICD-10 bzw. eine Schwere Neurokognitive Störung nach DSM-5 (Abdruck erfolgt mit Genehmigung vom Hogrefe Verlag Göttingen aus dem Diagnostic and Statistical Manual of Mental Disorders, Fifth Edition, © 2013 American Psychiatric Association, dt. Version © 2015 Hogrefe Verlag.)

Demenzsyndrom (nach ICD-10)	Schwere Neurokognitive Störung (nach DSM-5)
G1.1 Abnahme des Gedächtnisses, am deutlichsten beim Lernen neuer Informationen und in besonders schweren Fällen bei der Erinnerung früher erlernter Informationen. Die Beeinträchtigung betrifft verbales und nonverbales Material. Die Abnahme sollte objektiv verifiziert werden.	A. Nachweis einer erheblichen Abnahme kognitiver Leistung, relativ zum vorherigen Leistungsniveau in einem oder mehreren kognitiven Bereichen (komplexe Aufmerksamkeit, exekutive Funktionen, Lernvermögen und Gedächtnis, Sprache, perzeptiv-motorische Kognition oder soziale Kognition) auf Basis von:
G1.2 Abnahme anderer kognitiver Fähigkeiten, charakterisiert durch eine Verminderung der Urteilsfähigkeit und des Denkvermögens. Dies sollte, wenn möglich, durch eine Fremdanamnese und eine neuropsychologische Untersuchung oder quantifizierte objektive Verfahren nachgewiesen werden. Die Verminderung der früher höheren Leistungsfähigkeit sollte nachgewiesen werden.	1. Besorgtheit des Patienten oder eines sachkundigen Informanten oder des Klinikers, dass eine erhebliche Abnahme der kognitiven Leistungsfähigkeiten stattgefunden hat, und 2. eine erhebliche Beeinträchtigung der kognitiven Leistungsfähigkeit, vorzugsweise durch eine standardisierte neuropsychologische Testung bzw. bei deren Fehlen durch eine sonstige quantifizierte klinische Bewertung dokumentiert.
G2. Die Wahrnehmung der Umgebung muss ausreichend lange erhalten geblieben sein (d.h. Fehlen einer Bewusstseinstrübung in F05, Kriterium A, definiert). Bestehen gleichzeitig delirante Episoden, sollte die Diagnose „Demenz" aufgeschoben werden.	B. Die kognitiven Einschränkungen beeinträchtigen die Unabhängigkeit in der Verrichtung alltäglicher Aktivitäten (d.h. zumindest ist Hilfe bei komplexen instrumentellen Alltagsaktivitäten wie Bezahlen von Rechnungen oder Einnahme von Medikamenten notwendig).
G3. Die Verminderung der Affektkontrolle und des Antriebs oder des Sozialverhaltens manifestiert sich in mindestens 1 der folgenden Merkmale: - Emotionale Labilität - Reizbarkeit - Apathie - Vergröberung des Sozialverhaltens	C. Die kognitiven Einschränkungen treten nicht ausschließlich im Zusammenhang mit einem Delir auf.
G4. Für eine sichere klinische Diagnose sollte G1 mindestens sechs Monate vorhanden sein.	D. Die kognitiven Einschränkungen können nicht besser durch eine andere psychische Störung erklärt werden (z.B. Major Depression, Schizophrenie).

2.2 Spezifische Demenzformen

Ist die Ätiologie eines demenziellen Syndroms bekannt oder höchstwahrscheinlich, dann kann die Art der Demenz genau spezifiziert werden. Wobei im ICD-10 die Kriterien A bis D sowie bestimmte Ausschlusskriterien für die Diagnose *Demenz vom Alzheimer-Typ* erfüllt sein müssen. So darf es in der Anamnese, bei der körperlichen Untersuchung oder aufgrund spezieller Untersuchungen keinen Hinweis auf eine andere Ursache der Demenz (z.B. zerebrovaskuläre Erkrankungen, HIV-Krankheit, Normaldruckhydrozephalus, Parkinson- oder Huntington-Krankheit), eine Systemerkrankung (z.B. Hypothyreose, Vitamin-B12- oder Folsäuremangel, Hyperkalzämie) oder auf Alkohol- oder Substanzmissbrauch geben. In Kasten 1 werden die Kriterien für eine Schwere Neurokognitive Störung aufgrund einer Wahrscheinlichen Alzheimer-Erkrankung aufgeführt.

Demenz vom Alzheimer-Typ

Kasten 1: Auszug aus den Kriterien für eine Schwere Neurokognitive Störung aufgrund einer Wahrscheinlichen Alzheimer-Erkrankung nach DSM-5 (Abdruck erfolgt mit Genehmigung vom Hogrefe Verlag Göttingen aus dem Diagnostic and Statistical Manual of Mental Disorders, Fifth Edition, © 2013 American Psychiatric Association, dt. Version © 2015 Hogrefe Verlag.)

Eine *Wahrscheinliche Alzheimer-Erkrankung* wird diagnostiziert, wenn eines der folgenden Kriterien erfüllt ist; andernfalls sollte eine *Mögliche Alzheimer-Erkrankung* diagnostiziert werden:

1. Nachweis einer ursächlich zur Alzheimer-Erkrankung führenden genetischen Mutation aufgrund der Familienanamnese oder durch genetische Testung belegt.
2. Alle drei folgenden Kriterien liegen vor:
   a. Eindeutiger Nachweis für eine Abnahme der Gedächtnis- und Lernleistung und der Leistung in mindestens einem anderen kognitiven Bereich (basierend auf detaillierter Anamnese oder wiederholter neuropsychologischer Testung).
   b. Stetig fortschreitende, allmähliche Abnahme der kognitiven Fähigkeiten, ohne zeitlich ausgedehnte Plateaus.
   c. Keine Belege für eine gemischte Ätiologie (d.h. es liegt keine andere neurodegenerative oder zerebrovaskuläre Erkrankung oder eine andere neurologische, psychische oder systemische Erkrankung vor sowie keine weitere Ursache, die den kognitiven Abbau wahrscheinlich mitbedingt).

Vaskuläre Demenz

Darüber hinaus kann eine neurokognitive Störung auch aufgrund einer vaskulären Erkrankung vorliegen. Die Klassifikationssysteme ICD-10 und DSM-5 unterscheiden mehrere Arten der *Vaskulären Demenz* (VD):

- VD mit akutem Beginn
- VD vom Multiinfarkt-Typ

- subkortikale VD
- kortikal-subkortikale VD
- sonstige VD

Die diagnostischen Kriterien einer *Schweren* oder *Leichten Vaskulären NCD* nach DSM-5 sind in Kasten 2 dargestellt. In Kasten 3 werden die Kriterien für eine Schwere oder Leichte NCD aufgrund einer Lewy-Körper-Demenz nach DSM-5 aufgeführt.

Kasten 2: Diagnostischen Kriterien für eine Schwere oder Leichte Vaskuläre NCD nach DSM-5 (Abdruck erfolgt mit Genehmigung vom Hogrefe Verlag Göttingen aus dem Diagnostic and Statistical Manual of Mental Disorders, Fifth Edition, © 2013 American Psychiatric Association, dt. Version © 2015 Hogrefe Verlag.)

A. Die Kriterien für eine Schwere oder Leichte NCD sind erfüllt.
B. Das klinische Erscheinungsbild stimmt mit einer vaskulären Ätiologie überein, die sich aus einem der folgenden Punkte ergibt:
   1. Der Beginn der kognitiven Beeinträchtigungen steht in zeitlichem Zusammenhang mit einem oder mehreren zerebrovaskulären Ereignissen.
   2. Die Beeinträchtigungen manifestieren sich insbesondere bei komplexen Aufmerksamkeitsleistungen (einschließlich Verarbeitungsgeschwindigkeit) und in den frontalen Exekutivfunktionen.
C. Es gibt Hinweise auf eine zerebrovaskuläre Erkrankung aus der Vorgeschichte, körperlichen Untersuchung und/oder zerebraler Bildgebung, die die neurokognitiven Defizite erklären können.
D. Die NCD kann nicht besser durch andere zerebrale oder systemische Erkrankungen erklärt werden.

Kasten 3: Diagnostischen Kriterien für eine Schwere oder Leichte NCD aufgrund einer Lewy-Körper-Demenz nach DSM-5 (Abdruck erfolgt mit Genehmigung vom Hogrefe Verlag Göttingen aus dem Diagnostic and Statistical Manual of Mental Disorders, Fifth Edition, © 2013 American Psychiatric Association, dt. Version © 2015 Hogrefe Verlag.)

Lewy-Körper-Demenz

A. Die Kriterien für eine Schwere oder Leichte NCD sind erfüllt.
B. Die Störung zeigt einen schleichenden Beginn und allmähliches Fortschreiten.
C. Die Störung weist eine Kombination aus diagnostischen Hauptmerkmalen und diagnostisch hinweisenden Merkmalen für eine NCD aufgrund entweder einer Wahrscheinlichen oder einer Möglichen Lewy-Körper-Demenz auf. Für eine *Schwere oder Leichte NCD aufgrund einer Wahrscheinlichen Lewy-Körper-Demenz* müssen entweder zwei Hauptmerkmale oder ein diagnostisch hinweisendes Merkmal zusammen mit einem oder mehreren Hauptmerkmalen vorliegen. Bei einer *Schweren oder Leichten NCD aufgrund einer Möglichen Lewy-Körper-Demenz* liegen nur ein Hauptmerkmal oder eines oder mehrere diagnostisch hinweisende Merkmale vor.

1. Diagnostische Hauptmerkmale:
   a. Fluktuation der Kognition mit deutlicher Variabilität der Aufmerksamkeit und Wachheit.
   b. Wiederkehrende ausgeformte und detaillierte visuelle Halluzinationen.
   c. Spontane Parkinson-Symptome, die zeitlich nach dem Beginn des kognitiven Abbaus auftreten.
2. Diagnostisch hinweisende Merkmale:
   a. Die Kriterien für eine REM-Schlaf-Verhaltensstörung sind erfüllt.
   b. Es besteht eine ausgeprägte Überempfindlichkeit gegenüber Neuroleptika.

D. Das Störungsbild kann nicht besser durch eine zerebrovaskuläre Erkrankung, eine andere neurodegenerative Erkrankung, die Wirkung einer Substanz oder eine andere psychische, neurologische oder systemische Erkrankung erklärt werden.

Frontotemporale Demenzen bzw. frontotemporale Lobärdegeneration

Bei *frontotemporalen Demenzen* oder der *frontotemporalen Lobärdegeneration* stehen nicht der kognitive Abbau oder die Orientierungsstörungen im Vordergrund, sondern Veränderungen der Persönlichkeit, des Antriebs sowie des Sozialverhaltens. Diese Erkrankung wird auch als *Morbus Pick* bzw. die *Pick-Krankheit* bezeichnet. In dieser Übersicht beschränken wir uns auf die wichtigsten Demenzformen und erheben keinen Anspruch auf Vollständigkeit. Der interessierte Leser sei für die folgenden und ähnlichen Erkrankungen wie Creutzfeld-Jacob-Krankheit, Chorea Huntington und Parkinson auf Wallesch und Förstl (2012) sowie Förstl (2011) verwiesen.

2.3 Leichte Kognitive Störung bzw. Mild Cognitive Impairment (MCI)

Im Alter lässt auch bei gesunden Menschen die kognitive Leistungsfähigkeit nach (Pauli, Daseking, Petermann & Stemmler, 2017; Stemmler et al., 2013). Deshalb ergibt sich stets die Frage, ob die untersuchte Person sich unauffällig und altersentsprechend entwickelt oder ob die in der Untersuchung erzielten kognitiven Leistungen Hinweise auf einen pathologischen bzw. demenziellen Prozess geben. Der Abbau der kognitiven Leistungen ist im Alter progredient. Deshalb hat man versucht, die Phase zwischen normalem und eindeutig pathologischem Altern näher zu spezifizieren. Im Jahr 1986 hat das National Institute of Mental Health (NIMH) zunächst den Begriff der *age-associated memory impairment* (AAMI) erfunden, der sich auf ein normales (gesundes) Altern bezieht (Crook et al., 1986). Der Begriff der *age-associated cognitive decline* (AACD) zielt in dieselbe Richtung (Levy, 1994).

Begriffsdefinition: Alzheimer-Krankheit vs. MCI

Die Phase zwischen normalem kognitiven Abbau und der Demenz wird nun aber weitgehend verbindlich nach einem Konzept der Mayo Clinic in Rochester (Minnesota, USA) als *Mild Cognitive Impairment* (MCI) beschrieben (Winblad et al., 2004). Dieser Zustand des geistigen Abbaus wird als pathologisch definiert und wird damit eindeutig vom normalen Altern unterschieden (Petersen, 2004). Diese pathologische Entwicklung ist am Anfang nur schwer zu diagnostizieren. Jedoch nehmen die kognitiven Fähigkeiten stetig ab und bei der Diagnose einer Wahrscheinlichen Alzheimer-Erkrankung sind sie deutlich ausgeprägt und eindeutig diagnostizierbar. Die veraltete Sichtweise betrachtete MCI und Alzheimer's Disease (AD) als zwei unabhängige Stufen. Die modernere Sichtweise drückt sich in einer longitudinalen Sichtweise aus, die besagt, dass Alzheimer nicht erst mit dem Demenzstadium auftritt, sondern schon lange vorher da war. Deshalb unterscheidet man nun *MCI due to AD* (präklinisches Stadium der Alzheimer-Krankheit) sowie *Dementia due to AD* (Sperling et al., 2011).

Petersen (2004) und Winblad et al. (2004) haben eine Reihe von Kriterien aufgestellt, um das MCI genauer zu diagnostizieren (siehe auch Jahn & Werheid, 2015):

Kriterien zur Diagnose von MCI (nach Petersen, 2004; Winblad et al., 2004)

- Subjektiv erlebte Beeinträchtigungen des Gedächtnisses, in der Regel durch eine nahestehende Bezugsperson bestätigt
- Im Vergleich zur Altersgruppe objektivierbare Gedächtnisdefizite
- Im Wesentlichen erhaltene allgemeine kognitive Leistungsfähigkeit
- Weitgehend keine Einschränkungen der Aktivitäten des täglichen Lebens
- Keine Demenz

MCI-Subtypen

In den neueren Artikeln von Petersen und Kollegen (Petersen & Negash, 2008) werden neben MCIs mit Gedächtniseinbußen *(MCI amnestic subtyp)* auch MCIs mit anderen kognitiven Beeinträchtigungen, wie im Bereich der Sprache, der exekutiven Funktionen oder der Visuokonstruktion, aufgelistet *(MCI nonamnestic subtyp)*. Wichtig scheint hier die Konsequenz im weiteren Verlauf zu liegen: Während die amnestischen MCIs weitgehend in einer Alzheimer-Demenz bzw. vaskulären Demenz münden, scheinen die nonamnestischen MCIs eher in der Demenz vom Lewy-Body-Typ und in der frontotemporalen Demenz zu resultieren. Diese beiden genannten Subtypen können nochmals in *single* und *multiple domain* unterteilt werden, je nachdem, ob ein oder mehrere Bereiche betroffen sind.

Das MCI wird im DSM-5 als *Minor Neurocognitive Disorders* beschrieben: Im deutschen Sprachgebrauch hat sich für den Begriff MCI die Bezeichnung *Leichte Kognitive Störung* durchgesetzt. Dieser Begriff provoziert jedoch Verwechselungen mit der Diagnose gleichen Namens im ICD-10 (F06.7). Diese Diagnose beschreibt zwar die gleichen kognitiven Beeinträchtigungen, fordert jedoch eine eindeutige organische Ätiologie (außer Demenz) und kann auf Menschen jeden Alters angewendet werden (Pantel & Schröder, 2007). Darüber hinaus kommt es zur Reversibilität, sobald die organische Erkrankung abgeklungen ist. Die Unterscheidung von Leichter und Schwerer NCD kann auch testpsychologisch abgesichert werden und das DSM-5 macht genaue Angaben hierzu: Die kognitiven Leistungen sollen bei MCI bzw. Leichter NCD eine bis zwei Standardabweichungen unterhalb des Mittelwertes der angemessenen Referenzpopulation liegen (Jahn & Werheid, 2015). Dagegen müssen für eine Schwere NCD die kognitiven Leistungen mehr als zwei Standardabweichungen unterhalb des Referenzmittelwertes liegen (APA, 2015; S. 833). Die durchschnittliche Prävalenz von MCI beträgt ca. 20 %, die Konversionsrate liegt bei 10 bis 15 % jährlich.

Verwechslungsgefahr des Begriffes „Leichte Kognitive Störung" in DSM-5 und ICD-10

3 Ätiologie und Pathophysiologie

1906 stellte Alois Alzheimer in der Erstbeschreibung der nach ihm benannten Demenz deren histopathologische Kennzeichen in einer bis heute gültigen Form dar. Dies sind die intrazellulären neurofibrillären Bündel und extrazellulären Amyloid-Plaques (Alzheimer, 1907). In den letzten 110 Jahren ist unser Wissen zur molekularen Pathologie sowie den genetischen und Umweltfaktoren, die zum Auftreten und Fortschreiten der Erkrankung führen, gewachsen.

3.1 Aβ und Tau

In den 90er Jahren wurden in Familien mit früh einsetzender Alzheimer-Demenz Mutationen in den Genen *APP*, *PSEN1* und *PSEN2* gefunden, die jeweils zu einer Überproduktion von Aβ-Peptiden führen. Die Konvergenz aus histopathologischen und genetischen Befunden führte zur Amyloid-Kaskaden-Hypothese (Hardy & Higgins, 1992; Hardy & Selkoe, 2002). Aβ wirkt antioxidativ, antimikrobiell, aktiviert andere Signalmoleküle und verändert den Cholesterin-Transport. Aβ wird durch die Enzyme Beta-Secretase und Gamma-Secretase aus dem Amyloidprecursorprotein herausgeschnitten. Eine dauerhaft vermehrte Bildung von Aβ löst eine Kaskade von toxischen Effekten aus, die dann zur Neurodegeneration und zur klinischen Manifestation einer Demenz führen (siehe Abbildung 1). Die längere Variante von Aβ (Aβ42) hat eine höhere Aggregationstendenz und scheint in besonderem Maße die Kaskade zu triggern. Die Amyloid-Kaskaden-Hypothese steht seit vielen Jahren im Zentrum therapeutischer Überlegungen und hat beispielsweise zur Entwicklung von Impfstoffen gegen die Alzheimer-Krankheit geführt. Die Amyloid-Kaskaden-Hypothese hat allerdings Schwächen. Die Hinzugabe von Aβ sollte eine Alzheimer-Krankheit auslösen, und die Entfernung von Aβ sollte eine bestehende Alzheimer-Krankheit bessern. Beides trifft jedoch nicht zu: Ältere kognitiv gesunde Personen haben eine ähnliche Last an Amyloid-Plaques wie Patienten mit Alzheimer-Demenz (Bennett et al., 2006; Knopman et al., 2003; Ossenkoppele et al., 2015; Price & Morris, 1999). Darüber hinaus zeigen transgene Tiere mit Mutationen in den Genen für familiäre Alzheimer-Krankheit eine hohe Aβ-Last, aber nicht immer eine Tau-Pathologie (Games et al., 1995). Zudem hat die Reduktion der Aβ-Last, entweder mit Anti-Aβ-Impfstoffen (Doody et al., 2014; Sallo-

Amyloid-Kaskaden-Hypothese

Schwächen der Amyloid-Kaskaden-Hypothese

way et al., 2014; Sevigny et al., 2016) oder mit Hemmstoffen der Aβ-Produktion (Doody et al., 2013), bislang inkonsistente Effekte beim Patienten gezeigt. Diese Schwächen der Amyloid-Kaskaden-Hypothese zeigen, dass die Situation komplexer ist. Offensichtlich reicht eine alleinige Aβ-Pathologie nicht aus; es sind weitere Pathologien notwendig, wie Inflammation, Dysfunktionen des Glukose-Stoffwechsels, der Calcium-Homöostase, Autophagie oder lysosomaler Mechanismen. Dabei ist derzeit unklar, wie diese Dysfunktionen mit einer erhöhten Produktion oder verminderten Clearence von Aβ-Peptiden zusammenhängen. Eine erhöhte Freisetzung oder verminderte Clearence von Aβ-Peptiden soll nachfolgend die Tau-Pathologie induzieren (siehe Abbildung 1). Die kausalen Mechanismen sind aber noch nicht verstanden.

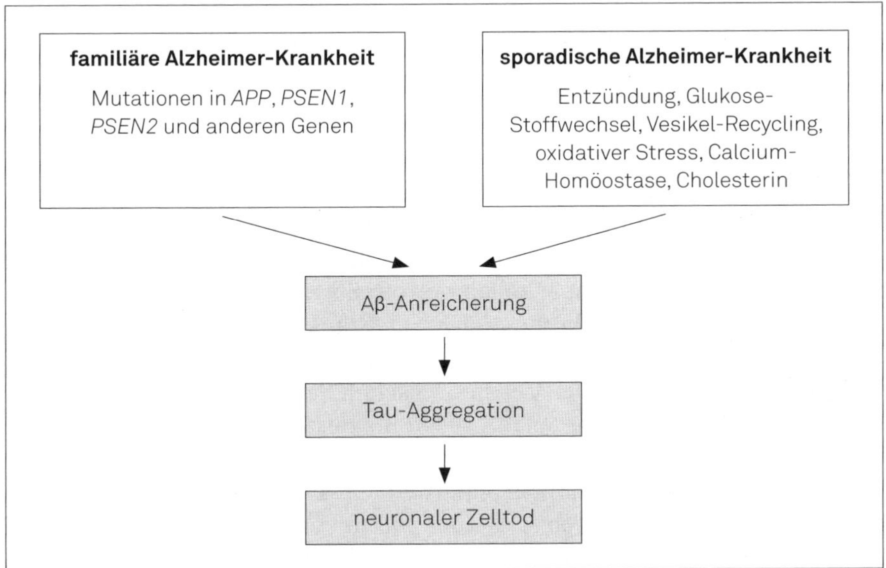

Abbildung 1: Vereinfachte Darstellung der Amyloid-Kaskaden-Hypothese (grau)

Am Anfang der Kette steht die Überproduktion von Aβ-Peptiden, die zu extrazellulären Amyloid-Ablagerungen führt. Die Aβ-Peptide bewirken eine vermehrte Aggregation von intrazellulärem abnorm phosphoryliertem Tau-Protein. Am Ende der Kaskade steht der neuronale Zelluntergang. Wichtige Grundlagen für die Amyloid-Kaskaden-Hypothese sind die genetischen Veränderungen bei familiärer Alzheimer-Demenz. Hier liegen oft Mutationen in den Genen *APP*, *PSEN1* und *PSEN2* vor, die zu einer vermehrten Produktion von Aβ-Peptiden führen. Diese Mutationen spielen bei den zahlenmäßig überwiegenden sporadischen Fällen mit Alzheimer-Krankheit keine Rolle; am Anfang der Kaskade stehen hier eine Reihe von Stoffwechsel-Veränderungen, beispielsweise Entzündung oder oxidativer Stress.

3.2 Genetik

Genetische Studien zeigen einen deutlichen Einfluss der genetischen Ausstattung auf das individuelle Risiko, eine Alzheimer-Krankheit zu erleiden. Das genetische Risiko wird auf etwa 60 % geschätzt (Gatz et al., 2006). Dies bedeutet umgekehrt, dass ein wesentlicher Teil des Risikos nicht genetisch bedingt ist und prinzipiell einer Modifikation durch präventive Maßnahmen zugänglich ist (siehe Kapitel 5 „Prävention"). Wahrscheinlich wird das Ausmaß des genetischen Einflusses überschätzt. Die oben zitierten Daten stammen aus einer schwedischen Zwillingsstudie und damit aus einem Land mit westlichem Lebensstil. Es ist gut denkbar, dass der genetische Einfluss bei nicht westlichem Lebensstil geringer ist (siehe Abschnitt 3.4).

Genetischer Einfluss möglicherweise überschätzt

Bei etwa 2 % der Patienten liegt ein autosomal-dominanter Erbgang in der Familie vor, der durch Mutationen in Genen mit großem Effekt erklärt werden kann. Der autosomal-dominante Erbgang ist eine Form der Vererbung, bei der bereits ein defektes Allel (dominanter Erbgang) auf einem der beiden homologen Chromosomen zur Merkmalsausprägung ausreicht.

Betroffene Gene: APP, PSEN1, PSEN2

Es sind überwiegend die Gene *APP* (Goate et al., 1991), *PSEN1* (Sherrington et al., 1995) und *PSEN2* (Levy-Lahad et al., 1995) betroffen. Und es liegt meist ein monogen Mendel'scher autosomal-dominanter Erbgang vor, wobei in jeder Generation mindestens ein Mitglied betroffen ist. Bei den übrigen 98 % der Patienten liegt eine sporadische Alzheimer-Krankheit vor, meist mit spätem Beginn. Das ε4-Allel des *ApoE-Gens* ist das zuerst entdeckte Risikogen, das für einen bedeutenden Anteil der sporadischen Fälle verantwortlich ist (Corder et al., 1993; Strittmatter et al., 1993). Es besteht ein Gen-Dosis-Effekt: Bei einem *ApoE4*-Allel ist das Risiko etwa 3-fach erhöht, bei zwei Allelen etwa 15-fach (Farrer et al., 1997). Die häufigste Genvariante *ApoE3* verändert das Risiko nicht; *ApoE2* hat einen schützenden Effekt. Seit den 90er Jahren wurden viele weitere Risikogene identifiziert; in den letzten Jahren erlaubte die Analyse großer Patientenkohorten die Entdeckung von Genen auch mit kleinem Effekt (Harold et al., 2009; Hollingworth et al., 2011).

Familiäre vs. sporadische Form der Alzheimer-Krankheit

Die Genorte können aufgrund ihrer Risiko-Assoziation mit der Alzheimer-Krankheit sowie aufgrund ihrer Häufigkeit in der Allgemeinbevölkerung in drei Gruppen eingeteilt werden (siehe Tabelle 3). Kausale Mutationen sind sehr selten und führen mit autosomal-dominantem Erbweg und hoher Penetranz zur familiären Form der Alzheimer-Krankheit. Demgegenüber sind Risikogene häufig in der Allgemeinbevölkerung zu finden und haben dementsprechend einen wichtigen Einfluss auf die Gesamtkrankheitslast in der Bevölkerung, jedoch nur einen geringen Einfluss auf das individuelle Krankheitsrisiko. Es gibt Risikogene, die mit einer *Odds Ratio* (OR) ≥ 2 einen wichtigen Einfluss auf das Krankheitsrisiko nehmen und viele Risikogene, die mit einer OR < 2 einen nur geringen Einfluss auf das Krankheitsrisiko haben.

Die kausalen Krankheitsgene *APP*, *PSEN1* und *PSEN2* sind jeweils bei der Bildung von Aβ beteiligt. Auch *SORL1* findet sich gehäuft bei der familiären Form der Alzheimer-Krankheit (Pottier et al., 2012) und zusätzlich auch bei der sporadischen Form (Rogaev et al., 2007) und ist ebenfalls an der Aβ-Peptid-Produktion beteiligt. Dies ist ein starkes Argument für die Amyloid-Kaskaden-Hypothese. Die Mechanismen, über die die häufigen Varianten in der Bevölkerung risikoerhöhende oder auch risikosenkende Einflüsse ausüben, sind noch nicht abschließend bekannt. Für eine vertiefte Diskussion der genetischen Einflüsse bei Alzheimer-Krankheit siehe Rosenberg, Lambracht-Washington, Yu und Xia (2016) sowie Winblad et al. (2016).

3.3 Genetische Tests

Krankheitsgene

Im Allgemeinen sind kausale Mutationen (die mit einer früh einsetzenden familiären Erkrankung assoziiert sind) selten und deterministisch, was bedeutet, dass sie nur zu einem kleinen Bruchteil der Gesamtzahl der Patienten mit Alzheimer-Krankheit beitragen, aber einen starken Einfluss auf die einzelnen (sehr starke Assoziationen) haben, genügend, um die Krankheit zu verursachen. Diese Gene werden so separat als Krankheitsgene klassifiziert.

Suche nach ApoE-4 bei sporadisch auftretender Alzheimer-Demenz

Bei Mitgliedern von Alzheimer-Familien kann nach Mutationen in *APP*, *PSEN1* oder *PSEN2* gesucht werden (siehe Tabelle 3). Dies muss in eine kompetente genetische und klinische Beratung eingebettet sein. Bislang sind nicht alle kausalen Mutationen bei familiärer Form der Alzheimer-Krankheit bekannt, sodass die Testungen durchaus auch negativ sein können. Bei sporadisch auftretender Alzheimer-Demenz kann nach *ApoE4* gesucht werden. Bei solchen Testungen sollte Folgendes bedacht werden:

1. Die Testung erlaubt möglicherweise auch Aussagen über Familienmitglieder; bei *ApoE4*-Homozygotie sind auch die Kinder *ApoE4* positiv.
2. Bei *ApoE4* handelt es sich lediglich um ein Risikogen, d. h. die Anwesenheit von *ApoE4* ist weder notwendig noch hinreichend für die Entwicklung einer Alzheimer-Demenz.
3. Die Prävalenz von *ApoE4* ist mit 20 % relativ hoch. Eine prädiktive Testung bei asymptomatischen Personen wird nicht empfohlen.

Bei Patienten mit MCI kann jedoch die *ApoE*-Testung die Zuverlässigkeit der Prognose zum weiteren Verlauf verbessern. Aufgrund von Gen-Umwelt-Interaktionen bei *ApoE4* ist die Information zum Genstatus interessant, um bestimmte Risiken zu minimieren (Boxsport, westliche Ernährung etc.). Die gleichzeitige Bestimmung mehrerer Risikogene scheint den Übergang in eine Demenz bei Patienten mit MCI nicht besser zu prädizieren (Lacour et al., 2017).

Tabelle 3: Identifizierte Gene und Loci, klassifiziert nach ihrer Wirkung auf das Risiko für die Alzheimer-Krankheit (nach Winblad et al., 2016)

	Sehr seltene familiäre Genvarianten (MAF < 0.1 %)	Varianten mit geringer Frequenz in der Bevölkerung (MAF < 1 %)	Häufige Varianten in der Bevölkerung (MAF > 10 %)
Krankheitsgene (autosomal-dominant)	APP, PSEN1, PSEN2		
großer genetischer Einfluss (OR ≥ 2)	SORL1	PLD3, TREM2, APP A673T (schützend)	ApoE4-Gen, ApoE2-Gen (schützend)

Anmerkung: MAF = minor allele frequency (kleinere Allelfrequenz); OR = Odds Ratio (Quotenverhältnis).

3.4 Gen-Umwelt-Interaktion

Einfluss der Umweltbedingungen auf den Zusammenhang zwischen ApoE-4 und Demenz

Angenommen, eine genetische Variante entfaltet ihre Wirkung erst unter bestimmten Umweltbedingungen, beispielsweise einer westlich geprägten Ernährung, dann wird diese genetische Variante in westlichen Industrienationen einen wichtigen Einfluss auf das Alzheimer-Risiko haben, nicht jedoch in Ländern mit nicht westlichem Lebensstil. Genau dies zeigt sich bei der Untersuchung des Risikogens *ApoE*. Der *ApoE4*-Demenz-Zusammenhang verschwindet in Nigeria, Tansania und Kenya, trotz hoher Frequenz von *ApoE4* in dieser Bevölkerung (Gureje et al., 2006; Kalaria et al., 1997; Osuntokun et al., 1995) und ist umgekehrt deutlich bei Afroamerikanern (Hendrie et al., 1995; Murrell et al., 2006). Dies mag beispielsweise mit dem Zusammenspiel von ApoE und Lipiden zusammenhängen: Alte kognitiv gesunde *ApoE4*-Träger haben sich im mittleren Lebensalter fettarm ernährt (Petot et al., 2003). Hohe Serum-Cholesterin-Werte im mittleren Lebensalter und *ApoE4* wirken synergistisch auf das Alzheimer-Risiko (Notkola et al., 1998).

ApoE interagiert aber nicht nur mit der Ernährung: Schädel-Hirn-Traumata und *ApoE4*-Genotyp scheinen eine negativ-synergistische Wirkung auf Neuronen zu entfalten (Mayeux et al., 1995). Feinstaub scheint einen stärkeren negativen Effekt auf die Kognition bei *ApoE4*-positiven Personen auszuüben (Cacciottolo et al., 2017). Lebenslange kognitive Aktivität reduziert die Amyloidlast im Gehirn bei *ApoE4*-Trägern (Wirth, Villeneuve, La Joie, Marks & Jagust, 2014). Körperliche Aktivität reduziert das Demenzrisiko bei *ApoE4*-Trägern (Luck et al., 2014).

4 Zum Erscheinungsbild der Demenz

Die Kosten für die Versorgung von Personen mit leichter Demenz werden auf durchschnittlich 24 000 € pro Jahr geschätzt; die Kosten für die Versorgung von schwer Demenzkranken belaufen sich sogar auf 50 000 € (Bickel, 2012). Die Frage nach der Prävalenz der Demenzerkrankung in Deutschland ist daher sowohl eine gesundheitsökonomische als auch eine versorgungstechnische Herausforderung. Die *Prävalenz* bestimmt den Krankenbestand zu einem bestimmten Zeitpunkt. In Deutschland lebten 2014 fast 1,6 Millionen Demenzkranke (Deutsche Alzheimer Gesellschaft, 2016). 2014 lebten zirka 40 000 Demenzkranke ohne deutsche Staatsangehörigkeit in Deutschland (Deutsche Alzheimer Gesellschaft, 2016). Die Prävalenz dieser Erkrankung liegt bei den 65- bis 69-Jährigen bei etwas mehr als 1 %; die Prävalenz verdoppelt sich alle fünf Jahre, sodass sie bei den über 90-Jährigen über 40 % beträgt.

Prävalenzrate für Demenzen in Deutschland

Weltweit leiden rund 46,6 Millionen Menschen an einer Demenz (2012 waren es noch 35,6 Millionen). In den USA steht die Alzheimer-Demenz auf Platz 4 der Todesursachen (Richter & Richter, 2004). In Bezug auf die Gesamtzahl aller an Demenz Erkrankten liegt Deutschland weltweit gleichauf mit Brasilien auf Rang 5, lediglich übertroffen von China, den USA, Indien und Japan (Deutsche Alzheimer Gesellschaft, 2016). Frauen sind von Demenzerkrankungen stärker betroffen als Männer. Das hat mehrere Ursachen: Zum einen sind bei den Hoch- und Höchstbetagten Frauen häufiger vertreten als Männer (Frauen haben eine höhere Lebenserwartung), zum anderen scheinen sie aber auch ein höheres Erkrankungsrisiko zu haben (Gao, Hendrie, Hall & Hui, 1998).

Frauen sind stärker betroffen als Männer

Die *Inzidenz* beziffert die Neuerkrankungen an den zuvor Gesunden innerhalb eines Jahres (Bickel, 2012). Nach dem World Alzheimer Report (Batsch & Mittelman, 2012) steigt in Europa das jährliche Neuerkrankungsrisiko von durchschnittlich 0.53 % unter den 65- bis 69-Jährigen bis auf über 12 % unter den Höchstbetagten (90 Jahre und älter) an. Man rechnet mit 300 000 Neuerkrankungen pro Jahr (rund 800 pro Tag). Sofern es keinen präventiven oder therapeutischen Durchbruch gibt, sagt man für das Jahr 2050 rund 3 Millionen Demenzkranke für die Bundesrepublik voraus. Zweidrittel der Demenzkranken sind von der Alzheimer-Demenz bzw. von Alzheimer und einer weiteren Pathologie betroffen.

4.1 Krankheitsverlauf

Krankheitsdauer variiert zwischen 3 und 10 Jahren

Demenzen verlaufen zumeist irreversibel und dauern bis zum Tode an. Europäische Studien fanden eine mittlere Krankheitsdauer von 3 bis 6 Jahren; mit zunehmendem Altern verkürzt sich die Dauer. Sie reicht von 8 bis 10 Jahren (unterhalb von 65 Jahren) bis zu 3 Jahren (bei den über 85-Jährigen; Deutsche Alzheimer Gesellschaft, 2016). Die Alzheimer-Demenz dauert in der Regel geringfügig länger als die Vaskuläre Demenz. Wie bei den nicht an Demenz Erkrankten sind die Haupttodesursachen kardiovaskuläre Erkrankungen und Pneumonien. Bei den Vaskulären Demenzen kommt noch Herzversagen als Haupttodesursache hinzu (Richter & Richter, 2004).

4.2 Alter

Die Alzheimer-Demenz ist eine Erkrankung des hohen Lebensalters; weltweit ist die Prävalenz im Alter von 60 bis 65 Jahren gering und steigt dann zunächst exponentiell an (Bickel, 1999; M. Prince et al., 2013); im hohen Alter flacht die Prävalenz ab, sodass ab etwa einem Alter von 95 Jahren bei einer Prävalenz von etwa 40 % kein weiterer Anstieg zu verzeichnen ist (Ritchie & Kildea, 1995). Die Alzheimer-Demenz wird nach klinischen Kriterien diagnostiziert. Demnach werden 50 bis 70 % aller Demenzen der Alzheimer-Demenz zugeordnet. Autopsie-verifizierte Studien zeigen jedoch, dass die meisten Demenzfälle der gemischten Demenz zuzuordnen sind, also mit vaskulärer und neurodegenerativer Alzheimer-Pathologie einhergehen (Barker et al., 2002; Kapasi & Schneider, 2017; Toledo et al., 2013). Nur etwa 5 % der Fälle mit Alzheimer-Demenz haben einen frühen Beginn, d. h. vor dem 65. Lebensjahr. Die meisten dieser früh beginnenden Alzheimer-Fälle entsprechen einer familiären Alzheimer-Demenz, hervorgerufen durch Mutationen in *APP*-, *PSEN1*- oder *PSEN2*-Genen (Bettens, Sleegers & Van Broeckhoven, 2013). Die spät, d. h. nach dem 65. Lebensjahr, auftretende Alzheimer-Demenz ist mit etwa 95 % die weitaus häufigste Form. Das Risiko, in den kommenden Jahren eine Alzheimer-Demenz zu entwickeln, steigt mit zunehmendem Lebensalter; allerdings schwächt sich die Zunahme der Inzidenzraten mit zunehmendem Alter ab (Gao et al., 1998).

In 95 % der Fälle tritt Alzheimer-Demenz nach dem 65. Lebensjahr auf

4.3 Demenz ist keine unvermeidbare Konsequenz des Alterns

Die Entstehung und weitere Entwicklung von Demenzen wird durch genetische Risikofaktoren, Umweltfaktoren und psychosoziale Einflüsse begünstigt. Aber nicht alle Personen in einem Alter von über 90 oder sogar über

100 Jahren entwickeln eine Demenz (Borjession-Hanson, Edin, Gislason & Skoog, 2004; Corrada, Brookmeyer, Berlau, Paganini-Hill & Kawas, 2008). Etwa 50 % der Personen mit Demenz zeigen keine ausreichend erklärende Neuropathologie im Gehirn (Balasubramanian, Kawas, Peltz, Brookmeyer & Corrada, 2012). Umgekehrt zeigt etwa ein Drittel der hochbetagten Personen mit ausgeprägter Alzheimer-Pathologie keine Demenz oder kognitive Einschränkungen (Corrada, Berlau & Kawas, 2012). Der Zusammenhang zwischen den neuropathologischen Kennzeichen der Alzheimer-Demenz und dem klinischen Demenzsyndrom ist bei Hochbetagten geringer als bei den etwas Jüngeren (Middleton, Grinberg, Miller, Kawas & Yaffe, 2011; Ossenkoppele et al., 2015; Savva et al., 2009). Dies zeigt, dass kompensatorische Faktoren wie Bildung, soziales Engagement und kardiovaskuläre Gesundheit eine kognitive Reserve induzieren (Ferrari et al., 2013). Das heißt, die Netzwerke im Gehirn können effektiver genutzt werden oder es werden alternative Netzwerke genutzt. Dadurch kann selbst eine ausgeprägte Alzheimer-Pathologie ohne große kognitive Einschränkungen toleriert werden und das auch bei vorliegender genetischer Risikokonstellation (Y. Stern, 2012).

Kompensatorische Faktoren und kognitive Reserve

4.4 Sinkende Zahl an Neuerkrankungen

Der Anteil der über 60-Jährigen mit Demenz beträgt in den meisten Regionen weltweit etwa 5 bis 7 %. Im Jahr 2010 lebten weltweit etwa 36 Millionen Menschen mit einer Demenz. Dieser Anteil wird sich schätzungsweise etwa alle 20 Jahre verdoppeln (M. Prince et al., 2013). Auch für die USA gibt es ähnlich beunruhigende Voraussagen (Herbert, Weuve, Scherr & Evans, 2013). Die Inzidenzrate kann jedoch durch präventive Maßnahmen, durch symptomatische Therapie bzw. durch krankheitsmodifizierende Therapien gesenkt werden. Es mehren sich Hinweise auf eine Abnahme der altersbezogenen Inzidenz über die letzten Dekaden. Die Rotterdam-Studie hat zwei unabhängige Kohorten untersucht: eine im Jahr 1990 und eine andere im Jahr 2000 beginnend. In der späteren Kohorte fand sich eine geringere altersbezogene Inzidenz trotz Zunahme von Hypertension und Übergewicht (Schrijvers et al., 2012). Auch die Auswertung der Kungsholmen-, Framingham-, MRC-CFAS[2]-, HRS[3]- sowie der MoVIES- und MYHAT[4]-Kohorten ergaben Hinweise auf eine sinkende Zahl an Neuerkrankungen zumindest in wohlhabenden Ländern (Dodge, Zhu, Lee, Chang & Ganguli, 2014; Langa et al., 2017; Matthews et al., 2013; Qiu, von Strauss, Backman, Winblad & Fratiglioni, 2013; Satizabal et al.,

Präventive Maßnahmen können die Inzidenzrate senken

2 Medical Research Council Cognitive Function and Ageing

3 Health and Retirement Study

4 Monongahela Valley Independent Elders Study, Monongahela-Youghiogheny Healthy Aging Team study

2016). Es gibt jedoch auch Studien, die keine sinkende Inzidenz über die Zeit nachweisen konnten (Herbert et al., 2010).

Mögliche Gründe für eine sinkende altersbezogene Inzidenz

Eine sinkende Inzidenz könnte ursächlich mit einer Modifikation von Demenzrisikofaktoren zusammenhängen, beispielsweise einer gesünderen Lebensweise, besserer Behandlung von Demenzrisikofaktoren wie arterieller Hypertonie, Hypercholesterinämie oder Diabetes mellitus, oder mit Wissensvermittlung, Schutz vor Schädel-Hirn-Trauma und kognitiv anspruchsvolleren Berufen. Insbesondere Frauen haben in den letzten Dekaden eine bessere Bildung erhalten; dies könnte über einen Kohorteneffekt ebenfalls zu einer sinkenden altersbezogenen Inzidenzrate führen. Allerdings gab es in den letzten Dekaden eine Zunahme von Übergewicht und Diabetes (Ng et al., 2014), die steigende altersbezogene Inzidenzen zur Folge haben sollten. Auch zeigte eine Studie sinkende Inzidenzen unabhängig von der Bildung (Dodge et al., 2014). Die Gründe für eine Abnahme der altersbezogenen Inzidenzraten müssen daher noch besser verstanden werden (Kornhuber, in Vorbereitung).

Eine sinkende altersbezogene Inzidenz bedeutet, dass kognitive Störungen heute in einem durchschnittlich höheren Lebensalter auftreten als noch vor wenigen Dekaden. Gleichzeitig ist zu beobachten, dass sich bei entstehender kognitiver Einschränkung die Zeit bis zum Tod verkürzt; dies wird als Kompression der kognitiven Morbidität bezeichnet (Langa et al., 2008; Marioni et al., 2012).

5 Prävention

In diesem Kapitel soll anhand ausgewählter Studien und Metaanalysen beispielhaft das Potenzial veränderbarer Risikofaktoren verdeutlicht werden. Weiterführende Informationen für interessierte Leser sind unter anderem in folgenden Übersichten zu finden: Andrieu, Coley, Lovestone, Aisen und Vellas (2015), Beckett, Ardern und Rotondi (2015), Norton, Matthews, Barnes, Yaffe und Brayne (2014), Peters, Lynn, Feldman und Illes (2013), Reiman et al. (2011), A. Solomon, Kivipelto und Soininen (2013), Weih, Wiltfang und Kornhuber (2007).

Veränderbare vs. nicht veränderbare Risikofaktoren

Die typischen histopathologischen, morphologischen und kognitiven Veränderungen entwickeln sich während der fortschreitenden Entwicklung einer Alzheimer-Krankheit bis zur Alzheimer-Demenz nur langsam über eine Zeitspanne von vielen Jahren (Jack et al., 2010, 2013). Dadurch ergibt sich ein langes Zeitfenster, das für die Frühdiagnostik und Prävention genutzt werden kann. Für die Alzheimer-Demenz sind viele Risikofaktoren bekannt, die sich grob in veränderbare und nicht veränderbare Risikofaktoren zusammenfassen lassen. Zu den nicht veränderbaren Risikofaktoren gehören beispielsweise hohes Alter, Familienangehörige mit Alzheimer-Demenz, die genetische Ausstattung (beispielsweise *ApoE4*-Status), weibliches Geschlecht und der Kopfumfang bzw. die Hirngröße. Auf die veränderbaren Risikofaktoren wird im Folgenden eingegangen (siehe zusammenfassend Tabelle 4).

Tabelle 4: Veränderbare Risiko- und Schutzfaktoren

Risikofaktoren	Schutzfaktoren	Unklare Befundlage
hoher Alkoholkonsum	hohe kognitive Stimulation	Rauchen
hohe tägliche Fettaufnahme	regelmäßiger Fischkonsum	erhöhte Blutwerte für Homocystein
Diabetes mellitus	mediterrane Diät	Hypercholesterotemia
Stress	regelmäßige körperliche Aktivität	Vitaminzufuhr
Feinstaub	Kohärenzgefühl	
Schlafmangel		

Anmerkung: Tabelle basiert auf Weih et al. (2007) und den Angaben in diesem Kapitel.

Zunächst soll der Blick auf die Evidenz gerichtet werden, die durch unterschiedliche Studiendesigns generiert werden kann. Während die Ergebnisse aus Fall-Kontroll-Studien nur eine geringe Evidenz haben, sind zunehmend höhere Evidenzen mit retrospektiven und prospektiven Kohortenstudien, randomisierten, placebokontrollierten Studien sowie Metaanalysen aus randomisierten placebokontrollierten Studien zu erwarten. Die Kenntnis des Studiendesigns hilft bei der Interpretation der Ergebnisse. So ist kürzlich ein Zusammenhang zwischen einwohnerbezogenem Schokoladenkonsum und Zahl der Nobelpreise publiziert worden (Messerli, 2012). Hierbei handelt es sich jedoch um eine Fall-Kontroll-Studie mit querschnittlicher Datenerhebung. Die Evidenz ist gering; ein kausaler Zusammenhang im Sinne eines kognitionsverbessernden Effektes von Schokolade kann aufgrund des Studiendesigns nicht abgeleitet werden.

5.1 Ernährung

Eine mediterrane Diät scheint vor der Entwicklung einer Alzheimer-Demenz zu schützen

Die westliche hochkalorische Ernährung mit einem geringen Anteil an Früchten, Gemüse und mit einem hohen Anteil an Fleisch und gesättigten Fettsäuren scheint die Entwicklung einer Alzheimer-Demenz zu begünstigen. Andere Diäten wie die japanische Kost oder die Mittelmeerdiät scheinen dagegen vor der Entwicklung einer Alzheimer-Demenz zu schützen. In den letzten Jahren sind vor allem Daten zur Mittelmeerdiät publiziert worden. Diese besteht aus einem hohen Anteil an Getreideprodukten, Hülsenfrüchten, Obst, Gemüse, Olivenöl, Nüssen und vielfältigen Gewürzen, einer moderaten Menge an Milchprodukten, Fisch sowie wenig Fleisch. Metaanalysen zeigen ein reduziertes Risiko für die Entwicklung kognitiver Einschränkungen in Fall-Kontroll-Studien, Querschnittstudien sowie Längsschnittstudien (Lourida et al., 2013; Psaltopoulou et al., 2013; Singh et al., 2014; Sofi, Macci, Abbate, Gensini & Casini, 2014). Inzwischen gibt es erste Hinweise aus prospektiven Interventionsstudien. In der PREDIMED-Studie wurden 7 447 Personen mit erhöhtem kardiovaskulärem Risiko, aber ohne kardiovaskuläre Erkrankung zufällig drei verschiedenen Ernährungsformen zugewiesen: Diät mit geringem Fettgehalt, Mittelmeerdiät angereichert mit Olivenöl Extra Vergine sowie Mittelmeerdiät angereichert mit Walnüssen, Haselnüssen und Mandeln. Dabei galt keine Kalorienbeschränkung. Primärer Endpunkt war das Auftreten von kardiovaskulären Ereignissen (Estruch et al., 2013). Die Studie musste vorzeitig abgebrochen werden, weil die Diät mit erniedrigtem Fettgehalt im Vergleich zu den beiden Studienarmen mit Mittelmeerdiät eine erhöhte Rate an kardiovaskulären Ereignissen zur Folge hatte. Die Variable Kognition gehörte nicht zu den primären Endpunkten; in nachfolgenden Auswertungen zeigte sich jedoch unter der Diät mit erniedrigtem Fettgehalt ein geringerer Mini-Mental-Testwert im Vergleich zu den beiden Studienarmen mit

Mittelmeerdiät (Martínez-Lapiscina et al., 2013; Valls-Pedret et al., 2015). Relevant war auch eine Interaktion zwischen genetischer Ausstattung *(CLU, CR1, PICALM, ApoE)* und Diät: Der Effekt der Mittelmeerdiät auf die Kognition scheint bei günstiger genetischer Ausstattung stärker zu sein (Martínez-Lapiscina et al., 2014). Die Mittelmeerdiät ist auch oft Teil von multimodalen interventionellen Präventionsstudien; darauf wird weiter unten eingegangen.

5.2 Körperliche Aktivität

Risikomindernder Effekt von körperlicher Aktivität

Metaanalysen aus Kohortenstudien zeigten einen risikomindernden Effekt von körperlicher Aktivität auf die Entwicklung kognitiver Störungen (Etgen, Sander, Bickel & Förstl, 2011; Weih, Degirmenci, Kreil & Kornhuber, 2010). Zu ähnlichen Ergebnissen kam die metaanalytische Auswertung prospektiver Studien zu körperlicher Aktivität (Beckett et al., 2015). Eine Kohortenstudie zeigte einen besonders guten Effekt einer Kombination bestehend aus körperlicher Aktivität und Mittelmeerdiät (Scarmeas et al., 2009).

5.3 Schlaf

Eine verminderte Schlafqualität wird zunehmend im Sinne einer wechselseitigen Beziehung mit der Entwicklung einer Alzheimer-Krankheit in Verbindung gebracht. Während des Schlafes sinkt die Konzentration von Aβ im Liquor des Menschen; umgekehrt steigt die Aβ-Last unter tierexperimentellen Bedingungen bei Schlafentzug (Kang et al., 2009). Dafür werden vor allem zwei Mechanismen verantwortlich gemacht:

1. Während des Schlafes steigt der Abstand zwischen den Zellen im Gehirn, und ein Abtransport von extrazellulär angesammelten Schadstoffen wird erleichtert (Xie et al., 2013).
2. Zum anderen sinkt die Gesamterregung der Zellen während des Tiefschlafes und damit auch die Ausschüttung von Aβ (Ju, Lucey & Holtzman, 2014).

Möglicher Zusammenhang zwischen Schlafqualität und der Entwicklung einer Alzheimer-Krankheit

Diese Mechanismen können erklären, warum Schlafmangel das Risiko für die Entwicklung einer Alzheimer-Krankheit fördert (Malkki, 2013). Umgekehrt können aber auch Aβ-Anreicherungen die Schlafqualität mindern. So zeigen Alzheimer-Mäuse eine verlängerte Wachzeit und sowohl eine Abnahme des REM- als auch Non-REM-Schlafes (Roh et al., 2012). Gen-Schlaf-Interaktionen werden zunehmend verstanden; so mindert ununterbrochener Schlaf den negativen Einfluss von *ApoE* auf Kognition und Tau-Pathologie (Lim et al., 2013). Das Schlafapnoe-Syndrom ist ein weiterer schlafbezogener Risikofaktor für die Entwicklung kognitiver Störungen. Personen mit Schlafapnoe-Syndrom entwickeln früher kognitive Störungen; umgekehrt verzögert eine CPAP(continuous positive airway pressure)-Therapie des Schlafapnoe-Syndroms die Entwicklung kognitiver Störungen (Osorio et al., 2015).

5.4 Feinstaub

Feinstaubquellen

Feinstaub mit besonders feiner Partikelgröße ($PM_{2,5}$: particulate matter <2,5 µm) kann tief in die Atemwege und über die Alveolen in den Blutkreislauf und letztlich u. a. in das Gehirn gelangen. Ein anderer Weg der Feinstaubpartikel führt über den Bulbus olfactorius in das Gehirn. In Ballungsgebieten gilt v. a. der Straßenverkehr als wichtige Feinstaubquelle; weitere bedeutsame Feinstaubquellen sind Kraft- und Fernheizwerke, Abfallverbrennung, Öfen und Heizungen in Wohnhäusern und die Tierhaltung. Im Innenraum wird Feinstaub u. a. von Kopierern und Druckern emittiert. Die Inhalation von Zigarettenrauch gilt ebenfalls als bedeutsame Feinstaubquelle. Eine überdurchschnittliche Belastung mit $PM_{2,5}$ ist assoziiert mit entzündlichen Veränderungen sowie Aβ-Ablagerungen im Gehirn bei jungen Erwachsenen, kleinerem Hirnvolumen und einem höheren Risiko für Demenz, insbesondere bei *ApoE4*-Status (Bhatt, Puig, Gorr, Wold & Combs, 2015; Cacciottolo et al., 2017; Calderón-Garcidueñas et al., 2008; Clifford, Lang, Chen, Anstey & Seaton, 2016; Oudin et al., 2016; Weuve et al., 2012; Wilker et al., 2015). Ein Wohnort in der Nähe verkehrsreicher Straße ist mit einem leicht erhöhten Demenzrisiko assoziiert; ein Teil dieses Risikos ist über $PM_{2,5}$ erklärt; die dem übrigen Risikoanteil zugrunde liegenden Mechanismen sind noch nicht ausreichend verstanden (Chen et al., 2017).

5.5 Höhere Funktionen

Kohortenstudien zeigten einen Zusammenhang zwischen Stress und dem späteren Risiko für Alzheimer-Krankheit (Johansson et al., 2010, 2013; R. S. Wilson et al., 2003, 2005). Eine höhere Anzahl an Stressoren bewirkt ein höheres Risiko (Johansson et al., 2010, 2013).

Mentale, soziale und produktive Aktivitäten sind in Kohortenstudien mit einem reduzierten späteren Demenzrisiko assoziiert (Wang, Karp, Winblad & Fratiglioni, 2002). Freizeitaktivitäten wie Tanzen, Musizieren oder Gesellschaftsspiele sind ebenfalls mit einem später reduzierten Demenzrisiko assoziiert (Verghese et al., 2003).

Lebenssinn als möglicher Schutzfaktor

Hochbetagte Personen mit einem hohen subjektiven Lebenssinn erleiden einige Jahre später seltener eine Demenz verglichen mit Personen mit niedrigem Lebenssinn (Boyle, Buchman, Barnes & Bennett, 2010). Ein hoher Lebenssinn mindert den Zusammenhang zwischen Alzheimer-Pathologie und Kognition (Boyle et al., 2012). Daher könnten lebenssinnzentrierte Interventionen (Parks & Schueller, 2014) einen präventiven Effekt auf die Entwicklung einer Alzheimer-Krankheit haben. Diese Interventionen versuchen die Integration von Ereignissen und Erkrankungen in eine kohärente Lebensgeschichte einzuordnen; dies ist eine wichtige Voraussetzung dafür, das Leben als sinnvoll zu erleben (Antonovsky, 1993).

Ein Gefühl von Einsamkeit ist mit Amyloidablagerungen im Gehirn assoziiert (Donovan et al., 2016). Einsamkeitsgefühl meint das Fehlen von vertrauten Beziehungen; dies kann auch trotz vielfältiger oberflächlicher Kontakte auftreten. Es ist unklar, ob Amyloidablagerungen ein Einsamkeitsgefühl verursachen oder umgekehrt Einsamkeit die Amyloidbelastung verursacht.

Das Wissen um eine gesunde Lebensführung führt jedoch nicht immer zur Umsetzung der Empfehlungen. Die Finish Diabetes Prevention Study zeigte beispielsweise, dass es 86 % der Studienteilnehmern gelang, eines von fünf vorgegebenen Zielen für den Lebensstil zu erreichen, aber nur 3 % alle Lebensstilziele zu erreichen (Lehtisalo et al., 2016). Welche Personen schaffen es, einen gesunden Lebensstil zu praktizieren? Interessante Einblicke gewähren hier Studien zum Kohärenzgefühl. Dieses Konstrukt wurde von Aaron Antonovsky entwickelt (Antonovsky, 1993). Es handelt sich hierbei um ein anlagebedingtes, aber auch erlerntes Merkmal einer Person, um Anforderungen und Belastungen bewältigen zu können.

Definition: Kohärenzgefühl

Kohärenzgefühl ist das Gefühl, Sinnhaftigkeit für das eigene Leben empfinden zu können, die eigene Person betreffende Ereignisse verstehen zu können und mit Anforderungen umgehen zu können.

Sense of Coherence Scale

Das Kohärenzgefühl kann mit der *Sense of Coherence Scale* erfasst werden. Diese besteht aus 29 Fragen, z. B. „Wenn Sie über Ihr Leben nachdenken, dann ist es oft so, dass ... (Sie spüren, wie schön es ist zu leben – Sie sich fragen, wieso Sie überhaupt leben)“ oder „Sie erwarten für die Zukunft, dass Ihr eigenes Leben ... (ohne jeden Sinn und Zweck sein wird – voller Sinn und Zweck sein wird)“. Das Kohärenzgefühl beeinflusst offensichtlich den Lebensstil. Personen mit hohem Kohärenzgefühl sind häufiger Nichtraucher, weniger häufig physisch inaktiv, essen mehr Obst und Gemüse und mehr Faserstoffe. Die Effekte sind unabhängig von sozialer Schicht und Ausbildungs-

Das Kohärenzgefühl scheint den Lebensstil zu beeinflussen und vor Demenz zu schützen

stand (Lindmark, Stegmayr, Nilsson, Lindahl & Johansson, 2005; Wainwright et al., 2007). Ein starkes Kohärenzgefühl war mit einer 20 % geringeren Mortalität über einen 8-Jahres-Zeitraum verbunden, und 12 % dieses Zusammenhanges werden durch Ernährung erklärt (Obst, Gemüse, Ballaststoffe), unabhängig von etablierten Risikofaktoren (Wainwright et al., 2007). Diese Studien zeigten beispielhaft, dass höhere Funktionen den Lebensstil beeinflussen können. Daraus lässt sich die Vermutung ableiten, dass ein hohes Kohärenzgefühl vor Demenz schützt. Erste Hinweise darauf gab die Aichi Gerontological Evaluation Study (AGES; Nishi, Kondo, Hirai & Kawachi, 2011). In dieser prospektiven Kohortenstudie war ein hohes Kohärenzgefühl mit einer niedrigeren Inzidenz von Demenz assoziiert und scheint daher schützend zu wirken (Shirai, Iso, Hirai & Kondo, 2009). Das Kohärenzgefühl kann durch Training verbessert werden (Tan, Chan, Wang & Vehviläinen-Julkunen, 2016; Vastamäki, Moser & Paul, 2009). Es reicht vermutlich nicht aus, eine gesunde Lebensweise zu propagieren; vielmehr müssen höhere Funktionen, wie das Kohärenzgefühl, gestärkt werden.

5.6 Multimodale Therapien

Multimodale Studien zur Demenz- bzw. Alzheimer-Prävention

Die vorangehende Übersicht hat unterschiedliche modifizierbare Risikofaktoren beleuchtet. Eine besonders ausgeprägte Risikoreduktion sollte durch gleichzeitige Modifikation verschiedener Risikofaktoren erreicht werden können, d. h. durch multimodale Therapien. In den letzten Jahren wurde eine Reihe von multimodalen Studien zur Prävention einer Demenz bzw. Alzheimer-Demenz initiiert; deren Ergebnisse liegen nun teilweise vor. In der FINGER-Studie (Ngandu et al., 2015) wurden 1190 Personen etwa zur Hälfte einer Kontrollgruppe bzw. einer multimodalen Intervention (Diät: Früchte, Gemüse, Vollkornprodukte, fettarme Milch- und Fleischprodukte, wenig Zucker, pflanzliche Margarine bzw. Rapsöl statt Butter, ≥ zweimal wöchentlich Fisch; aerobes Ausdauertraining; Krafttraining; kognitives Training einzeln und in Gruppen; soziale Aktivitäten) zugeordnet. Die multimodale Therapie führte nach zwei Jahren zu besseren Ergebnissen in der *Neuropsychological Assessment Battery* (NAB; Petermann, Jäncke & Waldmann, 2016). Die Verbesserungen wurden vor allem bei exekutiven Funktionen und Verarbeitungsgeschwindigkeit, nicht jedoch im Gedächtnisbereich gesehen (Ngandu et al., 2015). In der MAPT-Studie (Delrieu et al., 2016) wurden 1680 Personen im Alter über 70 Jahren aus Gedächtnisambulanzen rekrutiert. Die Intervention bestand aus Omega-3-Fetten und/oder Ernährungsberatung, körperlicher Aktivität, kognitiver Stimulation über drei Jahre. In der Interventionsgruppe hatte sich das kognitive Leistungsniveau verbessert.

Bislang ist nicht bekannt, welche Risikofaktoren in welcher Kombination und Interventionsdauer verändert werden müssen, um den besten Präventionseffekt zu erzielen. Das ist ein generelles Problem beim Effektivitätsnachweis von Präventionsmaßnahmen: Es fehlt ein Verständnis für die genaue Risikofaktor-Schutzfaktor-Interaktion. Die Gewichtung einzelner Faktoren für einen negativen bzw. positiven Effekt ist nicht bekannt.

Fazit

Die Empfehlungen, die sich aus den bislang vorliegenden Untersuchungen ableiten lassen, lauten: Soziale Interaktionen und innige Verbundenheit pflegen. Geistig aktiv bleiben. Sinnerleben und Kohärenzgefühl stärken. Stress meiden. Körperlich aktiv bleiben. Gefäßrisikofaktoren wie Körpergewicht, Blutdruck und Cholesterin im Auge behalten. Mediterrane Ernährung wählen. Ausreichend und erholsam schlafen. Ein eventuelles Obstruktives Schlafapnoesyndrom mit CPAP-Therapie behandeln. Feinstaub und Lärm meiden. Oder kurz gesagt: ein gesundes, ausgeglichenes und sinnerfülltes Leben führen.

Präventionsempfehlungen lassen sich auf andere Krankheiten übertragen

Viele der genannten Risikofaktoren gelten ebenfalls für das kardiovaskuläre System. Damit sind die Empfehlungen zur Prävention keineswegs spezifisch für die Alzheimer-Demenz (de Bruijn & Ikram, 2014; Qiu & Fratiglioni, 2015). Mit dieser Lebensweise lassen sich gleichzeitig andere häufige Krankheiten wie Schlaganfall, Herzinfarkt oder auch Karzinomerkrankungen vermeiden. Das ist eine gute Nachricht. Bei der Ausrichtung unseres Lebensstiles müssen wir uns also nicht vorab entscheiden, ob wir eher eine Alzheimer-Krankheit oder einen Herzinfarkt vermeiden möchten. Der günstige Effekt dieser Lebensweise auf verschiedene häufige Störungsbilder lässt auch vermuten, dass all diesen Störungsbildern eine ähnliche Pathophysiologie zugrunde liegt, beispielsweise psychischer Stress, oxidativer Stress und Entzündung.

6 Medizinische Untersuchungen

Schon bei subjektiv wahrgenommenen kognitiven Störungen kann eine Diagnostik auf mögliche Alzheimer-Krankheit erfolgen. Bei objektiven kognitiven Störungen sollte eine detaillierte Untersuchung angestoßen werden. Diese umfasst neben der Anamnese und Fremdanamnese die testpsychologische Quantifizierung der Einschränkungen und eine Reihe von apparativen und laborchemischen Untersuchungen, die nachfolgend beschrieben werden. Zunächst werden jedoch die aktuellen diagnostischen Kriterien und wichtige Konzepte für das bessere Verständnis der Untersuchungsabläufe dargestellt.

6.1 Diagnostische Manuale

Weltweit wird die Klassifikation ICD-10 der Weltgesundheitsorganisation (WHO) angewendet; in den USA wird das Diagnostische und Statistische Manual Psychischer Störungen (DSM-5) genutzt. In diesen Manualen sind diagnostische Kriterien für Demenzen und speziell auch für die Alzheimer-Demenz enthalten. Die ICD-10 stammt aus dem Jahr 1992 und gilt als veraltet; die Alzheimer-Demenz wird dort durch Ausschluss anderer Krankheiten, d.h. negativ, definiert. Inzwischen ist jedoch eine Positivdiagnostik möglich (siehe Abschnitt 6.2.5). Derzeit wird intensiv an der Version 11 der ICD gearbeitet, die voraussichtlich 2018 erscheinen wird. Daher orientieren sich die hier dargestellten medizinischen Untersuchungen an den revidierten NINCDS-ADRDA-Kriterien (sog. NIA-AA-Kriterien) aus dem Jahr 2011 (siehe Kasten 4; McKhann et al., 2011).

Revidierte NINCDS-ADRDA-Kriterien

Kasten 4: Revidierte NINCDS-ADRDA-Kriterien (sog. NIA-AA-Kriterien) für eine Wahrscheinliche Alzheimer-Demenz (McKhann et al., 2011, S. 3–4; übersetzt und gekürzt durch den Verfasser)

1. Eine *Wahrscheinliche Alzheimer-Demenz* wird diagnostiziert, wenn der Patient die Kriterien für eine Demenz erfüllt und darüber hinaus die folgenden Merkmale aufweist:
   A. Schleichender Beginn.
   B. Klare Verschlechterung der Kognition.

C. Die anfänglichen und prominentesten kognitiven Defizite sind in einer der folgenden Kategorien sichtbar:
   a. Amnestische Präsentation: Es ist das häufigste syndromale Erscheinungsbild der Alzheimer-Demenz. Die Defizite beinhalten eine Beeinträchtigung des Lernens und Abrufs der zuletzt gelernten Informationen. Es sollte auch ein Hinweis auf eine kognitive Dysfunktion in mindestens einem anderen kognitiven Bereich geben.
   b. Nonamnestische Präsentation: Hier liegen die prominenten Defizite in den Bereichen der Sprache, in der visuell-räumlichen Kognition oder der exekutiven Funktion.

D. Die Diagnose einer *Wahrscheinlichen Alzheimer-Demenz* darf nicht gestellt werden, wenn (a) eine substanzielle begleitende zerebrovaskuläre Erkrankung vorliegt; (b) Kernmerkmale einer Lewy-Körper-Demenz vorliegen; oder (c) prominente Merkmale der Verhaltensvariante einer frontotemporalen Demenz vorliegen; oder (d) herausragende Merkmale einer primären progressiven Aphasie vorliegen; oder (e) der Nachweis einer anderen gleichzeitigen, aktiven neurologischen Erkrankung oder einer nicht neurologischen medizinischen Komorbidität oder einer Verwendung von Medikamenten, die eine wesentliche Wirkung auf die Kognition haben könnten, vorliegt.

Revidierte NINCDS-ADRDA-Kriterien fordern medizinische Untersuchungen

Aus diesen Kriterien wird deutlich, dass auch medizinische Untersuchungen durchgeführt werden sollten, um die Diagnose einer Alzheimer-Demenz zu stellen. Im Stadium der MCI oder Alzheimer-Demenz sind klinische Kriterien führend; Biomarker können ergänzend eingesetzt werden und informieren über den zugrunde liegenden Krankheitsprozess. Im präklinischen Stadium bilden allein die Biomarker die Alzheimer-Pathologie ab.

6.2 Wichtige Konzepte

6.2.1 Biomarker

CSF-Biomarker

Biomarker sind *in vivo* messbare Parameter (physiologisch, biochemisch, anatomisch), die krankheitsbezogene pathophysiologische Prozesse abbilden (McKhann et al., 2011). Primäre Biomarker messen die Aβ-Akkumulation mit CSF (*cerebrospinal fluid*, dt. Zerebrospinalflüssigkeit) Aβ42 oder Tracerbindung in Amyloid-PET. Downstream-Biomarker erfassen die neuronale Degeneration mit CSF Tau (total oder phosphoryliert) oder FDG-PET-Uptake oder anhand der Atrophie in der strukturellen Bildgebung.

6.2.2 Alzheimer-Krankheit vs. Alzheimer-Demenz

Mit Alzheimer-Krankheit ist der zugrunde liegende Krankheitsprozess gemeint, d. h. die abnorme Bildung und Ablagerung von Aβ im Hirngewebe, die abnorme Phosphorylierung von Tau-Protein und die nachfolgende Schädigung der Nervenzellen. Dieser Prozess läuft über viele Jahre unbemerkt ab, bis es zu subjektiven und dann auch objektiven Einschränkungen bei den betroffenen Personen kommt. Wenn sich aufgrund der Alzheimer-Krankheit eine Demenz entwickelt, wird sie Alzheimer-Demenz genannt. Die dann entstehende Demenz ist ein klinisches Syndrom, das beispielsweise mit dem Mini-Mental-Status-Test beschrieben wird.

6.2.3 Stadien der Alzheimer-Krankheit

Longitudinale Sichtweise

Die Alzheimer-Krankheit läuft zunächst viele Jahre unbemerkt ab; dies wird als präklinische Phase bezeichnet. Bei fortschreitender Alzheimer-Krankheit treten zunächst subjektive kognitive Beeinträchtigungen auf, später objektivierbare kognitive Einschränkungen; wenn diese ein bestimmtes Ausmaß erreichen, spricht man von einer Leichten Kognitiven Störung oder Mild Cognitive Impairment (MCI). Bei weiterem Fortschreiten der Krankheit wird dann typischerweise das Stadium einer Demenz erreicht.

6.2.4 Kaskadenmodell

Die im Rahmen der klinischen, apparativen und laborchemischen Untersuchungen erhobenen Parameter verändern sich im Laufe der Alzheimer-Krankheit nicht gleichzeitig, sondern typischerweise im Sinne eines Kaskadenmodells nacheinander (Jack et al., 2013; Jack et al., 2010). Im Einklang mit der Amyloid-Hypothese der Alzheimer-Krankheit (Hardy & Higgins, 1992) sind zunächst die Aβ-Werte im Liquor verändert, dann die Tau-Werte, es folgen die Hirnstruktur, dann das Gedächtnis und schließlich die Aktivitäten des täglichen Lebens. Dies ist für die synoptische Interpretation der erhobenen Befunde bedeutsam. So sind beispielsweise sehr früh im Verlauf der Alzheimer-Krankheit zunächst die Liquor-Biomarker verändert, während die Hirnstruktur in der MRT-Untersuchung zunächst noch unverändert ist.

6.2.5 Positivdiagnostik

Alzheimer hat in seiner Erstbeschreibung zwei wesentliche histopathologische Veränderungen bei der nach ihm benannten Erkrankung dargestellt (Alzheimer, 1907). Die Amyloid-Plaques sind extrazelluläre Ablagerungen, die u. a. aus aggregierten Aβ-Peptiden bestehen. Andererseits entstehen intrazelluläre neurofibrilläre Bündel, bestehend aus Tau-Protein. Der Nachweis dieser beiden Veränderungen stellt nach wie vor den Goldstandard der Diagnostik dar. Früher war dies nur *post mortem* anhand von Hirnschnitten möglich. Heute können diese Veränderungen *in vivo* entweder mit Bildgebung oder indirekt über den Liquor nachgewiesen werden. Dies hat einen grundlegenden Wandel der Diagnostik erbracht. Während die Alzheimer-Krankheit früher durch Ausschluss anderer Erkrankungen diagnostiziert wurde, kann sie heute positiv diagnostiziert werden.

Alzheimer-Krankheit kann heute positiv diagnostiziert werden

6.3 Klinische Untersuchung

In der klinischen Untersuchung werden Anamnese, Fremdanamnese, der psychopathologische und körperliche Befund erhoben. Eine detaillierte klinische Untersuchung gibt gute Hinweise auf das Vorliegen einer Alzheimer-Demenz. Nicht-Alzheimer-Demenzen oder reversible Demenzen werden jedoch häufig übersehen.

Auch eine subjektive kognitive Störung oder Sorgen um das Gedächtnis sind bedeutsam im Sinne einer Risikoerhöhung für die Entwicklung eines MCI und späteren Demenz (Wolfsgruber et al., 2015; Wolfsgruber et al., 2014). Subjektive kognitive Störungen sollten daher in der klinischen Untersuchung erfasst und ernst genommen werden.

Auch subjektive kognitive Störungen sollten erfasst werden

6.4 Strukturelle zerebrale Bildgebung

Mit der strukturellen Bildgebung (Röntgen-Computertomografie [CT], Magnetresonanz-Tomografie [MRT]) kann die Alzheimer-typische globale Hirnatrophie nachgewiesen werden. Eine hippocampale Atrophie unterstützt die Alzheimer-Diagnose bei typischer klinischer Präsentation, verbessert die diagnostische Sicherheit über die klinische Untersuchung hinaus aber nur unwesentlich (Wahlund et al., 2005). Besonders wichtig ist jedoch der eventuelle Nachweis von anderen Pathologien, die ebenfalls zu kognitiven Störungen führen können, z. B. eine zerebrovaskuläre Erkrankung, ein Normal-

Typisch: globale Hirnatrophie

druckhydrocephalus, Neoplasmen, ein subdurales Hämatom oder regionale Atrophien.

Neuentwicklungen im Bereich der strukturellen Bildgebung betreffen z. B. die automatisierte Hippocampus-Volumetrie (Suppa, Anker et al., 2015; Suppa, Hampel, Spies, Fiebach & Dubois, 2015) oder die Auswertung der strukturellen Information mit maschinellen Lernverfahren (Dukart et al., 2013; Klöppel, 2010). Auf CT und MRT wird näher in den Kapiteln 7.1 und 7.2 eingegangen.

6.5 Funktionelle zerebrale Bildgebung

Mit der funktionellen Bildgebung (18F-FDG-PET, Perfusions-MRT, funktionelles MRT [fMRT], Single-Photon-Emissions-Computertomografie [SPECT]) werden Hirnregionen mit geringem Metabolismus bzw. geringer Durchblutung erkannt. Unterfunktionen im Hippocampus, mesialen Parietallappen, lateralen parietalen und temporalen Kortex würden für eine Alzheimer-Demenz sprechen. Bei atypischer klinischer Präsentation, d. h. bei unklarer Abgrenzung beispielsweise zur frontotemporalen Demenz, ist FDG-PET besonders informativ (Foster et al., 2007).

Amyloid-Imaging

Neuentwicklungen im Bereich der funktionellen zerebralen Bildgebung betreffen v. a. das Amyloid-Imaging. In Europa und den USA sind aktuell die folgenden Tracer zum visuellen Nachweis von Amyloid-Plaques zugelassen: 18F-Florbetapir, 18F-Flutemetamol, 18F-Florbetaben. Ein negativer Scan verringert die Wahrscheinlichkeit einer Alzheimer-Demenz bei Demenz; ein positiver Scan gibt bei einem symptomatischen Patienten einen Hinweis auf eine bestehende Alzheimer-Pathologie.

Von der Amyloid-Imaging-Taskforce wurden Anwendungsempfehlungen für den Einsatz des Amyloid-Imaging publiziert (Johnson et al., 2013):

Anwendungsempfehlungen für den Einsatz des Amyloid-Imaging (Johnson et al., 2013)

Ein Amyloid-Scan ist nur dann indiziert, wenn alle drei folgenden Voraussetzungen erfüllt sind:

1. Objektivierte kognitive Einschränkung,
2. mögliche Alzheimer-Krankheit, jedoch unklare Diagnose nach fachkundiger Abklärung und
3. wenn die Kenntnis der Amyloid-Pathologie die diagnostische Sicherheit verbessert.

Angemessene vs. unangemessene Indikationen für Amyloid-Imaging

Angemessene Indikationen wären demnach eine unerklärte persistierende oder fortschreitende MCI, eine mögliche Alzheimer-Demenz mit nicht eindeutiger klinischer Präsentation oder eine fortschreitende Demenz mit frühem Beginn. Unangemessene Indikationen wären beispielsweise der Einsatz bei asymptomatischen Patienten, bei Patienten mit nicht objektivierten subjektiven kognitiven Beeinträchtigungen oder der Einsatz zur Bestimmung der Schwere einer Demenz oder bei Patienten mit typischem klinischen Bild (Kernsymptome für *Wahrscheinliche Alzheimer-Demenz*, mit typischem Erkrankungsalter; Johnson et al., 2013). Einer breiten Indikation stehen auch die hohen Kosten und die derzeit noch fehlende krankheitsmodifizierende Therapie entgegen.

Die In-vivo-Darstellung der Amyloid-Belastung hat viele neue Erkenntnisse zur Entwicklung der Alzheimer-Pathologie gebracht. So zeigte beispielsweise eine Metaanalyse aller bislang publizierter Amyloid-PET-Studien (Ossenkoppele et al., 2015), dass die Amyloid-Pathologie bei Demenzpatienten von Diagnose, Alter und *ApoE*-Status abhängt. Ein Amyloid-PET ist demnach besonders wertvoll in der Differenzialdiagnose bei früh einsetzender Demenz und zur Unterstützung der klinischen Alzheimer-Diagnose bei *ApoE4*-negativen Patienten über 70 Jahre. Eine andere Metaanalyse beschreibt beispielsweise die Amyloid-Pathologie bei Patienten ohne Demenz (Jansen et al., 2015).

Liquor-Biomarker-Untersuchung vs. Amyloid-Imaging

Für die Diagnose einer Alzheimer-Demenz bietet das Amyloid-Imaging im Vergleich zu den Liquor-Biomarkern allerdings nur wenige Vorteile (Lewczuk & Kornhuber, 2016). In der Prädiktion einer künftigen Demenz bei MCI erkennt die Analyse der Zerebrospinalflüssigkeit (CSF-Analyse) eine zerebrale Amyloid-Ablagerung früher als das Amyloid-PET (Palmqvist, Mattsson & Hansson, 2016). Auch die räumliche Information der Amyloid-Ablagerung bringt keinen diagnostischen Vorteil (Palmqvist et al., 2015). Der Vorteil des Amyloid-PET ist in der Visualisierung der Amyloid-Belastung zu sehen. Oft wird die Nichtinvasivität als Vorteil angeführt. Da es sich um eine radioaktive Untersuchung handelt, muss die Nichtinvasivität kritisch hinterfragt werden. Den Vorteilen stehen Nachteile gegenüber: Die Kosten sind hoch und es handelt sich um eine radioaktive Untersuchung. Nach einer erfolgreichen Messung sind keine Nachmessungen möglich. Der Patient muss sich in ein spezialisiertes Zentrum begeben. Es handelt sich um eine störanfällige komplexe Diagnostikkette; wenn der Patient da ist, muss die PET-Maschine funktionieren und der Tracer vor Ort sein. Zudem es wird nur ein Biomarker untersucht: die Amyloid-Belastung. Laut S3-Leitlinien ist die Indikation für die Untersuchung sehr eingeschränkt. Dem gegenüber stehen die Vorteile der Liquor-Biomarker-Untersuchung: Die Kosten sind vergleichsweise gering. Es handelt sich um eine patientenferne Diagnostik; d.h. der Liquor kann beispielsweise auch in einer Arztpraxis auf dem Land entnommen werden und an ein spezialisiertes Zentrum geschickt werden, während der Patient vor Ort verbleibt.

Die Liquor-Untersuchung zeigt im Laufe der Entwicklung einer Alzheimer-Krankheit früher auffällige Werte und ist nach wie vor der Goldstandard. Aus dem Nervenwasser können mehrere Biomarker gleichzeitig bestimmt werden, neben Aβ z. B. auch t-Tau oder p-Tau. Gleichzeitig können auch Entzündungsmarker oder die Schrankenfunktion untersucht werden. Ein Nachteil ist, dass die Untersuchung subjektiv als invasiver wahrgenommen wird.

6.6 Liquor-Biomarker

Einen umfassenden Überblick über die Rolle von Liquor-Biomarkern bei der Diagnostik demenzieller Erkrankungen gibt eine aktuelle Übersichtsarbeit (Lewczuk et al., in Druck). In der Liquor-Diagnostik werden vor allem die folgenden Biomarker untersucht: Aβ42, Aβ42/40, Gesamt-Tau (t-Tau), Phospho-Tau (p-Tau). Aβ42 ist bei Alzheimer-Krankheit reduziert. Im Vergleich zur isolierten Betrachtung von Aβ42 ist das Verhältnis zwischen Aβ42 und Aβ40 vorteilhaft (Janelidze et al., 2016; Wiltfang et al., 2007). T-Tau und p-Tau spiegeln den Nervenzelluntergang wider und sind bei Alzheimer-Krankheit erhöht. Während t-Tau ein unspezifischer Marker für den Nervenzelluntergang darstellt, ist p-Tau relativ spezifisch für die Alzheimer-Krankheit. So ist beispielsweise das t-Tau bei der massiven Neurodegeneration im Rahmen einer Creutzfeldt-Jakob-Krankheit massiv erhöht, nicht jedoch p-Tau (Itoh et al., 2001).

Aβ und Tau

Während die Liquor-Biomarker Aβ42, t-Tau und p-Tau schon einzeln einen Hinweis auf das Vorliegen einer Alzheimer-Demenz geben können, sind sie bei kombinierter Betrachtung noch aussagekräftiger. Natürlich können bei der kombinierten Betrachtung nicht ganz eindeutige Situationen auftreten, beispielsweise auffällige Aβ- und gleichzeitig normale Tau-Werte.

Algorithmus für die diagnostische Wertung der Liquor-Biomarker

Daher haben wir einen Algorithmus für die diagnostische Wertung der Liquor-Biomarker entwickelt; der sogenannte *Erlangen-Algorithmus* (Lewczuk, Zimmermann, Wiltfang & Kornhuber, 2009):

Erlangen-Algorithmus (Lewczuk, Zimmermann, Wiltfang & Kornhuber, 2009)

- Aβ *und* Tau|p-Tau normal: kein Hinweis auf organische Schädigung des Zentralen Nervensystems
- Aβ *oder* Tau|p-Tau pathologisch: Mögliche (possible) Alzheimer-Demenz
- Aβ *und* Tau|p-Tau pathologisch: Wahrscheinliche (probable) Alzheimer-Demenz

- Tau >1200 pg/mL *und* andere Biomarker normal oder nur leicht pathologisch: Unwahrscheinliche Alzheimer-Demenz; Hinweis auf rapid-progrediente Neurodegeneration (CJD)

Dieser Algorithmus wurde inzwischen validiert und sagt die spätere Entwicklung einer Alzheimer-Demenz bei Personen mit MCI gut voraus (Lewczuk et al., 2015). Der Erlangen-Algorithmus wurde inzwischen von der National Institute on Aging and Alzheimer's Association Workgroup aufgegriffen und in modifizierter Form publiziert (Albert et al., 2011).

6.7 Genetische Marker

Genetische Marker können ebenfalls im Rahmen der Demenzabklärung untersucht werden. Die Anwesenheit von *ApoE4*-Allelen erhöht dosisabhängig das Risiko für die Entwicklung einer Alzheimer-Demenz (Corder et al., 1993) und prädiziert auch den Übergang von MCI zu Alzheimer-Demenz (Modrego, 2006; Mosconi et al., 2004; Petersen et al., 1995). In den letzten Jahren wurden einige weitere genetische Faktoren mit Relevanz für die Alzheimer-Krankheit publiziert (Harold et al., 2009; Hollingworth et al., 2011). Allerdings verbessern die neu identifizierten Faktoren die Prädiktion auch bei gemeinsamer Betrachtung nur unwesentlich gegenüber der alleinigen Berücksichtigung von *ApoE* (Lacour et al., 2017).

Grenzen der ApoE-Diagnostik

Die folgenden Aspekte begrenzen die *ApoE*-Diagnostik:

- Es sind die engen gesetzlichen Vorgaben des Gendiagnostikgesetzes zu beachten.
- Der genetische Status eines Patienten lässt teilweise Rückschlüsse auf die genetische Ausstattung von Familienangehörigen zu. Wenn beispielsweise ein homozygoter *ApoE4*-Status beim Patienten festgestellt wird, so sind alle Kinder ebenfalls *ApoE4*-positiv.
- Die *ApoE*-Information ist in den Biomarkern schon enthalten (Buerger et al., 2005; Glodzik-Sobanska et al., 2009; Jack et al., 2015; Kester et al., 2011; J.A. Prince, Zetterberg, Andreasen, Marcusson & Blennow, 2004; Sunderland et al., 2004); niedrige Aβ42 und hohe t-Tau-Werte finden sich bevorzugt bei Anwesenheit eines *ApoE4*-Allels. Wenn die Information zu den Liquor-Biomarkern vorliegt, dann ist die Kenntnis des *ApoE*-Status von begrenztem Nutzen.

Typische Befunde

Der prototypische Patient mit Alzheimer-Demenz zeigt in der klinischen Untersuchung und der testpsychologischen, apparativen und laborchemischen Untersuchung die folgenden Charakteristika: ein hohes Lebensalter, einen langsam schleichenden progredienten Verlauf, in der neuropsychologischen Untersuchung einen Mini-Mental-Status-Testwert <24 Punkten und im Memo-Test eine geringe Punktzahl mit alternierendem Muster. Die strukturelle Bildgebung zeigt eine globale Hirnatrophie, die funktionelle Bildgebung eine Minderperfusion parietotemporal. Die Biomarker im Liquor cerebrospinalis zeigen ein erhöhtes t-Tau sowie ein erhöhtes p-Tau und eine reduzierte Konzentration von Aβ1–42. Die genetische Testung zeigt einen *ApoE4*-Status. Der durchschnittliche Patient in Gedächtnissprechstunden zeigt allerdings nur selten diese prototypische Konstellation; daher erfolgt eine integrative Diagnostik nach Sichtung aller Befunde.

6.8 Multimodale Diagnostik

Die Informationen aus unterschiedlichen Untersuchungsmodalitäten wie Alter, klinischer Verlauf, Neuropsychologie, strukturelle Bildgebung, funktionelle Bildgebung und Liquor-Biomarker sollen möglichst synoptisch genutzt werden, um die Diagnose einer Alzheimer-Krankheit zu stellen. Das ist prinzipiell nicht neu; ein erfahrener Kliniker betrachtet immer alle zur Verfügung stehenden Informationen gleichzeitig und bewertet sie vor dem Hintergrund seiner Erfahrungen. Neu ist die operationale Diagnostik, d. h. die durch Regeln verbundenen Kriterien, wie sie vom Erlangen-Algorithmus oder von den modernen Diagnosemanualen vorgegeben werden. Die eingangs erwähnten revidierten NINCDS-ADRDA-Kriterien nutzen damit auch sinnvoll die Informationen aus der multimodalen Diagnostik. Diese diagnostischen Ansätze nutzen Kriterien und Regeln, die *a priori* aufgrund von Überlegungen entwickelt worden sind. Diese Ansätze sind sehr erfolgreich. In vielen Studien wird jedoch ein anderer Ansatz verfolgt: Die Information aus der multimodalen Diagnostik wird mithilfe moderner statistischer Verfahren so genutzt, dass die optimalen Regeln aus den Daten generiert werden (Da et al., 2014; Davatzikos, Bhatt, Shaw, Batmanghelich & Trojanowski, 2011; Ewers et al., 2012; Vos et al., 2013). Auch dieser Ansatz ist erfolgreich; allerdings sind die entstehenden Regeln vom Datensatz abhängig, wenig transparent und können nicht so leicht auf neue Datensätze oder im klinischen Alltag auf Einzelfälle angewendet werden.

Multimodale Diagnostik: a priori vs. a posteriori

Zusammenfassung

Die Diagnose einer Alzheimer-Demenz sollte sich nicht nur auf einen einzelnen Parameter (z. B. Hippocampus-Volumen) stützen, sondern sollte immer multimodale Informationen nutzen. Die In-vivo-Erfassung pathophysiologisch wichtiger Parameter wie Aβ und Tau ermöglicht eine Positivdiagnostik. Damit kann der Krankheitsprozess auch in präklinischen Stadien diagnostiziert und auch der Übergang in eine spätere Demenz vorhergesagt werden.

7 Bildgebende Verfahren in der Demenzdiagnostik

Die bedeutsamen Fortschritte im Bereich der bildgebenden Verfahren während der letzten Jahrzehnte bildeten die Grundlage für die Demenzdiagnostik, wie sie heute Standard ist. Zu den Standardverfahren gehören

- Röntgen-Computertomografie (CT),
- Magnetresonanz-Tomografie (MRT) sowie die nuklearmedizinischen Verfahren
- Single-Photon-Emissions-Computertomografie (SPECT) und
- Positronen-Emissions-Tomografie (PET).

Während CT und MRT insbesondere eine gute Darstellung der Morphologie erlauben, ermöglichen SPECT und PET eine gute Funktionsdiagnostik. Der wesentliche Punkt ist, dass SPECT und PET Aussagen über Stoffwechsel und Proteinexpression im Sinne einer molekularen Bildgebung zulassen. Dieses ist mit CT und MRT nicht möglich.

Hybridsysteme können die Diagnosemöglichkeiten entscheidend verbessern

Aufgrund dieser unterschiedlichen Eigenschaften der Systeme wurden in den letzten beiden Jahrzehnten sogenannte Hybridsysteme entwickelt, welche durch Überlagerung der rekonstruierten Bilder sowohl Morphologie als auch regionale Biochemie optimal darstellen und somit die Diagnosemöglichkeiten entscheidend verbesserten. Von Bedeutung sind hier die folgenden Hybridsysteme:

- PET-CT
- PET-MR

Die genannten Verfahren werden im Folgenden in Kürze dargestellt; für eine ausführliche Darstellung findet sich reichlich Literatur. Insbesondere das Potenzial der Verfahren bezüglich der Demenzdiagnostik soll deutlich werden, auch im Hinblick auf die erforderliche Patienten-Compliance.

Im Volksmund spricht ein Patient oft davon, dass er „in der Röhre“ war. Dem Laien ist es in der Tat kaum möglich, aufgrund des Äußeren eines Geräts zu erkennen, um welches bildgebende Verfahren es sich handelt. Die folgende Kurzdarstellung der Verfahren soll auch hierzu eine Antwort geben.

Exkurs: Pneumoenzephalografie oder der Segen des medizinischen Fortschritts

Was heutzutage mit modernen bildgebenden Verfahren diagnostizierbar ist, musste früher mit beinahe folterähnlichen Methoden festgestellt werden, das gilt vor allem für die Untersuchung des Gehirns. Um den Patienten „in den Kopf schauen" zu können, ohne die Schädeldecke öffnen zu müssen, wurde ab dem Jahr 1919 die von einem amerikanischen Neurologen entwickelte *Pneumoenzephalografie* angewandt; eine Methode, bei der man Hirnflüssigkeit über den damit verbundenen Rückenmarkskanal absaugte und stattdessen Luft bis in die Hohlräume im Gehirn leitete. So konnte man insbesondere pathologische Deformierungen dieser Gehirnhohlräume in Röntgenaufnahmen überhaupt erst darstellen. Das Verfahren, das bis weit in die 1970er Jahre auch in Deutschland praktiziert wurde, galt als diagnostischer Meilenstein, denn so konnten Tumore, Schwellungen, Hämatome oder Malformationen sichtbar gemacht werden. Gleichwohl war die Untersuchung äußerst schmerzhaft und führte zu schlimmsten Nebenwirkungen. Die Punktion erfolgte unterhalb des Hinterhaupts oder auch im Bereich der Lendenwirbelsäule. Dabei konnten massive Kopfschmerzen, Blutungen und Krampfanfälle sowie Hirnhautentzündungen auftreten. Kopfüber an einen drehbar aufgehängten Untersuchungsstuhl festgeschnallt, mussten die Patienten die langwierige Prozedur über sich ergehen lassen. Sie schrien oder wurden bewusstlos. Etliche Todesfälle sind dokumentiert. Die Pneumoenzephalografie gilt heute dank CT und MRT als völlig obsolet. Diese modernen Untersuchungsmethoden sind für Patienten praktisch belastungsfrei und bedeuten ein erheblich geringeres Gefährdungspotenzial und somit einen segensreichen Fortschritt für Patient und Arzt in der medizinischen Diagnostik.

7.1 Röntgen-Computertomografie (CT)

7.1.1 Historie

Schon der österreichische Mathematiker Johann Radon postulierte 1917, dass man das Innere eines unbekannten Objekts aus einer Vielzahl seiner Projektionen rekonstruieren kann. Erst mit der Verfügbarkeit von ausreichend leistungsstarken Digitalrechnern konnte dies in den 1970er Jahren von Cormack, Houndsfield und anderen in Prototypen realisiert werden.

7.1.2 Funktionsweise

Eine Anordnung aus leistungsstarker Röntgenröhre und gegenüberliegendem Detektor rotiert um den Patienten (siehe Abbildung 2), wobei die Daten von bis zu 1000 Projektionen aufgezeichnet werden. Der zur Rekonstruktion des Objektinneren am häufigsten angewandte Algorithmus ist die „gefaltete Rückprojektion" der aufgezeichneten Daten.

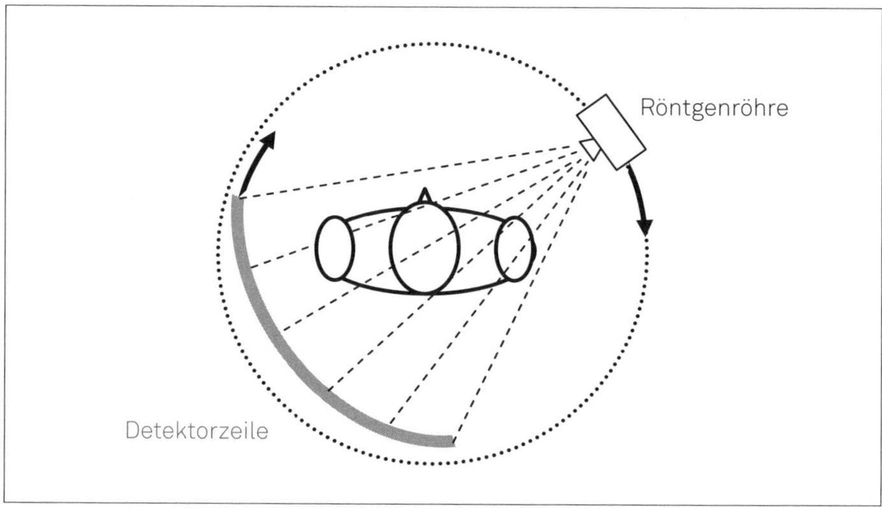

Abbildung 2: Prinzip einer CT-Aufnahme

7.1.3 Typische Bauform – Entwicklungsschritte

Die Patientenöffnung eines CT-Geräts beträgt typischerweise 70 cm in Durchmesser und Länge. Daher auch im Volksmund die Bezeichnung „Röhre", in die ein Patient zur Messung geschoben wird. Das Röhren-Detektor-System rotiert hinter einer Verkleidung (siehe Abbildung 3).

Anfänglich konnten nur einzelne transversale Schichten aufgenommen werden. Beim „Spiral-CT"-Verfahren, das Anfang der 90er Jahre entwickelt wurde, wird der Patiententisch während der Röhrenrotation vorwärts bewegt. Aus dem resultierenden 3D-Datensatz können dann beliebige Schichten rekonstruiert werden. Mit Einführung von Mehrzeilen-Detektoren ab etwa dem Jahr 2000 können pro Umdrehung heute bis zu 180 Schichten aufgezeichnet werden. Die Zeit pro Umdrehung beträgt heute bei High-End-Geräten nur noch ca. 0.25 Sekunden. Abbildung 3 zeigt ein heute übliches, leistungsfähiges CT-Gerät. Die Detailauflösung liegt bei CT-Systemen typischerweise bei $<0.5\,\text{mm}$.

7.1.4 Ablauf der Untersuchung und typische CT-Bilder

CT: kurze Messdauer und leise

Die Geräte sind relativ leise, sodass der Patient im Wesentlichen nur Lüftungsgeräusche hört. Der Patiententisch kann bei allen bildgebenden Geräten so weit herabgefahren werden, dass Patienten problemlos aufsteigen können. Eine Untersuchung dauert typischerweise nur einige Minuten, wobei die reine Messdauer je nach Anwendung im Sekundenbereich liegen kann.

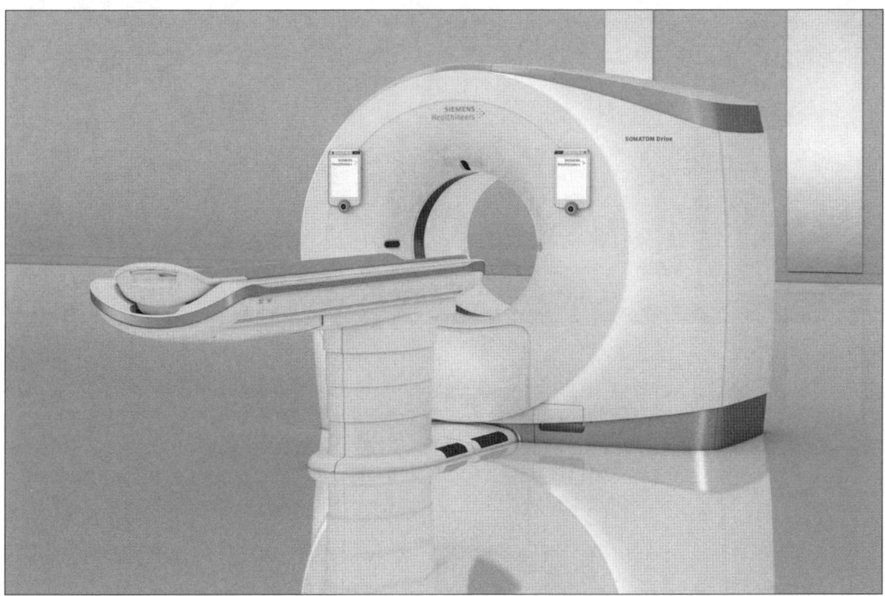

Disclaimer: Alle hier aufgelisteten Geräte stammen von Siemens Healthineers in Erlangen. Die hier beschriebenen Geräte werden auch von anderen Firmen wie z.B. Philips und General Electric in vergleichbarer Qualität hergestellt. Aufgrund der guten Zusammenarbeit zwischen der Firma Siemens AG und der Friedrich-Alexander-Universität (FAU) wurde der Abdruck der Bilder genehmigt. Dafür sind die Autoren sehr dankbar; sie haben hierfür keine finanzielle Unterstützung bekommen; es bestehen auch darüber hinaus keine weiteren Verpflichtungen.

Abbildung 3: CT-System: Siemens SOMATOM Drive (© Siemens AG, Quelle: www.siemens.com/presse. Abdruck erfolgt mit freundlicher Genehmigung.)

In Abbildung 4 sind typische axiale native CT-Aufnahmen des Gehirns dargestellt. Es handelt sich dabei in beiden Fällen um Patientinnen Mitte 60. Bild A zeigt einen normalen Befund mit Schichtung parallel zur vorderen

Schädelgrube mit Darstellung des basalen Frontallappens sowie des Temporallappens beidseits. Bild B zeigt die Aufnahme einer klinisch gesicherten Alzheimer-Demenz. Typisch für die Demenz vom Alzheimer-Typ ist die umschriebene temporale Volumenminderung (Pfeile) mit einer e-vacuo-Erweiterung der Temporalhörner (Asterisk). Die ausgeprägte temporale Atrophie führt dabei zu schmalen Parenchymbrücken (oberer Pfeil). Dies wird von Radiologen als *knife blade sign* bezeichnet.

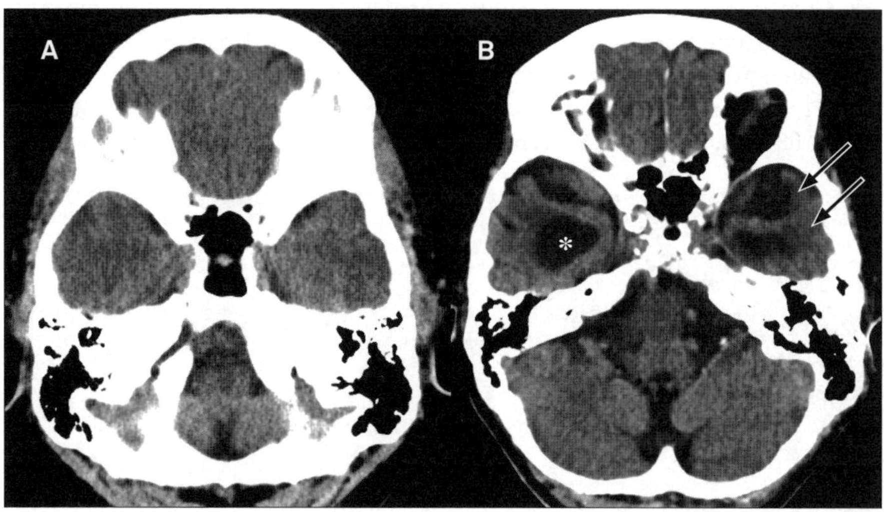

Abbildung 4: Typische axiale native CT-Aufnahmen des Gehirns bei zwei weiblichen Patientinnen Mitte 60. Bild A zeigt einen normalen Befund, Bild B eine klinisch gesicherte Alzheimer-Demenz. Die Pfeile zeigen die umschriebene temporale Volumenminderung, der Asterisk die e-vacuo-Erweiterung der Temporalhörner und der obere Pfeil die Parenchymbrücken an. (Befunddarstellung von Tobias Engelhorn).

7.2 Magnetresonanz-Tomografie (MRT)

7.2.1 Historie

Felix Bloch und Edward Purcell entdeckten 1946 die „Kernspin-" bzw. „nuklearmagnetische Resonanz" (NMR). Dieser Effekt lässt sich am einfachsten an Wasserstoffkernen (Protonen) nachweisen. Da unser Körper im Wesentlichen aus Wasser (H_2O) besteht, lässt sich z. B. die Dichteverteilung der Wasserstoffkerne H^+ (Protonen) im Körper darstellen. Eine wesentliche Voraussetzung zur Bildgebung war die Einführung von magnetischen Feldgradienten von Paul Lauterbur 1973. Ein erstes MR-Bild lieferte 1977 Raymond Damadian.

7.2.2 Funktionsweise

Wasserstoffkerne H^+ weisen einen sogenannten Spin auf; dies ist ihr Eigendrehimpuls aufgrund ihrer Rotation um ihre Achse. In einem sehr starken Magnetfeld B richten sich diese Spins entlang der Feldrichtung aus (Spin-Winkel 0°; siehe Abbildung 5).

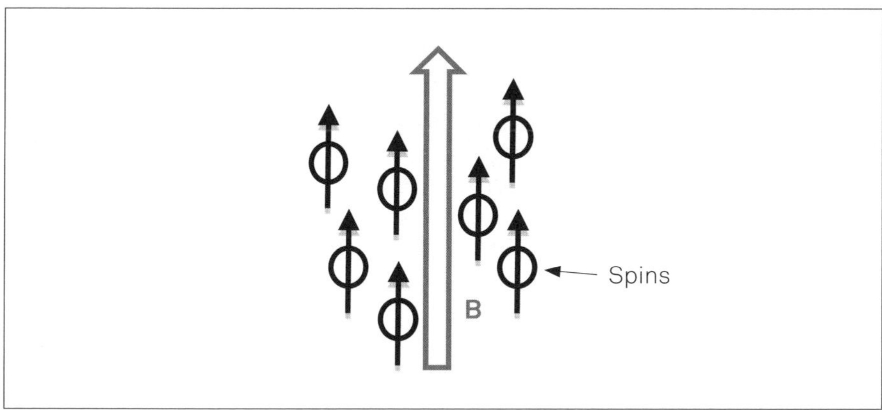

Abbildung 5: Spins von Wasserstoffkernen im Magnetfeld (großer Pfeil, B)

Phasen der MR-Messung

Die eigentliche Magnetresonanz-Messung findet immer in zwei sich schnell wiederholenden, sukzessiven Phasen statt:

1. *Anregungsphase:* Durch Applikation eines starken hochfrequenten elektromagnetischen Feldes (HF-Feldes) geeigneter Frequenz (auch als Larmorfrequenz f_L bezeichnet; $f_L \propto B$) lässt sich die Rotationsachse der Spins sehr schnell aus der 0°-Richtung auslenken, z. B. um 90° (siehe Abbildung 6).

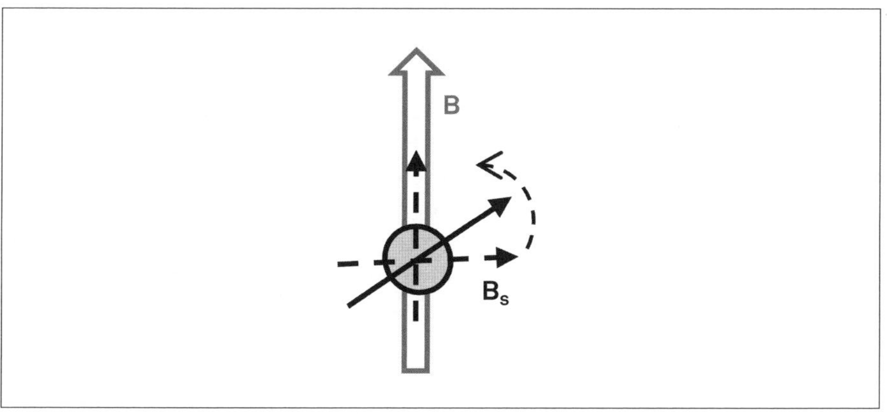

Abbildung 6: Nach Abschalten des HF-Feldes kehrt die um das Magnetfeld B rotierende Spin-Magnetisierung zur B-Feldrichtung zurück (Relaxation)

2. *Abklingphase (Relaxation):* Nach Abschalten des äußeren HF-Feldes präzedieren diese Spins dann allmählich in ihre ursprüngliche 0°-Ausrichtung zurück. Die hierbei messbaren Relaxationszeiten T_1 und T_2 sind sehr charakteristisch für die Art des Gewebes.

Während dieses Relaxationsvorgangs rotiert der magnetische Feldvektor der Spins B_S mit der Frequenz f_L um die Grundfeldrichtung B (Präzession) und sendet dabei ein schwaches, schnell abfallendes, hochfrequentes Spin-Signal aus. Mit sehr empfindlichen Antennen wird dieses HF-Signal gemessen, das wesentlich von der räumlichen Spin-Dichte ρ und von den zwei gewebespezifischen Relaxationszeiten T_1 und T_2. abhängt. Mithilfe von starken zuschaltbaren magnetischen Feldern (sog. Feldgradienten) lassen sich flächig oder räumlich Messpunkte in einer Aufnahmeschicht bzw. in einem Aufnahmevolumen erzeugen. Die Gewebeeigenschaften ρ, T_1 und T_2 bestimmen dabei den Bildkontrast. Durch die Wahl von Repetitionszeit und Echozeit bei der Aufnahme ergibt sich eine breite Darstellungsmöglichkeit von Weichteilkontrasten. Deshalb ist insbesondere auf dem Gebiet der neurologischen Bildgebung die MRT der CT deutlich überlegen.

Neurologische Bildgebung: MRT ist CT überlegen

7.2.3 Typische Bauform – Entwicklungsschritte

Bei der MRT sind zur Erzielung guter Bildqualität besonders starke Magnetfelder (B>1 Tesla) erforderlich. Die Grundbauform hierzu geeigneter Magneten ist die sogenannte Solenoid-Bauform mit waagerecht gerichtetem B-Feld. Im Magneten sind weiterhin Gradientenspulen für die Raumrichtungen x, y und z sowie eine Hochfrequenzantenne zur Spin-Anregung angeordnet. Die verbleibende Öffnung hat einen Durchmesser von 60 bis 70 cm und eine Länge von 1,0 bis 1,5 m. Auch hier also wieder die „Röhre“, in die der Patient geschoben wird (siehe Abbildung 7).

Bereits Mitte der 1980er Jahre war eine Feldstärke von 1 Tesla bzw. 1,5 Tesla klinische Routine. Heute gilt dies bereits für 3 Tesla, mit Tendenz zu 7 Tesla, insbesondere für neurologische Untersuchungen. Da nicht wenige Menschen eine gewisse Klaustrophobie zeigen, entwickelte man auch C-förmige Magnete mit senkrechtem B-Feld, welche zur Seite hin offen sind. Aus Kostengründen ist die Feldstärke hierbei jedoch auf etwa 0,35 Tesla begrenzt, was die Einsatzmöglichkeiten stark einschränkt.

Fortschritt durch Array-Technologie

Auch bei den zum Empfang der Spin-Signale erforderlichen Empfangsantennen gab es während der vergangenen Jahrzehnte mit der sogenannten Array-Technologie gewaltige Fortschritte. Dabei schaltet man viele kleine, mit Signalvorverstärkern ausgestattete Antennen zu Arrays zusammen, sodass die

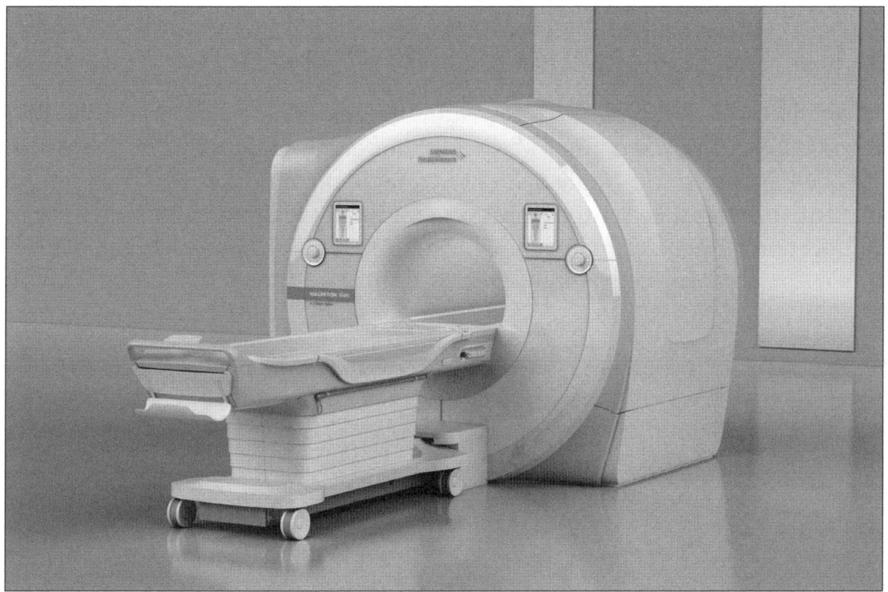

Abbildung 7: MRT-System mit Solenoid-Magnet: Siemens MAGNETOM Vida (© Siemens AG, Quelle: www.siemens.com/presse. Abdruck erfolgt mit freundlicher Genehmigung.)

Gesamtanordnung einen größeren Bereich abdecken kann. Im Vergleich zu früher verwendeten, entsprechend objektangepassten großen Empfangsantennen (z. B. für Kopf oder Wirbelsäule), lassen sich damit eine deutliche Steigerung der Bildqualität und Verkürzung der Messzeit erzielen. Auch mit klinischen MRT-Anlagen können Detailauflösungen von unter 0,1 mm erzielt werden.

7.2.4 Ablauf der Untersuchung und typische MRT-Bilder

Nachteile von MRT

Bei der Messung liegt die zu untersuchende Region im Zentrum des Magneten. In der Regel wird am zu untersuchenden Körperteil eine MR-Empfangsantenne positioniert. Bei Kopfaufnahmen zum Beispiel befindet sich der Kopf innerhalb einer relativ geschlossenen Kopfantenne, was manche Patienten als unangenehm empfinden. Nachteilig ist auch die starke Geräuschentwicklung, verursacht durch schnell geschaltete Gradientenfelder. Dies erfordert das Tragen eines Gehörschutzes. Eine weitere Besonderheit bei MRT ist die Gefahr durch das starke Magnetfeld und Hochfrequenzfeld (Sendeimpulse). Patienten dürfen daher keine magnetisierbaren oder leitfähigen Gegenstände oder entsprechende Implantate tragen. Die Dauer einer MRT-Untersuchung

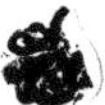

hängt sehr von den verwendeten Messprotokollen ab und kann im Minutenbereich, aber auch bei einer halben Stunde liegen.

In Abbildung 8 sind typische MRT-Aufnahmen des Gehirns dargestellt. Bild A zeigt die Aufnahmen einer klinisch unauffälligen Patientin (66 Jahre alt). Im oberen Bild ist die axiale Schichtung parallel zur vorderen Schädelgrube mit Darstellung des Temporallappens und des Okzipitallappens beidseits (Liquorunterdrückte T2-gewichtete Sequenz = FLAIR, *fluid attenuated inversion recovery*) dargestellt; im unteren Bild die coronare Schichtung orthogo-

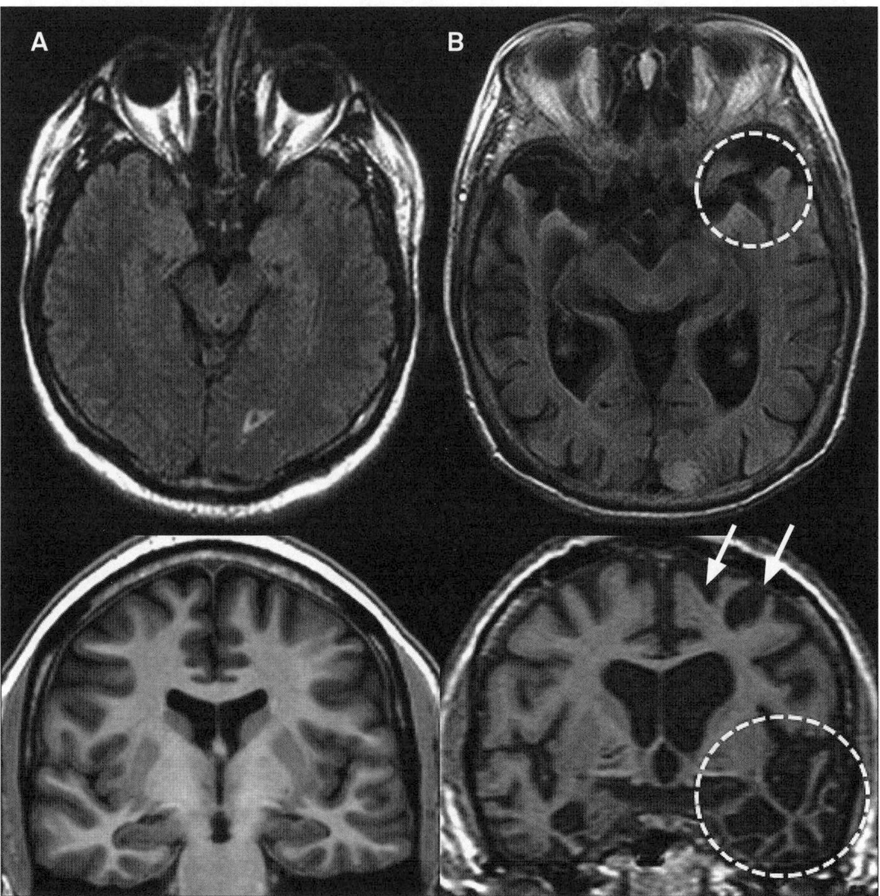

Abbildung 8: Typische MRT-Aufnahme des Gehirns einer klinisch unauffälligen Patientin (66 Jahre alt, Bild A) und einer 65 Jahre alten Patientin mit Alzheimer-Demenz (Bild B). Die Kreise zeigen die umschriebene temporale Volumenminderung an, die Pfeile die asymmetrische linksbetonte Atrophie des Frontallappens mit Erweiterung der äußeren Liquor-Räume. (Befunddarstellung von Tobias Engelhorn)

nal zur vorderen Schädelgrube mit Darstellung des Temporallappens und des Frontallappens beidseits (native T1-gewichtete Sequenz). Bild B zeigt die Aufnahmen einer 65 Jahre alten Patientin mit Alzheimer-Demenz. Typisch für die Demenz vom Alzheimer-Typ ist die umschriebene temporale Volumenminderung (Kreise). Die temporale Atrophie ist hierbei links deutlich akzentuierter. Darüber hinaus findet sich bei der Patientin auch eine etwas asymmetrische linksbetonte Atrophie des Frontallappens mit Erweiterung der äußeren Liquor-Räume (Pfeile).

7.3 Nuklearmedizinische Bildgebung: SPECT und PET

7.3.1 Historie

Die Ära dieser Verfahren begann Anfang der 1950er Jahre mit der Entwicklung der sogenannten Gammakamera durch Hal Anger und der Positronenkamera durch Gordon Brownell. In den 1970er Jahren wurden diese dann mit der Verfügbarkeit leistungsstarker Computer zu den tomografischen Verfahren SPECT (Single-Photon-Emission-Computertomografie) und PET (Positronen-Emissions-Tomografie) weiterentwickelt.

7.3.2 Funktionsweise

Die Bezeichnung „Emissions-Tomografie" weist bereits darauf hin, dass die Strahlenquelle hierbei aus im Körper verteilten Strahlungsemittern besteht. Dem Patienten wird vor der Messung ein mit leicht radioaktiven Nukliden markiertes Stoffwechselpräparat (Radiopharmakon) injiziert, welches sich dann organ- bzw. gewebespezifisch anreichert. Typische Radionuklide sind die Isotope Technetium (^{99m}Tc) bei SPECT und Fluor (^{18}F) bei PET.

SPECT: Messprinzip

SPECT-Messprinzip. Großflächige Detektorfelder (z. B. 40 cm × 60 cm) mit Kollimatoren, das sind rasterförmige Anordnungen von dünnen Schächten mit Bleimantel, welche Strahlung nur aus der durch die Schächte vorgegebene Richtung zulassen, rotieren um den Patientenkörper und zeichnen Projektionen der Nuklidverteilung auf (siehe Abbildung 9). Daraus werden dann über computertomografische Verfahren Schnittbilder berechnet.

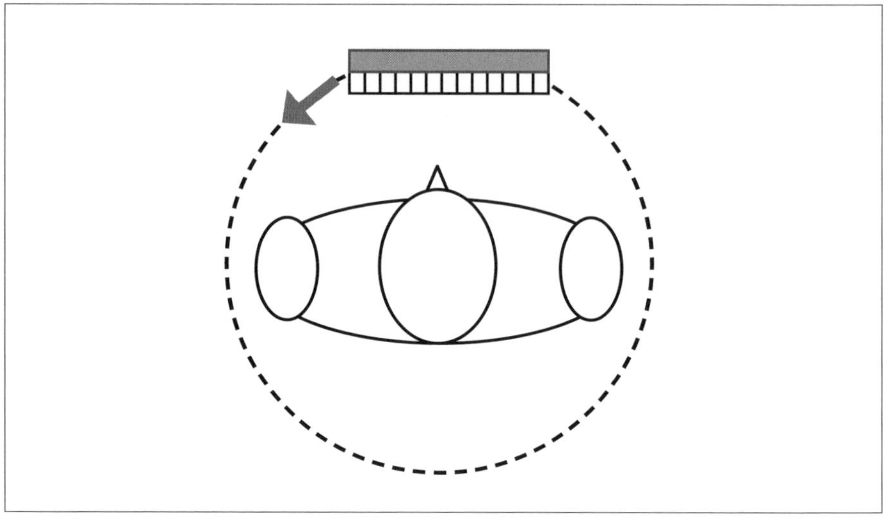

Abbildung 9: Schematische Darstellung des SPECT-Messprinzips: ein (oder mehrere) Detektor rotiert um den Patienten

PET: Messprinzip

PET-Messprinzip. Bei PET werden Positronen emittiert, welche bei ihrem unmittelbar danach erfolgenden Zerfall jeweils zwei 511keV Photonen erzeugen, die entgegengesetzt (180°) auseinanderfliegen. Diese können von entsprechend angeordneten Detektoren empfangen werden, wobei (idealer-

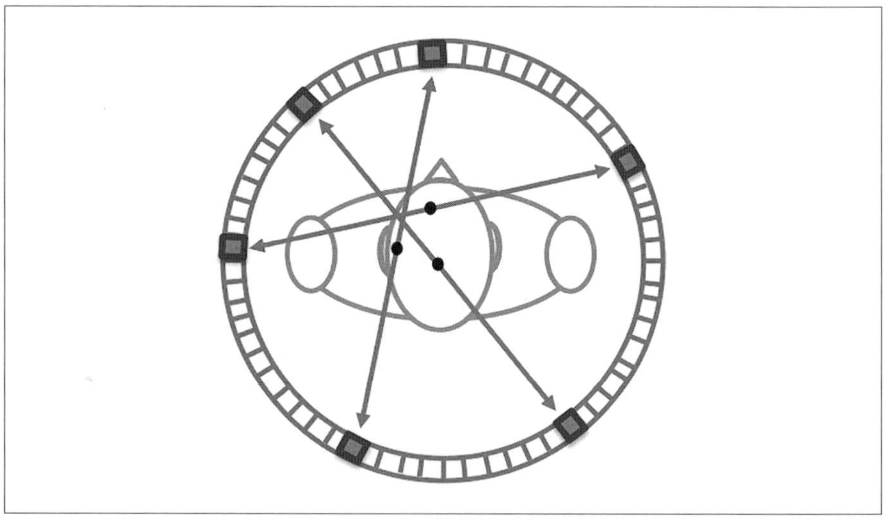

Abbildung 10: Schematische Darstellung des PET-Messprinzips: Detektorring mit „lines of response“

weise) immer zwei Ereignisse, deren Ursprung auf der Verbindungslinie der signalgebenden Detektorelemente liegen *(line of response)*, gleichzeitig auftreten (Koinzidenzen). Somit kann ein Kollimator entfallen, wodurch die Empfindlichkeit gegenüber SPECT um einen Faktor von bis zu 100 höher liegt. Bei PET-Systemen werden anstatt rotierender Detektoren meist ringförmige Detektoranordnungen eingesetzt (siehe Abbildung 10).

Die Detailauflösung von PET-Aufnahmen liegt bei etwa 2 bis 3 mm und bei SPECT bei etwa 5 bis 10 mm (aufgrund des Kollimators abhängig von der Entfernung zum Ort des Nuklidzerfalls).

7.3.3 Typische Bauform – Entwicklungsschritte

SPECT und PET: relativ lange Messzeit

Bei SPECT-Systemen sind die Detektoren meist offen angeordnet, sie werden zur Erzielung maximaler Bildqualität so nah wie möglich am Körper entlang gefahren (siehe Abbildung 11). Die Messzeit beträgt typischerweise etwa 30 Minuten.

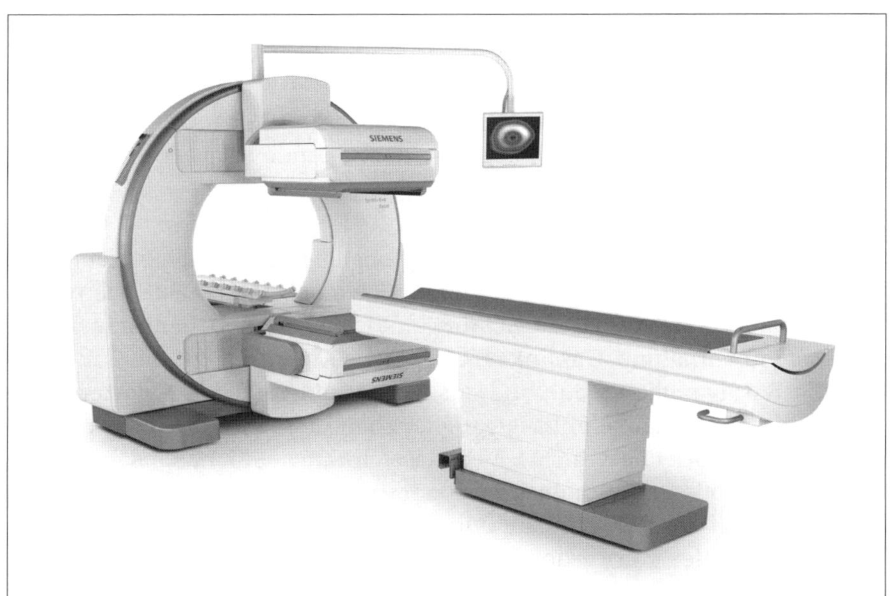

Abbildung 11: SPECT-System: Siemens Symbia Evo Excel (© Siemens AG, Quelle: www.siemens.com/presse. Abdruck erfolgt mit freundlicher Genehmigung.)

PET-Systeme haben dagegen meist die typische, allerdings relativ kurze „Röhrenbauform“ mit ringförmigem Detektor. Ihr Aussehen, auch Länge und Durchmesser der Öffnung, entspricht etwa dem eines CT-Systems. Die Messung ist praktisch geräuschlos und dauert 15 bis 30 Minuten. Die relativ lange Messzeit liegt daran, dass man die Strahlungsdosis im Patienten – diese bestimmt die Höhe der von den Detektoren empfangenen Signale – auf einem niedrigen Niveau halten möchte.

7.3.4 Ablauf der Untersuchung und typische Bilder

Vor der Messung wird dem Patienten das entsprechende Stoffwechselpräparat, z.B. Fluordeoxyglukose (FDG) bei PET, injiziert. Da die Halbwertszeiten der Radionuklide relativ kurz sind, muss die anschließende Messung zeitnah erfolgen.

In Abbildung 12 ist ein SPECT-Bild der regionalen Hirndurchblutung dargestellt. Die Schnittführung ist axial. Die drei oberen Bilder zeigen den Befund einer frontotemporalen Demenz an, die drei unteren bei der Alzheimer-Erkrankung. Das linke Bild zeigt jeweils die Kleinhirnebene, das mittlere Bild jeweils die Basalganglienebene und das rechte Bild zeigt jeweils die Kalotten-nahe Durchblutung oberhalb der Basalganglienebene auf Höhe des Zentrums semiovale (hochparietale Schicht). Mit den Pfeilen sind die jeweils minder durchbluteten Bezirke markiert. Bei der frontotemporalen Demenz gibt es schon früh Auffälligkeiten der frontalen Perfusion (Pfeil oben), beim Alzheimer sind der temporale und der parietale Kortex früh betroffen (Pfeil unten).

In Abbildung 13 zeigt ein PET-Bild des regionalen Glucosemetabolismus bei einem Patienten mit Alzheimer-Erkrankung, dargestellt mit F-18-Deoxyglucose. Es handelt sich um axiale Schnitte auf Basalganglienebene der striatalen Dopaminaufnahme. Das linke Bild zeigt die Kleinhirnebene, das mittlere Bild die Basalganglienebene und das rechte Bild zeigt die Kalotten-nahe Durchblutung oberhalb der Basalganglienebene auf Höhe des Zentrums semiovale (hochparietale Schicht). Es findet sich eine deutliche Einschränkung der Energiestoffwechselraten im temporalen Kortex sowie parietal; diese stellen sich auf den Bildern blau und damit weniger aktiv als im Kleinhirn sowie im frontalen Kortex dar. Die Farbe ist jeweils grün bis rot bei aktiveren Regionen.

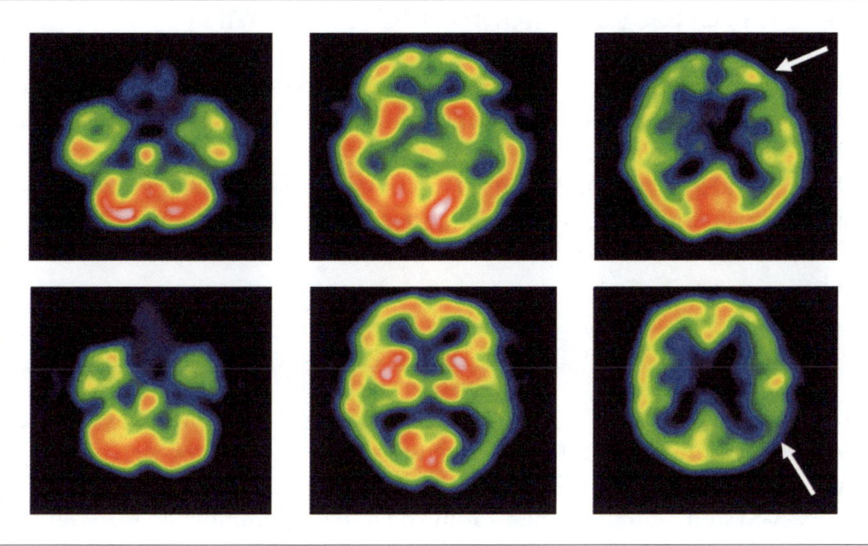

Abbildung 12: SPECT-Bilder der regionalen Hirndurchblutung. Die oberen Bilder zeigen den Befund einer frontotemporalen Demenz an, die unteren bei der Alzheimer-Erkrankung. Mit den Pfeilen sind die minder durchbluteten Bezirke markiert. (Befunddarstellung von Torsten Kuwert)

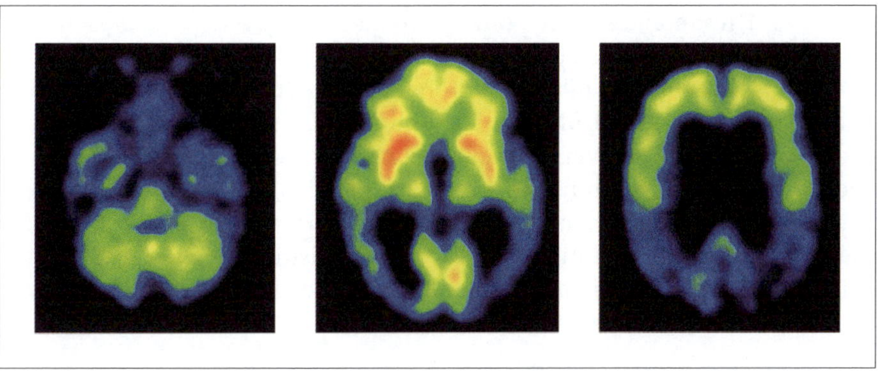

Abbildung 13: PET-Bild des regionalen Glucosemetabolismus bei einem Patienten mit Alzheimer-Erkrankung, dargestellt mit F-18-Deoxyglucose (grün bis rot bei aktiveren Regionen; Befunddarstellung von Torsten Kuwert)

7.4 Hybridsysteme: PET/CT, PET/MR

Bei Hybridsystemen nutzt man die jeweiligen Vorteile der Grundsysteme aus:
- CT und MR: hohe Detailauflösung und Weichteilkontrast sowie Darstellung der Morphologie.
- SPECT und PET: Darstellung der Funktion bzw. biologischer Prozesse (beispielsweise erhöhter oder verminderter Stoffwechsel in einem Hirnareal aufgrund einer Läsion oder dedizierter geistiger bzw. körperlicher Aktivität).

Diese Geräte sind natürlich im Aufbau wesentlich komplizierter und entsprechend teurer. Bei einem PET/CT-System sind der PET-Ring und das CT hintereinander angeordnet, sodass das Gerät die Länge eines MRT-Systems erreicht. Beim Siemens PET/MR-System Biograph MR ist es dagegen gelungen, den PET-Detektorring im Zentrum des Magneten anzuordnen. Damit sind PET/MR-Systeme für den Laien kaum von den herkömmlichen MR-Geräten zu unterscheiden. Die aufgezeichneten Bilder von PET und CT bzw. MR werden überlagert dargestellt (Hybridbilder), sodass z. B. Läsionen sehr gut lokalisiert und beurteilt werden können.

PET/CT-System: Typische Bilder

In Abbildung 14 sind Bilder eines PET/CT-Systems dargestellt. Die obere Reihe zeigt die mit PET gemessene Aufnahme von F-18-Deoxyglucose im Gehirn und damit den regionalen zerebralen Glukoseverbrauch. Die blau dargestellten Hirnanteile sind hypometabol, also insbesondere in diesem Fall der parietale Kortex. Das obere linke Bild ist die axiale Darstellung hochparietal, das obere mittlere Bild eine koronare Darstellung und das obere rechte Bild die sagittale Schichtführung. Die untere Reihe zeigt das Ergebnis eines pixelweise statistischen Vergleiches mit einem Normalkollektiv für die in der oberen Reihe dargestellten Schichten. Grün sind Hirnareale mit normalem Hirnglukoseverbrauch, blau mit vermindertem Hirnglukoseverbrauch. Die statistische Analyse bestätigt den Hypometabolismus im parietalen Kortex beidseits, ferner zeigt sie auch, dass kleinere Bezirke im frontalen Kortex hypometabol sind (oberes linkes Bild).

PET/MR-Hybridbilder

Die Abbildungen 15 und 16 zeigen Hybridbilder von zwei weiblichen Personen, bei der die Messung des Glukoseverbrauchs simultan zu einer Magnetresonanz-Tomografie (MRT) erfolgt.

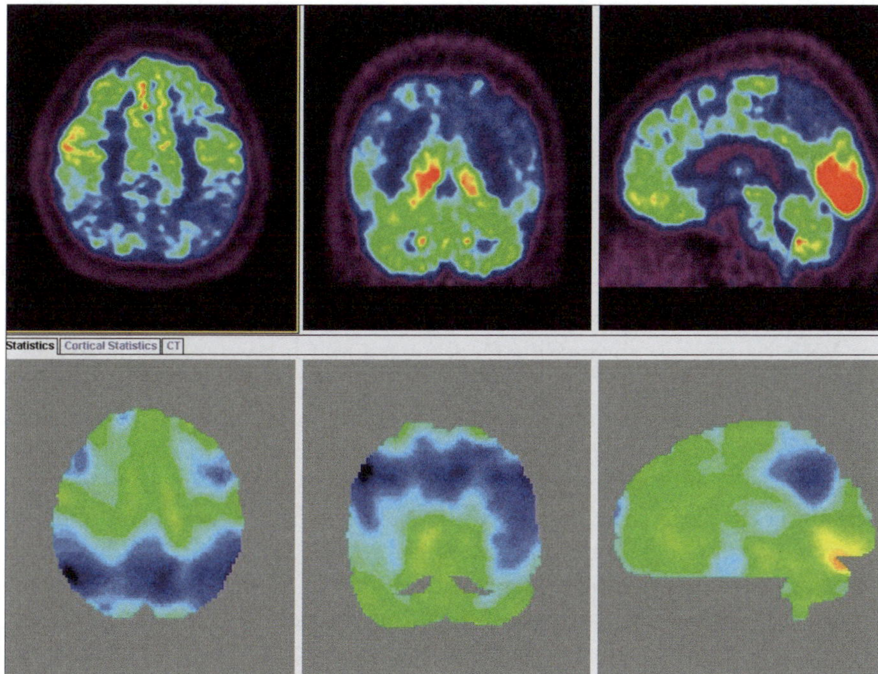

Abbildung 14: Bilder eines PET/CT-Systems. Die obere Reihe zeigt die mit PET gemessene Aufnahme von F-18-Deoxyglucose im Gehirn, die untere Reihe das Ergebnis eines pixelweise statistischen Vergleiches mit einem Normalkollektiv für die in der oberen Reihe dargestellten Schichten (Befunddarstellung von Torsten Kuwert).

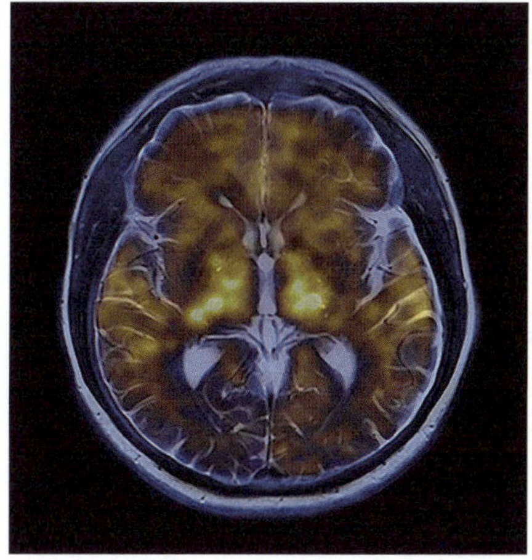

Abbildung 15:
PET/MR-Bild einer 103-jährigen weiblichen Person (Befunddarstellung von Torsten Kuwert)

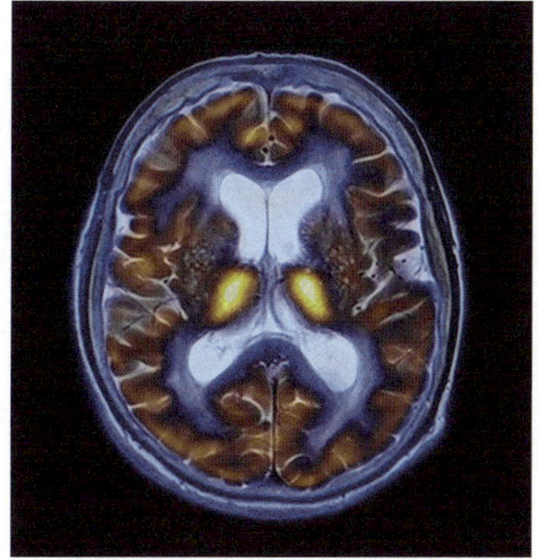

Abbildung 16:
PET/MR-Bild einer 73-jährigen weiblichen Person (Befunddarstellung von Torsten Kuwert)

8 Psychologische Diagnostik

Die Demenzdiagnostik ist eine interdisziplinäre Diagnostik. Medizinische und neuropsychologische Methoden werden daher nicht als konkurrierende, sondern als einander ergänzende Methoden der Demenzdiagnostik betrachtet. Vorgaben für zu erbringende Qualitätsstandards bei der Diagnoseerstellung finden sich u.a. in der S3-Leitlinie „Demenzen" (Deuschl & Maier, 2016) oder im Konsensus-Papier der deutschsprachigen Memory-Klinken (Diehl et al., 2003). In der psychologischen Diagnostik unterscheiden wir für die Beurteilung der kognitiven Leistungsfähigkeit kognitive Kurztests bzw. Screeningverfahren, Testbatterien und Ratingskalen bzw. Beurteilungsbögen. Darüber hinaus gibt es noch bereichsspezifische Verfahren, die häufig zur genaueren Beschreibung der nicht kognitiven Merkmale sowie zur Differenzialdiagnose eingesetzt werden. Die wichtigsten Empfehlungen (6 bis 10) zur neuropsychologischen Diagnostik finden sich in der S3-Leitlinie „Demenzen".

Empfehlungen zur neuropsychologischen Diagnostik

Empfehlung 6 fordert bereits bei der Erstdiagnose bei Patienten mit Demenz oder Demenzverdacht den Einsatz von kognitiven Kurztests: „Für die ärztliche Praxis sind die einfachen und zeitökonomischen Tests, z.B. MMSE, DemTect, TFDD, MoCA und Uhren-Test, als Testverfahren geeignet, um das Vorhandensein und den ungefähren Schweregrad einer Demenz zu bestimmen" (Deuschl & Maier, 2016; S. 32). Es wird aber auch darauf hingewiesen, dass die Sensitivität dieser Verfahren bei leichtgradiger und fraglicher Demenz nicht zur Differenzialdiagnostik verschiedener Demenzen geeignet ist.

Empfehlung 7 behandelt die Frage, ob Personen ohne Beschwerden und Symptome einem Screening mit kognitiven Kurztests oder apparativer Diagnostik unterzogen werden sollen. Die S3-Leitlinie spricht sich hier explizit dagegen aus. Befürwortet wird jedoch eine Frühdiagnostik, die sich grundsätzlich auf Personen *mit* Symptomen bezieht.

Empfehlung 8 betont die Interdisziplinarität der Demenzdiagnostik und gibt Empfehlungen zur Schweregradbestimmung. „Grundlage der Diagnostik ist eine ärztliche Untersuchung unter Einschluss eines internistischen, neurologischen und psychopathologischen Befundes. Eine Schweregradabschätzung der kognitiven Leistungsstörung soll mit Hilfe eines geeigneten Kurztests durchgeführt werden“ (Deuschl & Maier, 2016; S. 33).

Differenzialdiagnostische Abklärung

Empfehlung 9 geht auf die ausführliche neuropsychologische Testung ein, die bei fraglicher oder leichtgradiger Demenz zur differenzialdiagnostischen Abklärung eingesetzt werden soll. Weiter heißt es dort: „Die Auswahl der geeigneten Verfahren richtet sich im Einzelfall nach der Fragestellung, dem Krankheitsstadium und der Erfahrung des Untersuchers. Beeinflussende Variablen, wie z.B. prämorbides Funktionsniveau, Testvorerfahrung, Ausbildungsstatus und soziokultureller Hintergrund oder Sprachkenntnis, müssen berücksichtigt werden. Im Rahmen der vertieften neuropsychologischen Früh- und Differenzialdiagnostik sollten möglichst unter Zuhilfenahme von standardisierten Instrumenten u.a. die kognitiven Bereiche Lernen und Gedächtnis, Orientierung, Raumkognition, Aufmerksamkeit, Praxis, Sprache und Handlungsplanung untersucht werden“ (Deuschl & Maier, 2016; S. 35).

Verlaufsuntersuchung

Die letzte *Empfehlung 10* zur neuropsychologischen Diagnostik bezieht sich auf die Verlaufsuntersuchung. Diese sollte im Abstand von mindestens sechs Monaten erfolgen (Ausnahme bei rascher Progredienz). Um Testwiederholungseffekte auszuschließen, wird die Verwendung von Test-Parallelversionen empfohlen (die gibt es z.B. beim SKT von H. Erzigkeit, 2001: Formen A bis E).

Im Folgenden wird nun eine Auswahl von im deutschsprachigen Raum gebräuchlichen Verfahren vorgestellt und beschrieben (siehe auch Kalbe, Folkerts, Hossner & Kessler, 2017). Für die meisten Verfahren findet sich jeweils auch eine Kurzdarstellung in tabellarischer Form, die einen schnellen Überblick erlaubt. Ein Verzeichnis der Verfahrensabkürzungen im Anhang des Buches erleichtert die Suche nach den Testbeschreibungen.

8.1 Kognitive Kurztests oder Screeningverfahren

Diese Kurztests sollen möglichst zeitökonomisch einen validen Eindruck über die Einbußen von Gedächtnis und anderen kognitiven Fähigkeiten (z.B. Informationsverarbeitung und Denkvermögen) ermöglichen. In der Regel ermitteln diese Verfahren anhand der Addition von Punktwerten zu einzelnen Aufgaben oder Subtests einen Summenwert, der dann anhand von Schwellenwerten als auffällig oder unauffällig interpretiert werden kann. Diese

Schwellenwerte werden in der Regel auf Grundlage von Patientenstichproben, mit denen das Verfahren geeicht wurde, erhoben. Die meisten Verfahren nehmen jedoch weder Rücksicht auf repräsentative Referenzwerte aus der Normalbevölkerung noch auf die prämorbide intellektuelle Leistungsfähigkeit. Jahn und Werheid (2015) kritisieren dies zurecht und weisen darauf hin, dass Merkmale wie Alter, Geschlecht, Bildungsniveau und prämorbide Intelligenz einen signifikanten Einfluss auf die Ergebnisse dieser Kurztests haben. Kurztests sollten stets durch Testbatterien ergänzt werden; von einer alleinigen Verwendung wird abgeraten. Die Darstellung der Screeningverfahren erfolgt nun alphabetisch.

Kurztests sollten immer durch Testbatterien ergänzt werden

8.1.1 Bamberger Demenz Screening Test (BDST)

BDST: geeignet für bettlägerig oder körperlich stark eingeschränkte Patienten

Der Bamberger Demenz Screening Test (BDST) wurde von Wolfgang Trapp und Kollegen entwickelt (Trapp et al., 2015). Er ist besonders für bettlägerige oder körperlich stark eingeschränkte geriatrische Patienten mit fortgeschrittenen kognitiven Einbußen entwickelt worden, die mit keiner herkömmlichen Testbatterie getestet werden können.

Der Test besteht aus sechs Untertests, welche die Merkmale *semantisches* und *verbales Gedächtnis*, *verbale Flüssigkeit*, *kognitive Flexibilität*, *Visuokonstruktion* und *visuell-räumliches Gedächtnis* erfassen. Die ersten beiden Untertests können zu einer Kurzversion zusammengefasst werden; die Langversion besteht aus allen sechs Untertests. Bei der Messung der *Visuokonstruktion* und des *visuell-räumlichen Gedächtnisses* müssen die jeweiligen Figuren lediglich „in der Luft" nachgezeichnet werden (siehe Abbildung 17). Die *kognitive Flexibilität* wird anhand verschiedener Aufgaben erfasst, bei denen vorgegebene Rhythmen nachgeklopft werden müssen.

Insgesamt besteht der BDST aus 16 Aufgaben, wobei jeder Untertest 1 bis 5 Aufgaben umfasst (siehe Abbildung 17). Für die Auswertung wird für jeden Untertest ein Score aus der Summe der richtigen Antworten gebildet, der in z-Werte transformiert werden kann. Zusätzlich kann ein Gesamtscore gebildet werden, für den Cut-Off-Werte für Gesunde, für Personen mit einer leichten kognitiven Störung (MCI) bzw. für Personen mit demenziellem Syndrom vorliegen.

Die Korrelationen mit anderen inhaltlich ähnlichen Subtests des CERAD sind hoch. Eine Faktorenanalyse ergab drei Faktoren: *Gedächtnis*, *kognitive Flexibilität/Informationsverarbeitung* und *Visuokonstruktion*. Der positive prädiktive Wert (PPV) für die Diagnose einer leichten bzw. mittelschweren Demenz lag bei PPV = 0.93; der entsprechende negative prädiktive Wert (NPV) lag bei 0.89.

Zunächst stelle ich Ihnen einige Rätselfragen zu Tieren	Punkte		*6. Nach welchen Tieren wurde gerade eben gefragt? (nur die ersten 6 Antworten werten)*
	Pr.	Abr.	
1. Wie heißt das Tier mit dem langen Rüssel?			*War Nilpferd, Elefant oder Nashorn dabei?*
Es handelt sich um ein sehr großes Tier, das mit seinem Rüssel „trompeten" kann.			
2. Wie heißt das Tier mit dem sehr langen Hals?			*War Leopard, Giraffe oder Papagei dabei?*
Das Tier lebt in Afrika und ist gelb-braun gemustert.			
3. Wie heißt das Tier, nach dem ein schwarz-weiß gestreifter Fußgänger-Überweg benannt ist?			*War Zebra, Tiger oder Affe dabei?*
Es handelt sich um ein Tier, das aussieht wie ein gestreiftes Pferd.			
4. Wie heißt der Bär, der in sehr kalten Regionen lebt, in denen es Eis gibt?			*War Pinguin, Robbe oder Eisbär dabei?*
Setzen Sie einfach die Worte „Bär" und „Eis" in der richtigen Reihenfolge zusammen.			
5. Vor welchem Tier haben die Menschen mehr Angst: Löwe oder Kaninchen?			
Warum? (gefährlich, Fleischfresser, etc.)			

Abbildung 17: Aufgaben des BDST (aus Trapp et al., 2015. Abdruck erfolgt mit freundlicher Genehmigung der Autoren.)

Erweiterte Version			
Bitte versuchen Sie, die folgenden Figuren in der Luft nachzuzeichnen. *(2 Punkte falls erster, 1 Punkt, falls 2. Versuch richtig)*		***12. Bitte versuchen Sie jetzt noch einmal, alle Figuren von gerade eben aus dem Gedächtnis „in die Luft" zu zeichnen.***	
7.			*Eine Figur sah aus wie eine Spitze*
8.			*Eine Figur war rund*
9.			*Eine Figur sah aus wie ein Buchstabe*
10.			*Eine Figur sah aus wie eine Zahl*
11. Bitte zählen Sie mir jetzt so viele größere Städte in Deutschland oder in der Welt auf, wie Ihnen einfallen. Sie haben dafür 1 Minute Zeit.		Punkte (ganzzahlig, Vorkommastelle zählt) = Anzahl genannter Städte / 3, max. 8	
Bitte versuchen Sie jetzt, genauso zu klopfen wie ich. *(Geschwindigkeit 2 Hz = 2 Schläge pro Sekunde. Falls nicht richtig wiederholt, noch einmal demonstrieren) 2 Punkte, falls richtig im ersten, 1 Punkt falls richtig im zweiten Versuch, 0 Punkte sonst. B = beide Hände, L = linke Hand, R = rechte Hand*			
13. B-B-B-B-B		*14. L-R-R-L-R-R-L-R-R-L-R-R (R-L-L-R-L-L etc. gilt auch)*	
15. B-L-B-R-B-L-B-R-B-L-B-R (B-R-B-L etc. gilt auch)		*16. B-L-R-B-R-L-B-L-R-B-R-L (B-R-L-B-L-R etc. gilt auch)*	

Abbildung 17: Fortsetzung

Tabelle 5: Übersicht zum BDST (Trapp et al., 2015)

Kurzbeschreibung	Der BDST ist ein Screeningverfahren zur Erfassung von Demenz, das besonders für bettlägerige oder körperlich stark eingeschränkte geriatrische Patienten mit fortgeschrittenen kognitiven Einbußen konstruiert wurde.
Erfasste Merkmalsbereiche	semantisches und verbales Gedächtnis, verbale Flüssigkeit, kognitive Flexibilität, Visuokonstruktion, visuell-räumliches Gedächtnis
Einsatzbereich	Demenz-Screening
Aufbau	6 Untertests mit je 1–5 Items, Langversion (6 Untertests) und Kurzversion (2 Untertests)
Besonderheiten	auch bei bettlägerigen oder körperlich stark eingeschränkten geriatrische Patienten einsetzbar; Kurz- und Langversion
Altersbereich	geriatrische Patienten mit fortgeschrittenen kognitiven Einbußen
Vorgabedauer	ca. 7 Minuten
Reliabilität	interne Konsistenz: *Cronbachs* $\alpha = .79$
Stabilität	keine Angaben
Validität	• Kriteriumsvalidität: MMST: $r = .70$, Gesamtwert der CERAD-Plus: $r = .86$ • Konstruktvalidität: diskriminiert gut zwischen Patienten mit leichter Demenz, MCI und Gesunden
Eichung	Validierungsstudie mit $N = 150$ Patienten mit leichter kognitiver Störung (MCI), leichter und mittelschwerer Demenz sowie $N = 40$ Gesunde

8.1.2 Clock Drawing Test (CDT) bzw. Uhren-Test

Der Clock Drawing Test bzw. Uhren-Test (CDT; nach Seigerschmidt, Mösch, Siemen, Förstl & Bickel, 2002; Shulman, Gold, Cohen & Zucchero, 1993) ist ein kurzes Screeningverfahren zur Einschätzung von kognitiven Einschränkungen im Rahmen von demenziellen Syndromen. Es erfasst *visuokonstruktive Fähigkeiten*, *exekutive Funktionen* sowie *Gedächtnisleistungen* (Shulman, Shedletsky & Silver, 1986). Die Aufgabe für den Patienten besteht darin, das Ziffernblatt einer Uhr mit allen Zahlen in einen leeren Kreis einzuzeichnen und die Uhrzeiger auf 11:10 Uhr einzustellen. Die Durchführung des Uhren-Tests ist zeitökonomisch und einfach, weshalb sich das Screening für die Anwendung in allgemeinärztlichen Praxen anbietet. Darüber hinaus kann der

CDT: zeitökonomische und einfache Durchführung

Test auch mit nicht muttersprachlich deutschen Patienten durchgeführt werden, da seine Durchführung nicht sprach- und kulturgebunden ist (Silverstone, Duke & Wolf-Klein, 1993, zitiert in Shulman, 2000).

CDT: unterschiedliche Instruktionen und Auswertungskriterien

Für den Uhren-Test liegen unterschiedliche Instruktionen und Auswertungskriterien vor (z.B. Freedman et al., 1994; Mendez, Ala & Underwood, 1992; Shulman et al., 1993; Shulman et al., 1986; Sunderland et al., 1989). Nach Shulman und Kollegen (1993) können beispielsweise maximal fünf Punkte erreicht werden, wobei ein höherer Wert für ein besseres Ergebnis spricht (siehe Tabelle 6). In einem Vergleich unterschiedlicher Auswertungskriterien konnte festgestellt werden, dass vor allem vier Kriterien relevant sind: (1) alle 12 Zahlen sind vorhanden, (2) die 12 ist korrekt platziert, (3) die Uhrenzeiger haben richtige Proportionen (4) und der Patient liest die Zeit korrekt vor (Thalmann et al., 2002).

Tabelle 6: Auswertungskriterien des CDT bzw. Uhren-Tests nach Shulman et al. (1993)

Punkte	Kriterien
5	perfekte Uhr
4	kleine visuokonstruktive Fehler
3	fehlerhafte Zeigerstellung
2	moderate visuokonstruktive Fehler, die richtige Zeigerstellung unmöglich machen.
1	schwere visuokonstruktive Fehler
0	Unfähigkeit, eine Repräsentation einer Uhr darzustellen

In einem Review berichtet Shulman (2000) hohe Interrater-Reliabilitäten (ICC=0.75 - 0.98), moderate bis hohe Korrelationen des Uhren-Tests mit anderen Demenzverfahren (r=.45–.77 mit MMSE; r=–.66 mit Short Mental Status Questionnaire [SMSQ], r=.66 mit Rey Complex Figure Test [RCFT]) sowie eine hohe prognostische Validität. Der Uhren-Test eignet sich vor allem zur Diagnostik bei Personen mit mittelschweren bis schweren kognitiven Beeinträchtigungen (Nishiwaki et al., 2004). Im Bereich der leichten kognitiven Störung und leichten Demenzen erwies er sich allerdings als weniger sensitiv (z.B. Kirby, Denihan, Bruce, Coakley & Lawlor, 2001; Nishiwaki et al., 2004; Seigerschmidt et al., 2002).

Eine Normierungsstudie von Freedman und Kollegen (1994) liefert ein Auswertungssystem mit Normwerten über sieben Altersgruppen im Alter von 20 bis 90 Jahren, welches sich gut für Forschungszwecke mit dem Uhren-Test eignet (Shulman, 2000).

Tabelle 7: Übersicht zum CDT bzw. Uhren-Test (Shulman, Gold, Cohen & Zucchero, 1993; Seigerschmidt, Mösch, Siemen, Förstl & Bickel, 2002)

Kurzbeschreibung	Der CDT bzw. Uhrentest ist ein Screeningverfahren zur Überprüfung visuokonstruktiver Beeinträchtigungen.
Erfasste Merkmalsbereiche	visuokonstruktive Fähigkeiten, exekutive Funktionen, visuelle und numerische Gedächtnisleistungen
Einsatzbereich	Erkennung von demenziellen Syndromen
Aufbau	Patienten werden aufgefordert, das Ziffernblatt einer Uhr mit allen Zahlen in einen leeren Kreis einzutragen und die Zeiger auf 11:10 Uhr einzustellen.
Besonderheiten	zeitökonomisch, geeignet für die allgemeinärztliche Praxis, weitgehend sprach- und kulturfrei
Altersbereich	Erwachsene
Vorgabedauer	ca. 5 Minuten
Reliabilität	Interrater-Reliabilität: *ICC* = .75–.98
Stabilität	keine Angaben
Validität	• Kriteriumsvalidität: moderate bis hohe Korrelationen mit anderen Demenzverfahren (*r* = .45–.77 mit MMSE; *r* = –.66 mit SMSQ, *r* = .66 mit RCFT); hohe prognostische Validität • Konstruktvalidität: gute Differenzierung zwischen Gesunden und Personen mit mittelschweren bis schweren demenziellen Syndromen, weniger sensitiv bei leichten Einschränkungen und beginnenden Demenzen
Eichung	Es liegen unterschiedliche Auswertungskriterien vor; eine große Normierungsstudie vergleicht Daten von Personen zwischen 20 und 90 Jahren.

8.1.3 Demenz-Detektion (DemTect)

Der DemTect (Kessler, Calabrese, Kalbe & Berger, 2000) ist ein kurzes Screeningverfahren zur Früherkennung von demenziellen Erkrankungen. Er erfasst die Bereiche *Gedächtnis*, *Wortflüssigkeit*, *intellektuelle Flexibilität* und *Aufmerksamkeit* anhand von fünf kurzen Aufgaben: *Wortliste Lernen, Zahlen-Umwandeln, Supermarktaufgabe, Zahlenfolge rückwärts, verzögerter Abruf der Wortliste.*

Aufgaben des DemTect

Für den Untertest *Zahlen-Umwandeln* soll die Testperson jeweils zweimal ein schriftliches Zahlwort in eine arabische Zahl umwandeln und eine arabische

Zahl in ein ausgeschriebenes Zahlwort übersetzen (z. B. „5“ wird zu „fünf“ und „drei“ wird zu 3). Für die *Supermarktaufgabe* soll die Testperson innerhalb von einer Minute möglichst viele Objekte nennen, die man in einem Supermarkt kaufen kann.

Der DemTect wird in Form eines Interviews mit Protokollbogen durchgeführt. Dadurch sind kaum Materialien notwendig, aber der Untertest *Zahlen-Umwandeln* muss direkt auf dem Protokollbogen ausgefüllt werden, wodurch der Patient unter Umständen Einblick in seine bisherigen Leistungen bekommen kann (Calabrese & Kessler, 2000).

DemTect: Parallelversion verfügbar

In der zusätzlich verfügbaren Parallelversion DemTect-B wurde die *Supermarktaufgabe* durch eine andere semantische Flüssigkeitsaufgabe *(Tiere)* ersetzt und die übrigen Untertests parallel zum Original abgewandelt (Kessler, Calabrese & Kalbe, 2010). Neben der deutschen Ausgabe gibt es außerdem eine englische Version. Zusätzlich liegt eine Kurzform des DemTect vor: der Rapid Dementia Screening Test (RDST; Kalbe, Calabrese, Schwalen & Kessler, 2003). Dieser besteht aus den DemTect-Aufgaben *Zahlen-Umwandeln* und *Supermarktaufgabe.*

Die Durchführung des DemTect benötigt etwa 6 bis 8 Minuten und ist dadurch sehr zeitökonomisch. Aufgrund der Alterssensitivität des Screeningtests erfolgt eine separate Auswertung für Personen die jünger als 60 sind (45 bis 59 Jahre) und für Personen älter als 60. Für Personen im Alter <40 Jahre und >80 Jahre liegen außerdem neue Normwerte vor.

Tabelle 8: Cut-off-Werte und Interpretation des DemTect

Punktzahl	Diagnose	Handlungsempfehlung
13–18	altersgemäße kognitive Leistung	nach 12 Monaten bzw. bei Auftreten von Problemen erneut testen
9–12	leichte kognitive Beeinträchtigung	nach 6 Monaten erneut testen – Verlauf beobachten
<8	Demenzverdacht	weitere diagnostische Abklärung, Therapie einleiten

Laut Autoren erzielt der DemTect gute Interrater-Reliabilitäten und es zeigen sich nach einem Intervall von sechs Monaten keine signifikanten Veränderungen der Testleistungen. Die Korrelationen zu anderen Screeningverfahren wie MMSE und SKT sind moderat (mit MMST r=.43–.70, mit SKT r=.60; Antz, 2012; Kalbe et al., 2004; Kessler et al., 2000). Außerdem finden sich Zusammenhänge mit frühen biologischen Demenzmarkern (Scheurich et al., 2005).

Der DemTect differenziert sehr gut im Bereich der leichten kognitiven Störung (MCI; z. B. Kalbe, Brand, Kessler & Calabrese, 2005; Kalbe et al., 2004; Perneczky, 2003; Scheurich et al., 2005; siehe Tabelle 8) und eine entsprechende Empfehlung des Verfahrens wurde in die deutsche S3-Richtlinie „Demenzen" zur Diagnose und Therapie der Alzheimer-Demenz und Demenz mit Lewy-Körperchen aufgenommen (Diener, 2005, zitiert in Kalbe et al., 2005).

DemTect: empfohlen in S3-Richtlinien

Tabelle 9: Übersicht zum DemTect (Kessler, Calabrese, Kalbe & Berger, 2000)

Kurzbeschreibung	Der DemTect ist ein kurzer Screeningtest zur Früherkennung von demenziellen Erkrankungen.
Erfasste Merkmalsbereiche	(Arbeits-)Gedächtnis, Wortflüssigkeit, intellektuelle Flexibilität, Aufmerksamkeit
Einsatzbereich	Abklärung eines Demenzverdachts, Früherkennung von kognitiven Abbauprozessen
Aufbau	5 Aufgaben
Besonderheiten	Paralleltest (DemTect B)
Altersbereich	ab 45 Jahre
Vorgabedauer	ca. 6–8 Minuten
Reliabilität	Interrater-Reliabilität: laut Autoren gut
Stabilität	Retest-Reliabilität: keine signifikanten Veränderungen nach 6 Monaten
Validität	• Konstruktvalidität: moderate Korrelation mit anderen Screeningverfahren ($r = .43–.70$ mit MMSE, $r = .60$ mit SKT) • Kriteriumsvalidität: sehr gute Differenzierung im Bereich der leichten kognitiven Störungen (MCI)
Eichung	Normierung für Personen zwischen 45 und 60 Jahren sowie > 60 Jahre, neuere Normierung für Personen < 40 Jahre und > 80 Jahre

8.1.4 Mini-Mental State Examination (MMSE) bzw. Mini-Mental-Status-Test (MMST)

Die Mini-Mental State Examination (MMSE, Folstein, Folstein & McHugh, 1975) bzw. in der deutschen Fassung der Mini-Mental-Status-Test (MMST; Kessler, Markowitsch & Denzler, 1990) ist das weltweit bekannteste und am

Im MMSE erfasste Bereiche

häufigsten eingesetzte Screeningverfahren zur Untersuchung kognitiver Beeinträchtigungen. Erfasst werden: *Orientierung, Aufnahmefähigkeit, Aufmerksamkeit und Rechnen, Gedächtnis, Sprache, Ausführung einer Anweisung, Lesen, Schreiben* und *konstruktive Praxis*. Insgesamt können 30 Punkte erreicht werden. Die Grenze zwischen normalen, altersgemäßen Leistungen und pathologischen Defiziten wird zwischen 24 und 26 Punkten gezogen (siehe Tabelle 10). Durchführung und Auswertung sind einfach und zeitökonomisch (ca. 5 bis 10 Minuten).

Der MMSE kann in der Diagnostik als Demenz-Screeningverfahren, zur Schweregradeinschätzung und für Verlaufskontrollen eingesetzt werden. Außerdem wird er in vielen klinischen Studien verwendet.

Tabelle 10: Mögliche Cut-off-Werte und Interpretation der Ergebnisse des MMSE

Punktzahl	Schweregradeinschätzung
27–30	unauffällig
25–26	leichte kognitive Einbußen bzw. MCI
18–24	leichte Demenz
10–17	mittelgradige Demenz
<10	schwere Demenz

Die Autoren berichten eine hohe Interrater-Reliabilität mit Reliabilitätskoeffizienten zwischen r_{tt} = .83 und .95, eine hohe Übereinstimmungsvalidität mit anderen Leistungsverfahren (r = .78 mit WAIS Verbalteil, r = .66 mit WAIS Handlungsteil) und eine Sensitivität für unterschiedliche Schweregrade und Verläufe. In späteren Studien schwankt die interne Konsistenz mit Reliabilitätskoeffizienten zwischen *Cronbachs* α = .62 und .96 (z. B. Beyermann, Trippe, Bähr & Püllen, 2013; Foreman, 1987; Tombaugh, McDowell, Kristjansson & Hubley, 1996; Wegener, 2003). Die Retest-Reliabilität ist laut den Autoren ebenfalls hoch.

MMSE: Gute Differenzierung zwischen gesunden und dementen Personen

Der MMSE korreliert moderat mit anderen Screeningverfahren, Ratingverfahren und Alltagskompetenz. Er gilt als gutes Verfahren zur Differenzierung zwischen gesunden und dementen Personen, ist allerdings weniger sensitiv im Bereich der leichten kognitiven Störung (MCI; z. B. Beyermann et al., 2013; Perneczky, 2003). Das Verfahren begünstigt außerdem Personen mit hoher Bildung und kann hier zu falsch-negativen Diagnosen führen, und umgekehrt bei Personen mit niedrigem Bildungsstand zu falsch-positiven Diagnosen.

Für den MMSE liegen mittlerweile zahlreiche modifizierte Versionen und Erweiterungen vor (3MS, mMMS, Severe MMSE, MMSE-2). Für den MMSE-2 (Folstein, Folstein, White & Messer, 2010), der die Revision des MMSE darstellt, wurden einige problematische Items überarbeitet und ausgetauscht. Die Revision beinhaltet eine Kurzform (Brief Version, BV) und eine erweiterte Form (Expanded Version, EV), die vor allem bei Personen mit höherer Bildung Deckeneffekte vermeiden soll.

Revision MMSE-2

Tabelle 11: Übersicht zur MMSE bzw. zum MMST (Folstein, Folstein & McHugh, 1975; dt. Adaptation: Kessler, Markowitsch & Denzler, 2000)

Kurzbeschreibung	Kurzes Screeningverfahren zur Untersuchung von Beeinträchtigungen in verschiedenen kognitiven Bereichen
Erfasste Merkmalsbereiche	Orientierung, Merkfähigkeit, Aufmerksamkeit und Rechenfähigkeit, Erinnerungsfähigkeit, Sprache und Sprachverständnis, konstruktive Praxis
Einsatzbereich	Demenz-Screening, Schweregradeinschätzung, Verlaufskontrolle, klinische Studien
Aufbau	30 Items
Besonderheiten	einfache, kosten- und zeitökonomische Durchführung
Altersbereich	alle Altersgruppen
Vorgabedauer	ca. 5–10 Minuten
Reliabilität	• Interne Konsistenz: *Cronbachs* α = .62–.96 • Interrater-Reliabilität: r_{tt} = .83–.95
Stabilität	Retest-Reliabilität (ca. 8 Wochen): r_{tt} = .84
Validität	• Konstruktvalidität: moderate Korrelationen mit anderen Screening- und Ratingverfahren (r = .43–.70 mit DemTect, r = –.75 bis –.78 mit SKT, r = –.55 bis –.76 mit ADAS-Cog, r = –.33 mit CDR, r = .87 mit DRS) und Alltagskompetenz (r = –.28 mit B-ADL) • Kriteriumsvalidität: relativ gute Differenzierung zwischen gesunden und dementen Personen, aber weniger sensitiv im Bereich MCI
Eichung/Bewertung	Es gibt unterschiedliche Grenzwerte zur globalen Schweregradeinschätzung; das Verfahren begünstigt Personen mit hoher Bildung und kann hier zu falsch-negativen Diagnosen führen, umgekehrt bei Personen mit niedrigem Bildungsstand zu falsch-positiven Diagnosen.
Revidierte Fassung	MMSE-2 (Folstein, Folstein, White & Messer, 2010): problematische Items überarbeitet bzw. ausgetauscht; Kurzform (Brief Version, BV) und erweiterte Form (Expanded Version, EV)

8.1.5 Montreal Cognitive Assessment (MoCA)

Das Montreal Cognitive Assessment (MoCA, Nasreddine et al., 2005; Julayanont et al., 2017) ist ein kurzes Screeningverfahren, welches für die Diagnose von leichten kognitiven Einbußen konzipiert wurde. Das MoCA erfasst *Gedächtnisleistungen*, *Aufmerksamkeit*, *exekutive Funktionen*, *sprachliche* und *visuokonstruktive Fähigkeiten*, *Abstraktion* und *Orientierung* anhand von 13 Aufgaben. Die Durchführung des Tests benötigt etwa 10 Minuten.

MoCA: zahlreiche Sprachfassungen, Parallelformen sowie Form für blinde Patienten verfügbar

Das MoCA wurde in zahlreiche Sprachen übersetzt und liegt in deutscher Sprache in zwei Parallelformen vor. Daneben gibt es eine Form für blinde Patienten. Über die Internetseite www.mocatest.org kann kostenlos auf das Testmaterial und Instruktionen zugegriffen werden. Außerdem kann ein Online-Training durchgeführt und ein Zertifikat erworben werden.

Die Testautoren machen einige Angaben zu Gütekriterien (Nasreddine et al., 2005). Die interne Konsistenz liegt bei *Cronbachs* α=.83. Die Retest-Reliabilität nach ungefähr fünf Wochen liegt bei r_{tt}=.92 und die Paralleltest-Reliabilität bei r_{tt}=.73. Das MoCA korreliert hoch mit dem MMSE (r=.87), eignet sich allerdings besser zur Früherkennung von leichten kognitiven Beeinträchtigungen im Sinne eines MCI (Ciesielska et al., 2016) und damit zur Identifizierung von Hochrisikogruppen. Nach Angaben der Autoren differenziert das Screeningverfahren sensitiv zwischen Gesunden, Personen mit MCI und Alzheimer-Patienten (Nasreddine et al., 2005).

Das MoCA wurde an einer Stichprobe von gesunden Kontrollpersonen, Personen mit MCI und Patienten mit Alzheimer-Demenz (N=277) normiert, nachdem einige Items ausgetauscht wurden. Die Normwerte sind durch Alter, Bildung und kulturellen Hintergrund beeinflusst. Testpersonen, die eine Ausbildung von 12 Jahren oder weniger durchlaufen haben, erhalten deswegen einen zusätzlichen Punkt bei der Auswertung. Der Gesamtscore liegt bei maximal 30 Punkten, eine Punktzahl von 26 oder höher wird als altersgemäße kognitive Leistung betrachtet.

Tabelle 12: Übersicht zum MoCA (Nasreddine et al., 2005)

Kurzbeschreibung	Das MoCA ist ein kurzer kognitiver Screeningtest, der für die Erfassung von Mild Cognitive Impairment (MCI) konzipiert wurde.
Erfasste Merkmalsbereiche	Gedächtnisleistung, Aufmerksamkeit, exekutive Funktionen, sprachliche und visuokonstruktive Fähigkeiten, Abstraktion und Orientierung
Einsatzbereich	klinisch-psychologische Diagnostik, Detektion von leichten kognitiven Störungen

Tabelle 12: Fortsetzung

Aufbau	13 Aufgaben, die acht übergeordneten Bereichen zugewiesen sind
Besonderheiten	kostenloser Zugang zum Testmaterial und Instruktionen über das Internet (www.mocatest.org); 2 Parallelformen, Form für blinde Patienten
Altersbereich	keine Angaben
Vorgabedauer	ca. 10 Minuten
Reliabilität	• Interne Konsistenz: *Cronbachs* $\alpha = .83$ • Paralleltest-Reliabilität: $r_{tt} = .73$
Stabilität	Retest-Reliabilität (ca. 5 Wochen): $r_{tt} = .92$
Validität	• Kriteriumsvalidität: hohe Korrelation mit MMSE ($r = .87$), • Konstruktvalidität: Diskriminiert zwischen Gesunden, Personen mit MCI und Alzheimer-Patienten, sensitive Differenzierung im Bereich leichter kognitiver Störungen, Identifizierung von Hochrisikogruppen
Eichung	Stichprobe ($N = 277$) von Gesunden, Personen mit MCI und Personen mit Alzheimer-Demenz; Bewertung: hoch gebildete Stichprobe beeinflusst die Normierung

8.1.6 Parkinson Neuropsychometric Dementia Assessment (PANDA)

Kognitive Einschränkungen bei Parkinsondemenzen finden sich vor allem in den Bereichen Aufmerksamkeit, exekutive Funktionen, Gedächtnis und visuell-räumliche Funktionen. Die sprachlichen Funktionen sind im Gegensatz zu anderen Demenzformen nicht gestört. Durch das differenzierte Erscheinungsbild sollten Tests, die Parkinsondemenzen abklären, diese spezifischen, vulnerablen Funktionsbereiche erfassen.

PANDA: Abklärung Parkinson-spezifischer Kognitionsstörungen

Das Parkinson Neuropsychometric Dementia Assessment (PANDA, Kalbe et al., 2008) ist ein kurzes Screeningverfahren zur Abklärung Parkinson-spezifischer Kognitionsstörungen. Es erfasst *Gedächtnisleistungen*, *exekutive* und *visuell-räumliche Funktionen* anhand von fünf kurzen Untertests: *Paar-Assoziationslernen, Wortflüssigkeit, Räumliches Vorstellungsvermögen, Arbeitsgedächtnis* sowie *verzögerte Abfrage*. Außerdem beinhaltet das PANDA zusätzlich einen Selbstbeurteilungsbogen zur Einschätzung der aktuellen Stimmungslage. Dieser besteht aus drei Stimmungsfragen, die auf einer 4-stufigen Skala eingeschätzt werden können. Die Durchführung des Screeningverfahrens ist unkompliziert, objektiv und, mit einer Durchführungsdauer von 8 bis 10 Minuten, zeitökonomisch.

Tabelle 13: Cut-off-Werte und Diagnosen des PANDA

Punktzahl	Diagnose
18–30	gesunde kognitive Leistung
15–17	leichte kognitive Dysfunktion
<14	Hinweis auf demenzielle Symptomatik

In einer Validierungsstudie liegt die Interrater-Reliabilität bei r_{tt}=.95 und die die Retest-Reliabilität nach sechs Monaten bei r_{tt}=.93 (Kalbe et al., 2008). Die Kriteriumsvalidität der Demenzaufgaben wurde mithilfe des MMSE erfasst. Es ergab sich ein moderater bis hoher Zusammenhang, *r*=.22–.76 für Kontrollgruppe und Parkinsonpatienten ohne kognitive Einschränkungen sowie *r*=.42–.73 für Parkinsonpatienten mit Demenz (Kalbe et al., 2008; Kalbe et al., 2007). Die Kriteriumsvalidität der Selbstbeurteilungsfragen zur Stimmungslage wurden mithilfe des BDI und der MADRS (Montgomery Asberg Depression Scale) erfasst. Es zeigten sich moderate bis hohe Zusammenhänge (*r*=.64 mit BDI; *r*=.59 mit MADRS; Kalbe et al., 2008; Kalbe et al., 2007). Das PANDA unterscheidet sensitiv zwischen gesunden Kontrollpersonen, Parkinsonpatienten ohne kognitive Einschränkungen, Parkinsonpatienten mit Mild Cognitive Disorder nach ICD-10 und Parkinsonpatienten mit Demenz (siehe Tabelle 13). Für die Auswertung des Screeningverfahrens liegen Normwerte für jüngere (<60 Jahre) und ältere (≥60 Jahre) Erwachsene vor.

Tabelle 14: Übersicht zum PANDA (Kalbe et al., 2008)

Kurzbeschreibung	Der PANDA ist ein kurzes Screeningverfahren zur Abklärung Parkinson-spezifischer Kognitionsstörungen.
Erfasste Merkmalsbereiche	Gedächtnis, exekutive und visuell-räumliche Funktionen
Einsatzbereich	Abklärung von Parkinson-spezifischen kognitiven Einschränkungen
Aufbau	5 Demenzaufgaben; 1 Selbstbeurteilungsbogen zur Einschätzung der Stimmungslage
Besonderheiten	leicht handhabbarer, zeitökonomischer und objektiver Test

Tabelle 14: Fortsetzung

Altersbereich	keine Angabe
Vorgabedauer	ca. 8–10 Minuten
Reliabilität	Interrater-Reliabilität: r_{tt} = .95
Stabilität	Retest-Reliabilität (6 Monate): r_{tt} = .93
Validität	• Kriteriumsvalidität: moderate bis hohe Korrelation der Demenzaufgaben mit MMSE (r = .22–.76) und des Stimmungsteils mit BDI (r = .64) und MADRS (r = .59). • Konstruktvalidität: gute Differenzierung zwischen gesunden Kontrollpersonen, Parkinsonpatienten ohne kognitive Einschränkungen, Parkinsonpatienten mit MCI nach ICD-10 und Parkinsonpatienten mit Demenz
Eichung	getrennte Normwerte für jüngere (< 60 Jahre) und ältere (≥ 60 Jahre) Erwachsene

8.1.7 Test zur Früherkennung von Demenzen mit Depressionsabgrenzung (TFDD)

Der Test zur Früherkennung von Demenzen mit Depressionsabgrenzung (TFDD, Ihl et al., 2000) ist ein kurzer Screeningtest zur Erfassung von kognitiven Leistungseinbußen, wie sie in frühen Stadien einer Demenzerkrankung auftreten. Außerdem ermöglicht er die Abgrenzung zu kognitiven Beeinträchtigungen im Rahmen einer Altersdepression.

TFDD: Abgrenzung zu kognitiven Beeinträchtigungen im Rahmen einer Altersdepression

Mit dem TFDD können die Merkmalsbereiche *Gedächtnisleistung, zeitliche Orientierung, Anweisungen befolgen, konstruktive Praxis* und *Wortflüssigkeit* mithilfe von neun Aufgaben erfasst werden. Bei der Konstruktion wurden Aufgaben ausgewählt, die bei beginnender Alzheimer-Demenz eine hohe Diskriminationsfähigkeit aufweisen (Ihl et al., 2000). Die depressive Symptomatik wird anhand von Selbst- und Fremdeinschätzung auf einer 11-stufigen Skala eingeschätzt. Die Bearbeitung des gesamten TFDD benötigt etwa 5 bis 10 Minuten, wobei eine ausführliche Aufklärung für die Selbsteinschätzung der depressiven Symptome eingeplant werden sollte. Der TFDD eignet sich durch seine unkomplizierte und zeitökonomische Durchführung auch für den Einsatz in allgemeinärztlichen Praxen. Das Screeningverfahren kann kostenfrei bestellt werden.

TFDD: kostenfrei zu beziehen

Tabelle 15: Mögliche Cut-off-Werte und Interpretation der TFDD-Ergebnisse

Punktzahl Demenzaufgaben	Punktzahl Depressionsitems	Aussage
>35	≤8	kein Krankheitshinweis
	>8	Hinweis auf relevante depressive Störung
≤35	≤8	Hinweis auf relevante demenzielle Symptomatik
	>8	Hinweis auf demenzielle und depressive Symptomatik

Die Gütekriterien des TFDD wurden in zwei Validierungsstudien überprüft. Die internen Konsistenzen der Demenzaufgaben liegen bei *Cronbachs* α = .85–.88 (Grass-Kapanke, 2002; Ihl et al., 2000). Die Retest-Reliabilität bei r_{tt}=.87–.99 (1 bis 12 Wochen) und die Interrater-Reliabilität zwischen zwei unabhängigen, trainierten Auswertern bei r_{tt}=.99 (Ihl & Grass-Kapanke, 2000). Für die Depressionsitems lag die Retest-Reliabilität bei r_{tt}=.70 und die Interrater-Reliabilität bei r_{tt}=.75 (Ihl et al., 2000). Die Übereinstimmung zwischen Selbst- und Fremdbeurteilung war ebenfalls hoch (*r*=.87; Grass-Kapanke, 2002; Ihl et al., 2000). Die Kriteriumsvalidität des TFDD mit anderen Demenzverfahren ergab hohe Zusammenhänge (*r*=.86 mit MMST; *r*=–.84 mit ADAS-Cog und *r*=–.89 mit SKT). Für die Depressionsitems ergaben sich ebenfalls starke Zusammenhänge mit der Geriatric Depression Scale (*r*=.73; Ihl et al., 2000) der Hamilton Depression Scale (*r*=.71) und dem Beck Depression-Inventar (*r*=.57; Grass-Kapanke, 2002). Der TFDD diskriminiert sensitiv zwischen Personen mit Alzheimer-Demenz, Depression und gesunden kognitiven Leistungen (Grass-Kapanke, 2002; Ihl et al., 2000; siehe Tabelle 15).

Tabelle 16: Übersicht zum TFDD (Ihl et al., 2000)

Kurzbeschreibung	Der TFDD ist ein kurzer Screeningtest zur Erfassung von kognitiven Leistungseinbußen, der die Früherkennung von Demenzen und die Abgrenzung zu Depressionen ermöglicht.
Erfasste Merkmalsbereiche	unmittelbares und verzögertes Gedächtnis, zeitliche Orientierung, Anweisungen befolgen, konstruktive Praxis, Wortflüssigkeit, depressive Symptome
Einsatzbereich	Früherkennung von kognitivem Abbau, Schweregradbestimmung demenzieller Syndrome
Aufbau	9 Demenzaufgaben und 2 Depressionsitems (Selbst- und Fremdbeurteilung)

Tabelle 16: Fortsetzung

Besonderheiten	kann kostenfrei bestellt werden, geeignet für die allgemeinärztliche Praxis
Altersbereich	ab 60 Jahre
Vorgabedauer	ca. 5–10 Minuten
Reliabilität	• Demenzitems: Interne Konsistenz: *Cronbachs* α = .85–.88; Interrater-Reliabilität: r_{tt} = .99 • Depressionsitems: Interrater-Reliabilität: r_{tt} = .75, Selbst- und Fremdbeurteilung: r_{tt} = .87
Stabilität	• Demenzitems: Retest-Reliabilität (1–12 Wochen): r_{tt} = .87–.99 • Depressionsitems: Retest-Reliabilität (1 Woche): r_{tt} = .70
Validität	• Kriteriumsvalidität: Demenzaufgaben zeigen sehr hohe Korrelationen mit anderen Demenzverfahren (r = .86 mit MMST; r = –.84 mit ADAS-Cog und r = –.89 mit SKT), Depressionsitems zeigen hohe Korrelationen mit Geriatric Depression Scale (r = .73), Hamilton Depression Scale (r = .71) und Beck Depressions-Inventar (r = .57) • Konstruktvalidität: gute Abgrenzung von Alzheimer-Demenz zu depressiven und gesunden Personen
Eichung	keine Normierung; es liegen Cut-off-Werte vor

8.2 Neuropsychologische Testbatterien

Neuropsychologische Testbatterien eignen sich besonders zur differenzierten Abklärung der Leistungsminderungen sowie zur Schweregradeinschätzung. In der Regel werden die grundlegenden kognitiven Funktionen wie Aufmerksamkeit, Gedächtnis, Orientierung, Wortfindung und Sprachverständnis sowie räumlich-visuelle und konstruktive Leistungen geprüft. Die Verfahren sollten zusätzlich den Anforderungen der Psychometrie hinsichtlich Objektivität, Reliabilität und Validität genügen (Kubinger, 2009). Die Darstellung der neuropsychologischen Testbatterien erfolgt nun alphabetisch.

8.2.1 Alzheimer's Disease Assessment Scale – Cognitive (ADAS-Cog)

Die *Alzheimer's Disease Assessment Scale - Cognitive* (dt. Version: Ihl & Weyer, 1993; Mohs, Rosen & Davis, 1983; Rosen, Mohs & Davis, 1984) ist der kognitive Teil der Alzheimer's Disease Assessment Scale zur Einschätzung von

ADAS: anerkannt von der amerikanischen Food and Drug Administration

kognitiven Beeinträchtigungen im Rahmen einer Demenz vom Alzheimer-Typ. Die ADAS ist ein von der amerikanischen Food and Drug Administration anerkanntes Prüfverfahren.

Die deutsche Version der ADAS besteht aus drei Durchführungsteilen: aktiver Testteil, Interview und Verhaltensbeobachtung. Der kognitive Teil der ADAS setzt sich dabei aus Bereichen des aktiven Teils und der Verhaltensbeobachtung zusammen. Die Bereiche, die in diese Teilskala einfließen, sind *freie Reproduktion, Wort-Wiedererkennen, Orientierung, Vorstellungsvermögen, Abzeichnen, Anweisungen befolgen, Benennen von Fingern und Gegenständen, Erinnern der Prüfanweisung, Sprachausdruck, Sprachverständnis* und *Wortfindungsstörungen.*

Die Durchführung der Aufgaben dauert etwa 30 Minuten. Für die Durchführung der ADAS-Cog ist ein gewisses Training notwendig, und für die Auswertung ist Expertenwissen eine wichtige Voraussetzung (Grass-Kapanke, 2002).

ADAS-Cog: Schweregradbestimmung und Verlaufsuntersuchungen

Die ADAS-Cog eignet sich zur Schweregradbestimmung demenzieller Syndrome und für die Bestimmung von Veränderungen in Verlaufsuntersuchungen. Außerdem kann sie für die Evaluation therapeutischer Maßnahmen in klinischen Studien eingesetzt werden.

Für die amerikanische Originalversion liegen Untersuchungen zur Reliabilität und Validität vor (Mohs et al., 1983; Rosen et al., 1984). Die Interrater-Reliabilität liegt bei zwei unabhängigen Beurteilern bei r_{tt}=.97–.99, die Retest-Reliabilität bei r_{tt}=.65–.92 (Rosen et al., 1984). Um die Kriteriumsvalidität zu erfassen, wurde die ADAS-Cog mit verschiedenen inhaltlich validen Instrumenten verglichen. Es ergaben sich moderate bis hohe Zusammenhänge (r=–.78 mit Memory-Information Test; r=.48 mit Dementia Rating Scale; r=.67 mit Sandoz Clinical Assessment-Geriatric; Rosen et al., 1984).

ADAS-Cog: Gütekriterien für die deutsche Version

Auch für die deutsche Version der ADAS liegen Angaben zu Gütekriterien vor. Die interne Konsistenz liegt für Patienten und gesunde Kontrollpersonen bei *Cronbachs* α =.61–.82 (Ihl & Weyer, 1993; Weyer, H. Erzigkeit, Kanowski, Ihl & Hadler, 1997). Die Retest-Reliabilität über 3 bis 4 Wochen liegt bei r_{tt}=.65–.93 (Weyer et al., 1997). Die Kriteriumsvalidität der ADAS-Cog mit verschiedenen inhaltsvaliden Instrumenten ergab hohe Zusammenhänge (r=.74–.84 mit SKT, r=–.55 bis –.86 mit MMST, r=.61 mit ZVT-G, r=.80 mit Brief Cognitive Rating Scale; Grass-Kapanke, 2002; Ihl, Frölich, Dierks, Martin & Maurer, 1992; Ihl & Grass-Kapanke, 2000; Lehfeld et al., 1999). Die ADAS-Cog diskriminiert sensitiv zwischen gesunden Kontrollpersonen und an Demenz erkrankten Personen (Ihl & Weyer, 1993; Rosen et al., 1984). Die stärkste Differenzierungsfähigkeit zeigt sie im Bereich der leichten kognitiven Störung (MCI) bis zu schweren demenziellen Erkrankungen (GDS-Stadien 3–6; Lehfeld et al., 1999). Seit 2012 liegt eine erweiterte Form ADAS-Cog-Plus mit verbesserter Veränderungssensitivität im Bereich der leichten kognitiven Störung (MCI) vor (Skinner et al., 2012). Im Manual werden Referenzwerte für Patienten mit Demenz vom Alzheimer-Typ und kognitiv gesunde Kontrollpersonen mit Hinweisen zur Schweregradeinschätzung berichtet (N=217).

Tabelle 17: Übersicht zur ADAS-Cog (Mohs et al., 1983; Rosen et al., 1984; dt. Version: Ihl & Weyer, 1993)

Kurzbeschreibung	Die ADAS-Cog ist der kognitive Teil der ADAS zur Einschätzung von kognitiven Beeinträchtigungen
Erfasste Merkmalsbereiche	Gedächtnis, Orientierung, Vorstellungsvermögen, konstruktive Fähigkeiten, sprachliche Funktionen
Einsatzbereich	Schweregradbestimmung demenzieller Syndrome, Verlaufsmessung, Therapieevaluation in klinischen Studien
Aufbau	11 Untertests
Besonderheiten	von der amerikanischen Food and Drug Administration (FDA) anerkanntes Prüfverfahren; bewährtes Instrument zur Abbildung demenzbedingter Veränderungen; erweiterte Form: ADAS-Cog-Plus
Altersbereich	keine Angaben
Vorgabedauer	ca. 30 Minuten
Reliabilität	• Interne Konsistenz: *Cronbachs* α = .61 – .82 • Interrater-Reliabilität (amerikanische Version): r_{tt} = .97 – .99
Stabilität	Retest-Reliabilität (3 – 4 Wochen): r_{tt} = .65 – .93
Validität	• Kriteriumsvalidität: moderate bis hohe Korrelationen mit anderen Demenzverfahren (r = –.55 bis –.86 mit MMST; r = .74 – .84 mit SKT; r = .61 mit ZVT-G; r = .80 mit Brief Cognitive Rating Scale) • Konstruktvalidität: diskriminiert sensitiv zwischen gesunden Kontrollpersonen und Demenzkranken; stärkste Differenzierungsfähigkeit im Bereich der leichten kognitiven Störung (MCI) bis zu schweren demenziellen Erkrankungen (GDS-Stadien 3 – 6)
Eichung	Referenzwerte für Patienten mit Demenz vom Alzheimer-Typ und kognitiv gesunde Kontrollpersonen (N = 217)

8.2.2 The Consortium to Establish a Registry for Alzheimer's Disease (CERAD-NP)

CERAD-NP: international eingesetztes Verfahren

Die CERAD-NP (Morris et al., 1988, 1989; dt. Fassung: Thalmann et al., 1997) gilt als internationaler Standard zur Diagnostik von kognitiven Einbußen im Rahmen von Alzheimer-Demenzen und wird in Kliniken und Gedächtnisambulanzen zur Früherkennung und Schweregradbestimmung angewendet (Rupprecht, Gunzelmann & Oswald, 2015).

Erweiterung CERAD-Plus: Überprüfung exekutiver Funktionen

Die CERAD-NP wird von den Autoren als ein Versuch verstanden, unterschiedliche Untersuchungsansätze zu vereinheitlichen und eine zeitökonomische und standardisierte Testbatterie zu entwickeln (Aebi, 2002). Dafür wurden acht Aufgaben ausgewählt, die sich für die Demenzdiagnostik etabliert haben: *verbale Flüssigkeit, modifizierter Boston Naming Test, MMSE, Wortliste Lernen, Abrufen, Wiedererkennen* sowie *Figuren Abzeichnen* und *Abrufen*. Sie messen die Funktionsbereiche Gedächtnis, Orientierung, Sprache und konstruktive Fähigkeiten. Mit der Erweiterung CERAD-Plus können zusätzlich exekutive Funktionen getestet werden. Dafür wurde die Testbatterie um die Aufgaben Trail Making Test A+B und Phonematische Wortflüssigkeit (S-Wörter) erweitert.

Die Durchführung bedarf etwa 30 bis 45 Minuten, wobei Gesunde meist weniger Zeit benötigen. Die deutsche Version der CERAD-NP wurde an 1100 kognitiv gesunden Personen normiert (Monsch et al., 2000). Zusätzlich liegen Normwerte für 2891 gesunde ältere Personen vor (Luck et al., 2009).

In den USA wurde für die Testbatterie gute Auswertungsobjektivität, Reliabilität (Interrater-Reliabilität zwischen 0.92 und 1.0) und Validität nachgewiesen (Morris et al., 1988, 1989). Die Kriteriumsvalidität mit anderen Demenzverfahren ist moderat bis hoch (r=–.83 mit Clinical Dementia Rating Scale; r=–.40 mit Blessed Dementia Rating Scale; r=.68 mit California Verbal Learning Test; Beck, Gagneux-Zurbriggen, Berres, Taylor & Monsch, 2012; Chandler et al., 2005).

CERAD-NP: Hohe Sensitivität in frühen Demenzstadien

Eine deutschsprachige Validierungsstudie (N=614) zeigte eine sensible Differenzierung der CERAD-NP zwischen gesunden und leicht dementen Testpersonen auf. Vor allem die Variablen *Verbale Flüssigkeit, Wortliste Lernen, Abrufen* und *Wiedererkennen* sowie *konstruktive Praxis* differenzierten am besten zwischen Gesunden und Patienten mit leichter Alzheimer-Demenz mit einer diagnostischen Genauigkeit von 93 % (Aebi, 2002). Auch andere Studien bestätigen die hohe Sensitivität der CERAD-NP in frühen Demenzstadien (z. B. Ehrensperger, Berres, Taylor & Monsch, 2010; Satzger et al., 2001; Schreiber, Ackl, Sonntag & Zihl, 2005; Zehnder, Bläsi, Berres, Spiegel & Monsch, 2007). Die CERAD-NP eignet sich außerdem zur Einschätzung des Schweregrads der kognitiven Beeinträchtigung (Barth, Schönknecht, Pantel & Schröder, 2005). Bei einigen Untertests zeigen sich allerdings bei mittlerer Beeinträchtigung schon Bodeneffekte (Barth et al., 2005). Bei gesunden Testpersonen fanden sich andererseits Deckeneffekte für die Aufgaben *Boston Naming Test, MMSE* und *konstruktive Praxis* (Zehnder et al., 2007). In einigen Studien konnten Hinweise auf die Eignung der Testbatterie für die Abgrenzung zwischen Demenz und Depression dargestellt werden (Barth et al., 2005; Jahn et al., 2004; Künig, Jäger et al., 2006).

Tabelle 18: Übersicht zur CERAD-NP (Morris et al., 1988, 1989; dt. Fassung: Thalmann et al., 1997)

Kurzbeschreibung	Die CERAD-NP ist eine neuropsychologische Testbatterie zur Früherkennung von Demenzerkrankungen und zur Einschätzung verschiedener Schweregrade.
Erfasste Merkmalsbereiche	verbales und figurales Gedächtnis, Orientierung, sprachliche Fähigkeiten, konstruktive Praxis
Einsatzbereich	Früherkennung und Schweregradbestimmung von Demenzerkrankungen
Aufbau	Testbatterie besteht aus 8 etablierten Tests zur Demenzdiagnostik; es können 11 Leistungskennwerte berechnet werden.
Besonderheiten	Internationaler Standard zur Diagnostik von Alzheimer-Demenzen; mit der Erweiterung CERAD-Plus können zusätzlich exekutive Funktionen gemessen werden.
Altersbereich	49–92 Jahre
Vorgabedauer	ca. 30–45 Minuten
Reliabilität	Interrater-Reliabilität: *ICC* = 0.92–1.0 (amerikanische Version)
Stabilität	Retest-Reliabilität: laut Autoren gut.
Validität	• Kriteriumsvalidität: für amerikanische Version moderate bis hohe Korrelationen mit anderen Demenzverfahren ($r = -.83$ mit Clinical Dementia Rating Scale; $r = -.40$ mit Blessed Dementia Rating Scale; $r = .68$ mit California Verbal Learning Test) • Konstruktvalidität: sensible Differenzierung zwischen gesunden und Demenzkranken und zwischen den Schweregraden kognitiver Beeinträchtigung, allerdings zeigen sich Bodeneffekte in einigen Untertests schon bei mittlerer Beeinträchtigung.
Eichung	normiert für den deutschsprachigen Raum hinsichtlich Alter, Geschlecht und Bildung

8.2.3 Neuropsychological Assessment Battery (NAB)

Bei der *Neuropsychological Assessment Battery* (NAB) handelt es sich um eine neuropsychologische Testbatterie, die von Stern und White (2003) erstmals veröffentlich wurde. Die deutsche Version wurde von Petermann, Jäncke und Waldmann (2016) veröffentlicht. Sowohl die englische als auch die deutsche Version dienen der Feststellung neuropsychologischer Funktionen im Erwachsenenalter. Das Verfahren wird dabei in der Untersuchung und Rehabilitation von Schlaganfall-Patienten, zur Fahreignungsdiagnostik und in der Gerontopsychologie und -psychiatrie eingesetzt. Zudem eignet es sich zur Verlaufsdiagnostik, da zwei Parallelversionen vorliegen.

NAB: umfassende Einsatzbereiche

Die Testbatterie besteht aus einem Screeningmodul und fünf Hauptmodulen (Aufmerksamkeit, Sprache, Gedächtnis, Wahrnehmung und Exekutive Funktionen; siehe Kasten 5). Das Screeningmodul besteht aus 13 Untertests, die jeweils einem der fünf Hauptmodule zugeordnet werden können: *Orientierung, Zahlen vorwärts, Zahlen rückwärts, Sprachproduktion, Formen lernen, Geschichte lernen, Labyrinthe, Zahlen & Buchstaben, Benennen, Planen, Figuren legen, Bilder unterscheiden, Wortflüssigkeit*. Die etwa 45 Minuten lange Bearbeitung des Screeningmoduls ermöglicht eine Abschätzung, in welchem Modul Defizite vorliegen. Annahmen über mögliche Defizite in einem Bereich können daraufhin durch die Bearbeitung der Hauptmodule bestätigt und detailliert untersucht werden.

NAB-Screeningmodul

Kasten 5: Hauptmodule und Untertests der NAB

- Modul Aufmerksamkeit: *Orientierung, Zahlen vorwärts, Zahlen rückwärts, Punkte, Zahlen & Buchstaben, Straßenszenen*
- Modul Sprache: *Sprachproduktion, Sprachverständnis, Benennen, Leseverständnis, Schreiben, Rechnung bezahlen*
- Modul Gedächtnis: *Wortliste lernen, Formen lernen, Geschichte lernen, Alltagsgedächtnis*
- Modul Wahrnehmung: *Bilder unterscheiden, Figuren legen, Zeichnen, Stadtplan lesen*
- Modul Exekutive Funktionen: *Planen, Labyrinthe, Wortflüssigkeit, Urteilen, Kategorien, Wörter bilden*

Hauptmodule der NAB

Neben dem Screeningmodul können die fünf Hauptmodule unabhängig voneinander in jeweils ca. 20 bis 40 Minuten bearbeitet werden. Das Modul Aufmerksamkeit erfasst neben selektiver und geteilter Aufmerksamkeit auch die Aufmerksamkeitskapazität, die Arbeitsgeschwindigkeit und das Arbeitsgedächtnis. Es besteht aus sechs Untertests. Das Modul Sprache ermöglicht die Erfassung der Sprachproduktion, des Sprach- und Leseverständnisses und besteht aus sechs Untertests. Im Modul Gedächtnis werden Lern- und Merkfähigkeit im sprachlichen und visuellen Kontext untersucht. Dies geschieht anhand von vier Untertests. Das Modul Wahrnehmung dient der Erfassung der visuellen Wahrnehmungsfunktionen. Es besteht ebenfalls aus vier Untertests. Das Modul Exekutive Funktionen erfasst Kompetenzen wie Planen, Impulskontrolle, Urteilsbildung und Konzeptbildung anhand von sechs Untertests. Für die Bearbeitung der gesamten Testbatterie geben die Autoren eine ungefähre Bearbeitungszeit von 3 bis 4 Stunden an.

Die deutschsprachige Version wurde an einer Stichprobe von 880 Probanden normiert. Es liegen 10 Normtabellen für die Altersgruppen zwischen 18 und 85 Jahren vor. Bezüglich der Gütekriterien konnten für die deutsche Version, wie auch für die englische Version, bestätigende Nachweise über Validität und Reliabilität erbracht werden. Eine konfirmatorische Faktorenanalyse bestätigte die Konstruktvalidität für das Faktorenmodell, das schon bei der englischen Version vorlag. Zudem kann anhand bestimmter Cut-off-Werte die Notwendigkeit einer detaillierten Untersuchung auf Basis des Screeningmoduls bestimmt werden. Nach Angaben der Autoren konnte die Kriteriumsvalidität in einigen Studien bestätigt werden. Die interne Konsistenz des Verfahrens betrug r_{tt}=.70–.93, die Retest-Reliabilität bei einem Testabstand von zwei Monaten r_{tt}=.89–.91. In einer weiteren Studie zur internen Validität des Verfahrens konnte ein hoher Zusammenhang des Screeningmoduls mit den Hauptmodulen bestätigt werden (r=.60–.78). Demnach kann aus den Testergebnissen des Screeningmoduls eine verlässliche Indikation zur weiteren Untersuchung durch die Hauptmodule abgeleitet werden (Bornschlegl, Speer, Danneil, Vogt & Petermann, 2016).

Tabelle 19: Übersicht zur NAB (Stern & White, 2003; dt. Fassung: Petermann et al., 2016)

Kurzbeschreibung	Testbatterie zur Erfassung neuropsychologischer Funktionen im Erwachsenenalter
Erfasste Merkmalsbereiche	Aufmerksamkeit, Sprache, Gedächtnis, Wahrnehmung, Exekutive Funktionen
Einsatzbereich	Schlaganfall-Patienten, Rehabilitation, Gerontopsychologie, neuropsychologische Diagnostik, Fahreignungsdiagnostik
Aufbau	Screeningmodul mit 15 Untertests; 5 Hauptmodule (Aufmerksamkeit, Sprache, Gedächtnis, Wahrnehmung, Exekutive Funktionen) mit jeweils 4 bis 6 Untertests
Besonderheiten	Eignet sich durch zwei Paralleltestformen für Verlaufsdiagnostik, Untertests können unabhängig voneinander durchgeführt werden

Tabelle 19: Fortsetzung

Altersbereich	18–85 Jahre
Vorgabedauer	3 Stunden für gesamte Batterie, einzelne Module etwa 20–45 Minuten
Reliabilität	interne Konsistenz: r_{tt} = .70–.93
Stabilität	Retest-Reliabilität (2 Monate): r_{tt} = .89–.91
Validität	• Konstruktvalidität: Konfirmatorische Faktorenanalyse bestätigt Faktorenstruktur der deutschen Version, zuverlässige Empfehlung zur vertiefenden Diagnostik auf Basis des Screeningmoduls. • Kriteriumsvalidität: nach Angaben der Autoren hinreichend.
Eichung	Alle Aufgaben wurden gemeinsam auf Basis einer Stichprobe (N = 880) standardisiert; zehn Altersgruppen von 18 bis 85 Jahren

8.2.4 Strukturiertes Interview für die Diagnose einer Demenz vom Alzheimer Typ, Multiinfarkt- (oder vaskulären) Demenz und Demenzen anderer Ätiologie nach DSM-III-R, DSM-IV und ICD-10 (SIDAM)

SIDAM: Diagnostik in Bezug auf DSM- und ICD-Diagnosekriterien für Demenzen

Das SIDAM (Zaudig & Hiller, 1996) ist ein Beurteilungsverfahren zur Diagnostik bei demenziellen Erkrankungen. Mithilfe des Instruments kann nicht nur zwischen keiner vorliegenden Beeinträchtigung, einer leichten kognitiven Beeinträchtigung und einer vorliegenden demenziellen Erkrankung unterschieden werden. Es dient zudem der ätiologischen Unterscheidung und der Einteilung des Schweregrads der Beeinträchtigung. Die gesamte Diagnostik geschieht dabei in Bezug auf die in den Klassifikationssystemen DSM-III und DSM-IV (Diagnostisches und Statistisches Manual Psychischer Störungen) und ICD-10 (Internationale Klassifikation psychischer Störungen) angeführten Diagnosekriterien für Demenzen.

Aufbau des SIDAM

Das SIDAM besteht aus mehreren Teilen, die gemeinsam zur Diagnosestellung beitragen. Dabei werden sowohl die Betroffenen selbst als auch deren Angehörige oder andere Informanten und ärztliche Dokumente als Informationsquellen herangezogen. Der erste Teil besteht aus einem halbstrukturierten Interview mit dem Betroffenen und dessen Angehörigen über seine medizinische und psychiatrische Vorgeschichte. Darauffolgend werden mit dem Betroffenen 40 Items zu seiner kognitiven Leistungsfähigkeit bearbeitet. Grundlage dieses Teils bildet das MMSE (Mini-Mental State Examination), welches um einige Aufgaben erweitert wurde. Die Aufgaben beziehen sich auf die *Orientierung*, das *Gedächtnis* (Unmittelbare Wiedergabe, Kurz- und Langzeitgedächtnis), *intellektuelle Leistungsfähigkeit*, *exekutive Funktionen* (verbale/rechnerische Fähigkeiten und optisch/räumliche Konstruktionsfähigkeiten) und *Aphasie/Apraxie*. Die erreichten Punkte werden zu einem Gesamtwert (SISCO) addiert. Dabei kann eine maximale Punktzahl von 55 erreicht werden, wobei 55 für keine kognitive Beeinträchtigung spricht; 33 Punkte werden als Cut-off-Wert für eine demenzielle Symptomatik angesehen. Für eine genauere Differenzierung der beeinträchtigten Leistungsbereiche kann der SISCO in 10 Subskalen unterteilt werden. Zur Differenzierung der Ätiologie wird im SIDAM der Ischemic-Score nach Haschinski und Rosen angewendet. Mithilfe des Scores lässt sich zuverlässig zwischen einer Demenz des Alzheimer-Typs oder eines Multiinfarkts unterscheiden. Die genaue Bestimmung des Schweregrades der Demenz erfolgt mittels der in den Klassifikationssystemen festgelegten Diagnosekriterien. Mithilfe aller oben aufgeführten Informationen ist es dem Diagnostiker möglich, ein fundiertes Urteil über Vorliegen, Art und Schwere einer demenziellen Erkrankung zu fällen.

SIDAM: Differenzialdiagnose und Schweregradbeurteilung möglich

Die Durchführung des SIDAM nimmt etwa 15 bis 45 Minuten in Anspruch. Für die Auswertung der Ergebnisse liegen altersspezifische Normen für Personen zwischen 60 und 90 Jahren vor, die an einer Normstichprobe von 300 Probanden erstellt wurden. Das SIDAM eignet sich zur Durchführung im ambulanten sowie stationären Setting und kann von Ärzten, Psychologen und Pflegekräften durchgeführt werden.

Zur Untersuchung der Gütekriterien wurden mehrere Studien durchgeführt. Zum einen bestätigt die Differenzierungsfähigkeit bezüglich Schweregrad und Art der Demenz die Konstruktvalidität des Instruments. Durch hohe Korrelationen zu anderen Verfahren der Demenzdiagnostik (z. B. GDS: r=.93; CDR: r=.92) sowie durch eine hohe Übereinstimmung mit Expertenurteilen (r=.86–.92) konnte die Kriteriumsvalidität bestätigt werden. Für die Überprüfung der Reliabilität berichten die Autoren Ergebnisse mehrerer Retest-Untersuchungen jeweils im Abstand von 24 Stunden. Auf Diagnoseebene zeigten sich Kappa-Koeffizienten zwischen k=.64 und .95. Die Betrachtung der Kriterien ergaben Kappa-Koeffizienten zwischen k=.57 und .95. Auf Itemebene fanden sich Kappa-Koeffizienten zwischen k=.39 und .83. Die Retest-Reliabilität des SISCO variiert von r=.47 bis .89.

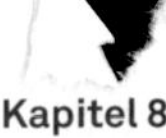

Tabelle 20: Übersicht zum SIDAM (Zaudig & Hiller, 1996)

Kurzbeschreibung	Strukturiertes Interview und Screeninginstrument zur Diagnostik von möglichen demenziellen Erkrankungen und deren Schweregrad
Erfasste Merkmalsbereiche	kognitive Leistungsfähigkeit, psychosoziale, verhaltensbezogene, psychopathologische Informationen
Einsatzbereich	stationärer und ambulanter Bereich durch Ärzte, Psychologen, Pflegepersonal
Aufbau	strukturiertes Interview zu medizinischer und psychiatrischer Vorgeschichte: • 40 Items zu kognitiver Leistung (u.a. MMSE) • Ischemic-Score nach Haschinski und Rosen (zur Differenzierung von Multiinfarkt-Demenz und Alzheimer-Typ) • Bestimmung des Schweregrades nach DSM und ICD
Besonderheiten	Diagnose richtet sich nach ICD-10 und DSM-III-R- und DSM-IV-Kriterien; Einbezug von Informationen der Angehörigen
Altersbereich	60–90 Jahre
Vorgabedauer	ca. 15–45 Minuten
Reliabilität	keine Angaben
Stabilität	Retest-Reliabilität (24 Stunden): r_{tt} = .47–.89
Validität	• Konstruktvalidität: gute Differenzierungsfähigkeit zwischen Gesunden und Beeinträchtigten sowie zwischen verschiedenen Schweregraden und Arten von Demenzen • Kriteriumsvalidität: hohe Korrelationen zu Expertenurteilen (r = .86–.92) sowie anderen Verfahren der Demenzdiagnostik (z.B. GDS: r = .93; CDR: r = .92)
Eichung	altersspezifische Normen (N = 150) für die Altersgruppen zwischen 60 und 90 Jahren

8.2.5 Der Syndrom-Kurztest (SKT)

Der *Syndrom-Kurztest* (SKT; H. Erzigkeit, 1977; Stemmler, Lehfeld & Horn, 2015) ist ein kurzer Leistungstest zur Erfassung von Störungen des *Gedächtnisses* und der *Aufmerksamkeit* im Sinne der *Informationsverarbeitungsgeschwindigkeit*. Mit dem SKT können Beeinträchtigungen in diesen demenzsensitiven Bereichen dargestellt werden. Dadurch lassen sich vor allem frühe kognitive

Abbauprozesse darstellen. Der SKT eignet sich aber auch zur Schweregradbestimmung demenzieller Syndrome.

Das Screening-Verfahren besteht aus neun Untertests, von denen drei die Gedächtnisleistung und sechs die Aufmerksamkeit erfassen. Die Gedächtnistests erfassen den *unmittelbaren Abruf* und *verzögerten Abruf* und das *Wiedererkennen* von 12 bildlich dargestellten Objekten. Gemessen werden die fehlenden, also nicht erinnerten Objekte. Die Aufmerksamkeitstests sind: *Gegenstände benennen, Zahlen lesen, Zahlen ordnen, Zahlen zurücklegen, Symbole zählen* und *Interferenztest*. Hier werden die Sekunden gemessen, die für die Bearbeitung einer Aufgabe erforderlich sind. Alle Untertests haben ein Zeitlimit von 60 Sekunden, wodurch sich die Bearbeitungszeit auf etwa 10 bis 15 Minuten beläuft. Die Untertests *Zahlen ordnen* und *Symbole zählen* sind in den Abbildungen 18 und 19 abgebildet.

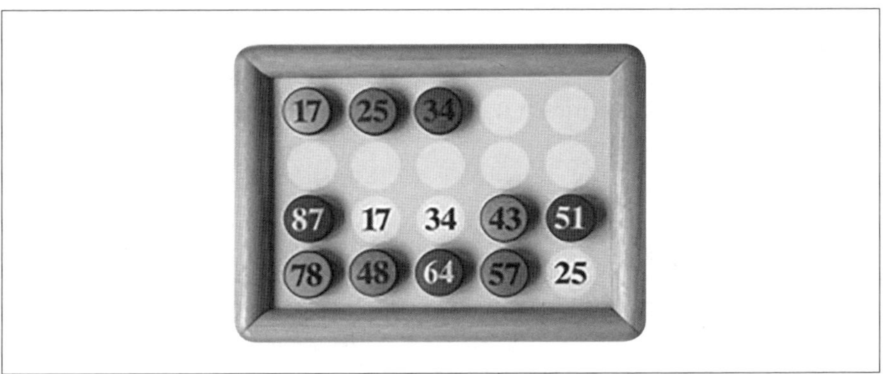

Abbildung 18: SKT-Subtest IV („Zahlen Ordnen")

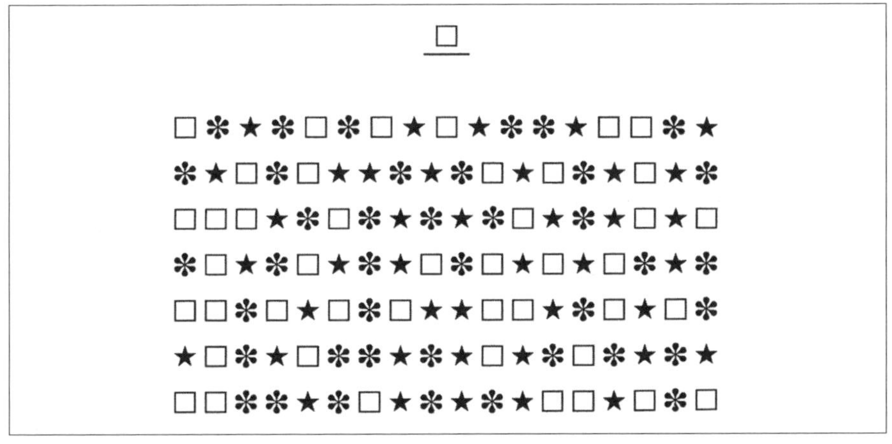

Abbildung 19: SKT-Subtest VI („Symbole Zählen")

SKT: große Akzeptanz bei Patienten

Der SKT ist ein spielerischer Test mit Wettbewerbscharakter und erfährt dadurch große Akzeptanz bei Patienten. Für die Entwicklung war es ein Anliegen, das Verfahren leicht handhabbar und zeitökonomisch zu gestalten, um die Anwendung auch in allgemeinärztlichen Praxen zu ermöglichen. Außerdem kann es durch seine weitgehend sprachfreie Gestaltung ohne Probleme auch in anderen Sprachen durchgeführt werden, was die Testung von Patienten, deren Muttersprache nicht Deutsch ist, deutlich erleichtert.

SKT: Fünf Parallelformen ermöglichen Testwiederholungen und Verlaufsuntersuchungen

Für den SKT liegen fünf parallele Formen vor, die Testwiederholungen und Verlaufsuntersuchungen ermöglichen (Interkorrelationen r=.87–.94). Er wurde für den Altersbereich ab 17 Jahren entwickelt und normiert. Für Personen ab 60 Jahren liegt eine Neunormierung aus dem Jahr 2015 vor (siehe Tabelle 21): Es wurden 1053 kognitiv gesunde Personen mit dem SKT getestet und infolgedessen die Sensitivität bei beginnenden kognitiven Einschränkungen verbessert (Gesunde vs. MCI: Sensitivität = 0.89; Hessler, Stemmler & Bickel, 2016; Stemmler, Lehfeld, Siebert & Horn, 2017). Für schwerere kognitive Beeinträchtigungen wird die Testleistung weiterhin anhand der früheren SKT-Normen ausgewertet und in Bezug auf den Schweregrad interpretiert. Das Testmaterial wurde im Rahmen der Neunormierung nicht verändert.

Tabelle 21: Cut-off-Werte und Interpretation der SKT-Ergebnisse anhand der Normen von 2015

Summe der Abweichungspunkte	Farbe	Schweregrad der kognitiven Beeinträchtigung
0–4	Grün	gesunde kognitive Leistung
5–10	Gelb	Leichte kognitive Störung im Sinne des MCI
11–18	Rot	Verdacht einer beginnenden demenziellen Erkrankung

Im Manual finden sich Angaben zu den Gütekriterien. Die interne Konsistenz des SKT schwankt in verschiedenen Studien *Cronbachs* α =.80 und .88 (z.B. Arnold, 1983; H. Erzigkeit, 1989; Heinrich, Arnold, Lehfeld & Hadler, 1998; Weyer, Erzigkeit, Hadler & Kubicki, 1996). Die Retest-Reliabilität beläuft sich auf einen Wertebereich von r_{tt}=.83 bis .90 mit Zeitabständen zwischen den Testungen von zwei Wochen bis sechs Monaten (z.B. H. Erzigkeit & Lehfeld, 2010; Heinrich et al., 1998; Kim, Nibbelink & Overall, 1993; Overall & Schaltenbrand, 1992). Um die Kriteriumsvalidität zu bestimmen, wurde der SKT mit anderen Leistungstests zur Erfassung kognitiver Funktionen, Skalen zur Beurteilung der Alltagskompetenz und biologischen Parametern korreliert. Dabei ergaben sich moderate bis hohe Zusammenhänge zu den eingesetzten Verfahren (z.B. Dierks, Ihl, Frölich & Maurer, 1993; H. Erzigkeit & Lehfeld, 2010; Ihl, Martin, Dierks, Frölich & Maurer, 1993; Taghavy & Hamer, 1995;

Taghavy, Lang, Kuegler & Fuenfgelder, 1990). Der SKT differenziert gut zwischen verschiedenen Schweregraden von Demenz. Dabei ist er im Bereich der frühen Stadien besonders sensitiv (z. B. Antz, 2012; Bickel, Mösch, Seigerschmidt, Siemen & Förstl, 2006; Lehfeld & H. Erzigkeit, 2000) und eignet sich dadurch zur Früherkennung und Identifizierung von Hochrisikogruppen.

Neben dem Einsatz in klinischen Settings zur Diagnose von kognitiven Abbauprozessen, hat der SKT sich auch in klinischen Studien und internationalen Untersuchungen zur Nootropika- und Antidementiva-Entwicklung bewährt (Rösler, Frey, Retz-Junginger, Supprian & Retz, 2003).

Tabelle 22: Übersicht zum SKT (H. Erzigkeit, 1977; Stemmler, Lehfeld & Horn, 2015)

Kurzbeschreibung	Der SKT ist ein kurzer Leistungstest zur Erfassung von Leistungen in den Bereichen Aufmerksamkeit und Gedächtnis.
Erfasste Merkmalsbereiche	Aufmerksamkeit im Sinne der Informationsverarbeitungsgeschwindigkeit, Gedächtnisleistungen
Einsatzbereich	Früherkennung von kognitivem Abbau, Schweregradbestimmung demenzieller Syndrome
Aufbau	9 Untertests (3 Untertests zur Gedächtnisleistung, 6 zur Aufmerksamkeit)
Besonderheiten	leicht handhabbarer, zeitökonomischer, spielerischer Test mit Wettbewerbscharakter; geeignet für die allgemeinärztliche Praxis; Parallelformen; weitgehend sprachfrei
Altersbereich	ab 17 Jahren, Neunormierung für Personen ab 60 Jahre
Vorgabedauer	ca. 10–15 Minuten
Reliabilität	interne Konsistenz: *Cronbachs* $\alpha = .80–.88$
Stabilität	Retest-Reliabilität (2 Wochen bis 6 Monate): $r_{tt} = .83–.90$
Validität	• Kriteriumsvalidität: moderate bis hohe Korrelationen mit anderen Demenzverfahren ($r = –.80$ mit MMSE; $r = .71$ mit ADAS-Cog, $r = .56–.58$ mit CDR), Alltagskompetenz ($r = .53$ mit B-ADL) und biologischen Maßen (CT, EEG) • Konstruktvalidität: gute Differenzierung im Bereich der leichten und mittelschweren Demenzen, aber weniger sensitiv innerhalb schwerer Demenzen; gutes Verfahren zur Identifizierung von Hochrisikogruppen; Hinweise auf Differenzialdiagnostik bei Altersdepression
Eichung	Neunormierung für Personen ab 60 Jahre ($N = 1\,053$); Bewertung: verbesserte Sensitivität bei beginnenden kognitiven Einschränkungen

8.2.6 Verbaler Lern- und Merkfähigkeitstest (VLMT)

VLMT: Erfassung von Beeinträchtigungen des verbalen Gedächtnisses

Der *Verbale Lern- und Merkfähigkeitstest* (Helmstaedter & Durwen, 1990; Helmstaedter, Lendt & Lux, 2001) ist eine Übersetzung und Weiterentwicklung des Auditory Verbal Learning Test (AVLT; Rey, 1958; zitiert in Helmstaedter et al., 2001). Der VLMT ist ein Gedächtnistest, mit dem Beeinträchtigungen des verbalen Gedächtnisses erkannt werden können. Er erfasst die Merkmale *Lernen* und *Datenakquisition, Langzeitkonsolidierung (Wiedergabe nach verzögertem Abruf)* und *Wiedererkennensleistung.*

Der VLMT besteht aus einer Lern- und Interferenzliste, die sich jeweils aus 15 semantisch unabhängigen Wörtern zusammensetzen, und einer Wiedererkennensliste, die alle Wörter der Lern- und Interferenzliste und 20 zusätzliche Wörter enthält. Die Lernliste wird in fünf Durchgängen gelernt. Anschließend wird die Interferenzliste als Distraktor einmal gelernt. In den nächsten zwei Durchgängen soll die Lernliste nach der Ablenkung mit der Interferenzliste und nach einer zeitlichen Verzögerung nochmals erinnert werden. Schließlich soll die Testperson die Wörter der Lernliste mithilfe der Wiedererkennensliste richtig zuordnen. Die zusätzlichen Wörter der Wiedererkennensliste haben semantische und phonetische Ähnlichkeiten zu den anderen Wortlisten. Neben der Originalversion gibt es zwei Parallelformen mit abgewandelten Wörtern.

Die Durchführung des VLMT dauert ungefähr 50 bis 55 Minuten, wobei zwischen der Lernphase und dem verzögerten Abruf ein Zeitabstand von 30 Minuten mit einberechnet ist. Nach Möglichkeit sollte die Wartezeit mit anderen, nicht sprachlichen Testaufgaben gefüllt werden.

VLMT: auch bei jungen Personen und bei Personen mit niedrigerem Intelligenzniveau einsetzbar

Durch seinen strukturierten Ablauf und das einfache Testmaterial ergeben sich nur wenige Einschränkungen bei der Anwendbarkeit. Die klinische Erfahrung zeigt, dass der VLMT auch bei Probanden mit einem Intelligenzquotienten zwischen 50 und 70 noch gut angewendet werden kann (Helmstaedter et al., 2001). Er eignet sich sowohl für jüngere als auch für ältere Personen, da er ab einem Alter von 6 Jahren normiert ist. Somit können auch kognitive Beeinträchtigungen bei jüngeren Personen mit diesem Test erfasst werden. Neben der neuropsychologischen Demenzdiagnostik eignet sich der VLMT auch als Leistungstest. Vor allem bei jüngeren Personen und Testpersonen mit hoher Intelligenz treten dabei allerdings Deckeneffekte auf. In der klinischen Anwendung sollte man außerdem darauf achten, dass Einschränkungen und Defizite in anderen Bereichen, wie beispielsweise Aufmerksamkeit und Sprache, die Leistungen im VLMT beeinflussen können.

Im Manual des VLMT werden einige Angaben zu Gütekriterien gemacht. Die Retest-Reliabilität über ein Zeitintervall zwischen 8 und 12 Monaten, bei der die drei Parallelversionen randomisiert eingesetzt wurden, liegt im Bereich von r_{tt}=.68 bis .87. Zwischen den Kurzzeitgedächtnisaspekten des VLMT und anderen Gedächtnistests (r=.52–.59 mit DCS-R; r=.46–.49 mit Benton-Test) und dem MMSE (r=.30–.55) ergaben sich moderate Zusammenhänge (Helmstaedter et al., 2001). Die drei erfassten Gedächtnisparameter (Kurz- und Langzeitgedächtnis sowie Wiedererkennen) konnten faktorenanalytisch bestätigt werden (Helmstaedter et al., 2001). Der VLMT kann Hinweise auf Veränderungen von Gehirnstrukturen und Funktionsstörungen geben und differenziert dadurch sensitiv zwischen Personen mit Alzheimer-Demenz und Depression und kann diese Gruppen zu gesunden Kontrollpersonen abgrenzen (Helmstaedter et al., 2001).

VLMT: gute Differenzierung

Im Vergleich mit dem AVLT ergaben sich vergleichbare Normwerte (Helmstaedter et al., 2001). Die Normierung des VLMT erfolgte mit Testpersonen aus drei Kohorten, die aus Kindern, Erwachsenen und älteren Erwachsenen bestanden (N=515). Zusätzlich stehen erweiterte Normen für ältere Personen aus einer neueren Studie zur Verfügung (Volz-Sidiropoulou, Poll, Forkamnn & Gauggel, 2010). Im Manual finden sich Normdaten für fünf Altersgruppen mit klinischen Cut-off-Werten, die allerdings nicht für alle Altersgruppen vollständig zur Verfügung stehen. Stattdessen müssen die Testwerte in diesen Fällen mit den Normwerten der Gesamtgruppe verglichen werden.

Tabelle 23: Übersicht zum VLMT (Helmstaedter & Durwen, 1990; Helmstaedter, Lendt, Lux, 2001)

Kurzbeschreibung	Der VLMT ist ein Gedächtnistest, der sich zur Einschätzung von Beeinträchtigungen des verbalen Gedächtnisses – auch bei jüngeren Personen – eignet.
Erfasste Merkmalsbereiche	episodisches Gedächtnis und sprachliche Funktionen
Einsatzbereich	neuropsychologische Diagnostik, Leistungsdiagnostik
Aufbau	Lern- und Interferenzliste (je 15 Wörter) und Wiedererkennensliste, die alle Wörter der Lern- und Interferenzliste und 20 zusätzliche Wörter enthält
Besonderheiten	2 Parallelformen; weite Altersspanne, die die Testung jüngerer Personen ermöglicht
Altersbereich	ab 6 Jahre

Tabelle 23: Fortsetzung

Vorgabedauer	50–55 Minuten
Reliabilität	keine Angaben
Stabilität	Retest mit Parallelversion (8–12 Monate): r_{tt} = .68–.87
Validität	• Kriteriumsvalidität: Vergleichbare Normwerte von VLMT und AVLT; moderate Korrelationen der Kurzzeitgedächtnisaspekte des VLMT mit anderen Gedächtnistests (DCS-R: *r* = .52–.59; Benton-Test: *r* = .46–.49) und mit dem MMSE (*r* = .30–.55) • Konstruktvalidität: drei Gedächtnisparameter (Kurz- und Langzeitgedächtnis sowie Wiedererkennen) faktorenanalytisch bestätigt; kann Hinweise auf Veränderungen von Gehirnstrukturen und Funktionsstörungen geben; differenziert zwischen Testpersonen mit Alzheimer-Demenz, Depression und Gesunden
Eichung	Normierung mit gesunden Probanden aus drei Kohorten (Kinder, Erwachsene, ältere Erwachsene; *N* = 515); Bewertung: VLMT weitgehend unabhängig von Geschlecht und allgemeiner Intelligenz, Normdaten für fünf Altersgruppen und klinische Cut-off-Werte

8.2.7 Wechsler Memory Scale® – Fourth Edition (WMS-IV)

WMS-IV: breiter Altersbereich

WMS-IV: Optionaler Zusatztest erlaubt Screening von verschiedenen kognitiven Funktionen

Die *Wechsler Memory Scale® - Fourth Edition* (Wechsler, 2009; dt. Fassung: Petermann & Lepach, 2012) ist die vierte Version des bewährten Verfahrens zur Überprüfung von Gedächtnisfunktionen bei Erwachsenen zwischen 16 und 90 Jahren. Dadurch eignet sich die WMS-IV auch für die Testung von präsenilen Patienten. Sie erfasst die Bereiche *episodisches* und *deklaratives Gedächtnis* sowie das *Arbeitsgedächtnis* mithilfe von sechs primären Untertests (siehe Tabelle 24), aus denen die fünf Indizes *Auditives Gedächtnis, Visuelles Gedächtnis, Visuelles Arbeitsgedächtnis, Unmittelbare Wiedergabe* und *Verzögerte Wiedergabe* ermittelt werden können. Außerdem kann der optionale Zusatztest *Kognitives Kurzscreening* zur Einschätzung kognitiver Leistungsfähigkeit im unteren Leistungsbereich durchgeführt werden. Damit können kognitive Einschränkungen aufgedeckt werden, wie sie beispielsweise bei demenziellen Erkrankungen auftreten. Laut den Autoren können mit dem *Kognitiven Kurzscreening* Patienten mit Alzheimer vergleichbar gut klassifiziert werden wie mit dem MMSE (Petermann & Lepach, 2012).

Tabelle 24: Abkürzungen und Beschreibungen der Untertests der WMS-IV (angelehnt an Petermann & Lepach, 2012)

Untertests	Abkürzung	Beschreibung
Kognitives Kurzscreening	KKS	optionales Screening von verschiedenen kognitiven Funktionen
Logisches Gedächtnis	LG I	freie Wiedergabe von zwei kurzen Geschichten
	LG II	verzögerter Abruf der Geschichten in freier Form und als Wiedererkennung
Verbale Paarerkennung	VP I	Nachdem Wortpaare vorgelesen wurden, wird vom Testleiter immer das erste Wort vorgegeben und soll von der Testperson mit dem zweiten Begriff des Wortpaares ergänzt werden.
	VP II	verzögerter Abruf der Wortpaare durch Angabe des ersten Wortes und als Wiedererkennung
Muster Positionieren	MP I	Der Testperson wird ein Raster mit 4 bis 8 Mustern präsentiert. Die Muster sollen dann aus einer Auswahl von Karten herausgesucht und richtig platziert werden.
	MP II	verzögerter Abruf der Musteranordnung in freier Form und durch Wiedererkennen
Visuelle Wiedergabe	VW I	Kurze Präsentation von 5 Mustern, die nach der Präsentation nachgezeichnet werden sollen.
	VW II	verzögerter Abruf der Muster in freier Form und durch Wiedererkennen
Räumliche Ergänzung	RE	visuelle Additionsleistung
Symbolfolgen	SF	Präsentation abstrakter Symbole, die danach anhand einer Auswahl wiedergegeben werden sollen.

WMS-IV: zusätzliche Testversion für ältere Erwachsene verfügbar

Für die Testung von älteren Personen wurde eine zusätzliche Testversion für Erwachsene zwischen 65 und 90 Jahren erstellt. Diese ist kürzer, der Schwierigkeitsgrad geringer und es können nur vier Indizes ermittelt werden. Der Index *Visuelles Arbeitsgedächtnis* entfällt hierbei (Petermann & Lepach, 2012).

Die Bearbeitung der vollständigen Batterie bedarf im Durchschnitt etwa 75 Minuten. Die anschließende Auswertung erfolgt über eine computergestützte Auswertungssoftware und ist damit äußerst ökonomisch und objektiv. Ausgegeben werden Profile in Form von Wertpunkten-, T-Werten sowie Prozenträngen. Aus den Wertpunkten der Untertests einer Skala können Skalensummen gebildet werden, die sich wiederum in die Indizes (*M*=100, *SD*=15) überführen lassen (Petermann & Lepach, 2012).

Die Normwerte der WMS-IV beruhen auf einer bundesweiten repräsentativen Eichstichprobe von 812 gesunden Personen. Zusätzlich existieren Daten zu klinischen Vergleichsstichproben (*N*=228). Klinische Studien liegen vor allem für pseudodemenzielle Symptome bei Depression vor (Pauls, Lepach & Petermann, 2013; Pauls, Petermann & Lepach, 2014).

Die Untertests der Testbatterie korrelieren moderat mit Intelligenz (WAIS-IV: *r*=.46–.60; Lepach, Daseking, Petermann & Waldmann, 2013) und mit Einschränkungen der Alltagskompetenz (Texas Functional Living Scale: *r*=.46–.60; Drozdick & Cullum, 2011). Die Hauptskalen *Auditives Gedächtnis*, *Visuelles Gedächtnis* und *Visuelles Arbeitsgedächtnis* konnten faktorenanalytisch bestätigt werden (Pauls, Petermann & Lepach, 2013; Petermann & Lepach, 2012). Die Untertests der WMS-IV differenzieren alle sensitiv zwischen gesunden Erwachsenen und Demenzkranken (Effektstärke *d*=1.93–2.61). Außerdem unterscheiden sich die Profile von Demenzkranken, Depressiven und Personen mit Hirnschädigungen. Während die Depressiven noch im unteren Durchschnittsbereich liegen, zeigen demente Personen globale Einschränkungen über alle Untertests (mehr als 2 Standardabweichungen unter dem Skalenmittel). Personen mit Hirnschädigungen zeigen Leistungen, die 1,5 bis 2 Standardabweichungen unter dem Skalenmittel liegen (Lepach & Petermann, 2012).

Tabelle 25: Übersicht zur WMS-IV (Wechsler, 2009; dt. Adaptation: Petermann & Lepach, 2012)

Kurzbeschreibung	Die WMS-IV ist ein Instrument zur Erfassung von Gedächtnisleistungen.
Erfasste Merkmalsbereiche	episodische und deklarative Gedächtnisfunktionen, das Arbeitsgedächtnis
Einsatzbereich	klinische und leistungsbezogene Diagnostik, klinische Studien, Verlaufsuntersuchungen
Aufbau	6 Untertests zu den Skalen Auditives Gedächtnis, Visuelles Gedächtnis, Visuelles Arbeitsgedächtnis, Unmittelbare Wiedergabe, verzögerte Wiedergabe und optionaler Zusatztest kognitives Kurzscreening zur Einschätzung kognitiver Einschränkungen
Besonderheiten	zwei Testversionen für Erwachsene (16–69 Jahre) und ältere Erwachsene (65–90 Jahre), computergestützte Auswertungssoftware

Tabelle 25: Fortsetzung

Altersbereich	16–90 Jahre
Vorgabedauer	ca. 75 Minuten
Reliabilität	interne Konsistenz: *Cronbachs* α = .76–.98 (Erwachsene) bzw. *Cronbachs* α = .74–.96 (ältere Erwachsene)
Stabilität	keine Angaben
Validität	• Kriteriumsvalidität: moderate Korrelationen der Untertests mit Intelligenztest (WAIS-IV: r = .46–.60) und Alltagskompetenz (Texas Functional Living Scale: r = .46–.60). • Konstruktvalidität: Hauptskalen (Auditives Gedächtnis, Visuelles Gedächtnis, Visuelles Arbeitsgedächtnis) faktorenanalytisch bestätigt; gute Differenzierung zwischen Gesunden und Demenzkranken sowie zwischen Demenzkranken, Depressiven und Personen mit Hirnschädigungen
Eichung	für Geschlecht und Bildung repräsentative Normstichprobe (N = 812), 14 Altersstufen von 16 bis 90 Jahren

8.3 Ratingverfahren bzw. Beurteilungsbögen

Mithilfe von standardisierten Ratingverfahren bzw. Beurteilungsbögen kann der Schweregrad einer demenziellen Erkrankung beschrieben werden. Dies kann auch bei fortgeschrittenen kognitiven Defiziten erfolgen, wenn eine neuropsychologische Untersuchung mit den oben beschriebenen Verfahren nicht mehr möglich ist bzw. aufgrund der mangelnden Differenzierbarkeit der Ergebnisse nicht mehr sinnvoll erscheint. Die gebräuchlichen Ratingverfahren berücksichtigen folgende Bereiche: die basale Orientierung, grundlegende kognitive Leistungen (z. B. Merk- und Denkfähigkeit), Verhalten bzw. Verhaltensauffälligkeiten, nicht kognitive Symptome, Affekt und Antrieb sowie die Fähigkeit zur Ausübung von Alltagsaktivitäten (Rupprecht et al., 2015).

Ratingverfahren sind hilfreich, wenn der Einsatz von Testverfahren nicht möglich ist

8.3.1 Clinical Dementia Rating (CDR)

Das *Clinical Dementia Rating* (Hughes, Berg, Danziger, Coben & Martin, 1982) wurde am Knight Alzheimer's Disease Research Center der Universität Washington entwickelt. Es dient der Feststellung des Schweregrades einer demenziellen Erkrankung in Bezug auf sechs Dimensionen: *Gedächtnis, Orientierungsvermögen, Urteilsfähigkeit und Problembewältigung, Leben in der Gemeinschaft, Haushalt und Hobbys, Alltagsaktivitäten und Körperpflege.* Die deutsche Version des CDR kann auf der Internetseite des Knight Alzheimer's Disease Research Center kostenlos heruntergeladen werden (http://www.alzheimer.wustl.edu/CDR/CDR.htm).

CDR: sowohl Betroffene als auch Angehörige dienen als Informanten

Beim CDR handelt es sich um ein strukturiertes Interview, bei dem mittels vorformulierter Fragen Informationen über die Beeinträchtigungen der oben genannten Bereiche eingeholt werden. Der erste Teil des Interviews richtet sich dabei an die Betroffenen selbst, der zweite Teil an einen Angehörigen. Die Anzahl der Fragen pro Dimension variiert stark in Abhängigkeit der Dimension und der zu befragenden Person. Auch das Antwortformat ist von Frage zu Frage unterschiedlich und reicht von einer einfachen Ja-/Nein-Antwort bis zu einem offenen Antwortformat.

Die Durchführungszeit beträgt etwa 30 Minuten. Aufgrund der Informationen, die im Interview gesammelt werden, wird dem Betroffenen zu jedem Bereich ein Score zugeteilt:

Scores des CDR

- 0 = keine Beeinträchtigung bzw. gesund,
- 0.5 = fragliche Demenz bzw. leichte kognitive Störung (MCI),
- 1 = leichte Demenz,
- 2 = mittlere Demenz und
- 3 = schwere Demenz.

Hierfür steht von den Autoren eine Tabelle mit Beschreibungen der Scores für jede Dimension zur Verfügung. Mithilfe eines Algorithmus, der auf der Internetseite des Knight Alzheimer's Disease Research Center aufgerufen werden kann, kann ein globaler CDR-Wert errechnet werden.

Die Validierung des Verfahrens erfolgte 1982 anhand von 138 Probanden mit unterschiedlich schweren Ausprägungen von Demenz. Die Einteilung der Beeinträchtigungen in die verschiedenen Stufen konnte dabei bestätigt werden. Die Interrater-Reliabilität beträgt zwischen k=.66 und .83 (Schafer et al., 2004). Die Übereinstimmungsvalidität zu anderen Verfahren wie MMSE oder GDS gilt als gesichert.

Tabelle 26: Übersicht zum CDR (Hughes et al., 1982)

Kurzbeschreibung	Verfahren zur klinischen Einschätzung des Schweregrades einer Demenz
Erfasste Merkmalsbereiche	Gedächtnis, Orientierungsvermögen, Urteilsfähigkeit und Problembewältigung, Leben in der Gemeinschaft, Haushalt und Hobbys, Alltagsaktivitäten und Körperpflege
Einsatzbereich	Personen mit Verdacht auf oder vorliegendem demenziellen Syndrom
Aufbau	2 standardisierte Interviews (Fremd- und Selbstbeurteilung); zu jedem Merkmalsbereich wird dem Patienten 1 Score zugeteilt, zudem kann ein globaler Score ermittelt werden
Besonderheiten	Alle Materialien können auf der Internetseite des Knight Alzheimer's Disease Research Centers (http://www.alzheimer.wustl.edu/CDR/CDR.htm) heruntergeladen werden.
Altersbereich	ältere Erwachsene
Vorgabedauer	ca. 30 Minuten
Reliabilität	Interrater-Reliabilität: $k = .66–.83$
Stabilität	keine Angaben
Validität	Übereinstimmungsvalidität mit anderen Instrumenten (z. B. GDS, MMSE) ist gesichert.
Eichung	keine Angaben; Auswertung erfolgt über die Internetseite http://alzheimer.wustl.edu/cdr/cdr.htm

8.3.2 Global Deterioration Scale (GDS)

Die *Global Deterioration Scale* (GDS) wurde erstmals von Reisberg und Kollegen im Jahr (1982) veröffentlicht. Ein deutschsprachiges Manual publizierten Ihl und Frölich im Jahr 1991. Zweck der Entwicklung der GDS war der Mangel an Diagnoseverfahren, die eine standardisierte Schweregradeinstufung demenzieller Syndrome erlauben. Mithilfe der GDS ist es nun möglich, den Schweregrad der kognitiven Beeinträchtigung bei Personen höheren Alters einzuschätzen.

GDS: Einstufung des Schweregrades demenzieller Syndrome bei älteren Personen

Die Beurteilung des Schweregrades findet durch eine standardisierte Fremdeinschätzung statt. Pflege- oder Bezugspersonen, die die Betroffenen gut kennen, können die Einschätzungen problemlos durchführen. Außenstehende müssen die Einstufung anhand einer ausführlichen klinischen Befragung, angelehnt an die Stufenbeschreibungen, vornehmen.

GDS: 7 Schweregradstufen

Der Beurteiler ordnet den Betroffenen in eine von sieben Stufen ein. Bei einer Zuteilung in Stufe 1 und 2 liegen keine objektiven Störungen der kognitiven Leistungen vor. Die Patienten sind gesund. Allerdings klagen Patienten, die in Stufe 2 eingeordnet werden, über subjektiv wahrgenommene Defizite (z. B. Vergesslichkeit). Auf Stufe 3 lassen sich erste objektive, etwa in psychometrischen Verfahren überprüfte, kognitive Einschränkungen feststellen. Patienten der Stufe 3 wird eine leichte kognitive Störung (LKS) bzw. Mild Cognitive Impairment (MCI) diagnostiziert. Auf Stufe 4 liegen deutliche Defizite der Erinnerungsleistung vor. Die Patienten verleugnen die Defizite. Es sind erste Veränderung des Affekts zu beobachten. Dies entspricht einer leichten Demenz. Patienten der Stufe 5 sind zum Leben auf fremde Hilfe angewiesen. Trotz der kognitiven Einschränkungen, z. B. bezüglich der Orientierung, sind sie zum selbstständigen Toilettengang oder Essen in der Lage. Dies entspricht einer Demenz mittleren Grades. Auf der sechsten Stufe sind die Betroffenen nicht mehr in der Lage, Personen oder Orte zu erkennen. Persönlichkeitsveränderungen machen sich nun stark bemerkbar, z. B. Angst- oder Zwangssymptome. Betroffene leiden an einer schweren Demenz. Patienten, die der siebten Stufe zugeordnet werden, haben sehr schwere kognitive Einbußen bis hin zum Sprachverlust. Auch die motorischen Fähigkeiten lassen nach.

Ergänzende Skalen BSRS und FAST erhältlich

Die *Global Deterioration Scale* gehört zu den sogenannten Reisberg-Skalen. Neben der GDS enthalten diese die *Brief Cognitive Rating Scale* (BCRS) und das *Functional Assessment Staging* (FAST). Die BCRS stellt eine Operationalisierung der sieben Schweregradstufen der GDS dar. Anhand des FAST können die Beeinträchtigungen der Alltagskompetenzen erfasst werden. Alle drei Verfahren können unabhängig voneinander angewendet werden. BCRS und FAST werden in der Praxis allerdings eher selten angewendet, weshalb sie hier im Zusammenhang mit der GDS lediglich genannt werden. Eine ausführliche Beschreibung und Anwendungsempfehlung findet sich im Manual der Reisberg-Skalen.

Tabelle 27: Übersicht zur GDS (Ihl & Frölich, 1991; Reisberg, Ferris, De Leon & Crook, 1982)

Kurzbeschreibung	Verfahren zur Einstufung des Schweregrades demenzieller Syndrome
Erfasste Merkmalsbereiche	Schweregrad der kognitiven Einbußen
Einsatzbereich	im klinischen Alltag, zur Einstufung des Schweregrades nach der Feststellung eines demenziellen Syndroms

Tabelle 27: Fortsetzung

Aufbau	klinisches Interview (Fremdbeschreibung); Einteilung des Schweregrades in 7 Phasen
Besonderheiten	Fremdbeurteilung; Bei der Einteilung des Schweregrades helfen konkrete Beispiele, die direkt nachgefragt oder untersucht werden können; die GDS kann gut mit den anderen Reisberg-Skalen FAST und BCRS kombiniert werden.
Altersbereich	ältere Erwachsene
Vorgabedauer	ca. 10–15 Minuten
Reliabilität	Interrater-Reliabilität: $r = .82–.97$
Stabilität	Retest-Reliabilität (bis 4 Wochen): $r_{tt} = .92$
Validität	• Kriteriumsvalidität: hohe Korrelationen mit anderen psychologischen Verfahren der Demenzdiagnostik (MMSE: $r = –.86$; Orientierungsfrage: $r = –.82$; Gedächtnisaufgabe: $r = –.70$) • Konstruktvalidität: Festlegung der Stufen anhand empirischer Befunde zum Verlauf demenzieller Erkrankungen
Eichung	keine Normierung vorhanden, da eher deskriptives Verfahren

8.4 Skalen zur Erfassung von Alltagsaktivitäten sowie funktions- und bereichsübergreifende Skalen

Bei diesen Skalen geht es zum einen um die Erfassung und Beurteilung der Einschränkung der Fähigkeit zur selbstständigen Ausübung von Alltagsaktivitäten. Man unterscheidet üblicherweise zwischen den Basis-Alltagsaktivitäten (ADL; z. B. körperliche Hygiene, Kleidung, Einnahme von Mahlzeiten) und den instrumentellen eher komplexen Alltagsaktivitäten (IADL; das Erledigen von Bankgeschäften, Einkaufen, Besuch von kulturellen Veranstaltungen). Verfahren zur Erfassung der Alltagsaktivitäten verlassen sich auch häufig auf die Fremdeinschätzung von engen Bezugspersonen. Die Darstellung und Beschreibung folgt wie oben einer alphabetischen Reihenfolge.

Basis- vs. instrumentelle Alltags-aktivitäten

8.4.1 Bayer ADL-Skala (B-ADL)

Die *Bayer ADL-Skala (B-ADL)* wurde durch Hellmut Erzigkeit und Hartmut Lehfeld (2010) entwickelt. Der Name leitet sich von der Bayer AG in Leverkusen und der englischen Bezeichnung für Alltagskompetenzen, *activities of daily living (ADL)*, ab. Wie die Bezeichnung erkennen lässt, fokussiert sich dieses Verfahren auf die Erfassung von Schwierigkeiten bei der Bewältigung von Alltagsaufgaben. Sie richtet sich an ältere, zu Hause lebende Personen mit leichten kognitiven Einschränkungen. Die Konstruktion der Skala geschah auf statistischer, klinischer und inhaltlicher Grundlage, was sie laut Autoren zu einem zuverlässigen, praktikablen Messinstrument macht.

B-ADL: Fragebogen zur Selbst- und Fremdbeurteilung

Der Fragebogen besteht aus 25 Items. Jedes Item beginnt mit dem Halbsatz „Hat die Person Schwierigkeiten ...". Die ersten beiden Items beziehen sich auf das generelle Zurechtkommen der zu beurteilenden Person im Alltag. Die Autoren bezeichnen sie als sogenannte „Aufwärmfragen". Die Items 3 bis 20 beziehen sich auf spezifische Alltagsbereiche: *Medikation, Körperpflege, Lesen, Konversation, Telefonieren, Einkaufen, Essenszubereitung, Geld und Finanzen, Haushaltsgeräte, Benutzung von Transportmitteln, Freizeitaktivitäten, Kurz- und Langzeitgedächtnis* und *Orientierung*. Die Items 21 bis 25 erfragen *allgemeine kognitive Funktionen*, wie Aufmerksamkeit oder Informationsverarbeitung.

Die Beantwortung der Fragen erfolgt auf einer 10-stufigen Skala, wobei lediglich die niedrigste Stufe (1) mit „nie" und die höchste Stufe (10) mit „immer" verankert sind. Für eine zuverlässige Beurteilung stehen im Manual ausführliche Beschreibungen der Items zur Verfügung sowie Beispiele für Alltagskompetenzen, die einem hohen bzw. einem niedrigen Wert entsprechen würden. Der Beurteiler hat zudem die Möglichkeit, Items mit „entfällt" zu markieren, wenn eine Aktivität noch nie oder nicht mehr ausgeführt wird. Sollten der beurteilenden Person zu wenige Information über eine Aktivität vorliegen, kann sie diese mit „weiß nicht" markieren. Fragen, bei denen „entfällt" oder „weiß nicht" angekreuzt wurden, gehen nicht mit in die Bewertung ein. Zur Auswertung werden die vergebenen Punktzahlen aufsummiert und durch die Anzahl der bearbeiteten Items geteilt. Dies ergibt einen Durchschnittswert zwischen 1 und 10.

Interpretation der B-ADL

Zur Interpretation des Ergebnisses liegt keine Normierung, sondern eine Interpretationshilfe vor, die in einer Validierungsstudie anhand von 1400 Patienten erstellt wurde. Patienten mit einer Punktzahl zwischen 1.0 und 2.0 haben keine Schwierigkeiten in der Bewältigung des Alltags. Personen mit 2.1 bis 5.0 Punkten haben leichte Schwierigkeiten. Die Autoren empfehlen eine ausführliche Überprüfung und Verlaufskontrolle der kognitiven Fähigkeiten. Bei 5.1 bis 10.0 Punkten liegen deutliche Schwierigkeiten in der Bewältigung des Alltags vor. Eine weitergehende Demenzdiagnostik ist notwendig.

Bezüglich der Reliabilität weist die *Bayer ADL-Skala* eine hohe interne Konsistenz (*Cronbachs* α =.97–.99) und hohe Interrater-Reliabilitäten zwischen

Ärzten, Pflegern und Angehörigen (Spearman r=.75–.83) auf. Die Retest-Reliabilität nach 6 Monaten beträgt r_{tt}=.76. Aufgrund der Berücksichtigung statistischer, empirischer, klinischer und inhaltlicher Aspekte bei der Itemauswahl ist die Skala inhaltlich valide. Nach Angaben der Autoren unterscheidet sie zuverlässig zwischen verschiedenen Schweregraden der Beeinträchtigung. Mittlere bis hohe Korrelationen zu anderen Verfahren der Demenzdiagnostik (z.B. SKT: r=.53–.70; MMSE: r=–.47 bis –.79; Alzheimer's Disease Cooperative Study-MCI-ADL-Inventory: r=–.86) belegen die Kriteriumsvalidität.

Tabelle 28: Übersicht zur B-ADL (H. Erzigkeit & Lehfeld, 2010)

Kurzbeschreibung	Skala zur Erfassung von Beeinträchtigungen der Alltagskompetenz bei älteren Patienten mit Einbußen der kognitiven Leistungsfähigkeit
Erfasste Merkmalsbereiche	Alltagskompetenzen in verschiedenen Bereichen: Medikation, Körperpflege, Lesen, Konversation, Telefonieren, Einkaufen, Essenszubereitung, Geld und Finanzen, Haushaltsgeräte, Benutzung von Transportmitteln, Freizeitaktivitäten, Kurz- und Langzeitgedächtnis, Orientierung, kognitive Funktionen
Einsatzbereich	Screeningverfahren für zu Hause lebende ältere Personen mit (leichten) kognitiven Beeinträchtigungen; Verwendung in allgemeinärztlichen Praxen, Pflegeheimen, Seniorenwohnheimen, in der ambulanten Krankenpflege oder durch Betreuungspersonen
Aufbau	25 Items; Bewertung der Schwierigkeiten auf einer 10-stufigen Skala, auch Angabe von „entfällt" oder „weiß nicht" möglich
Besonderheiten	Selbst- und Fremdbeurteilung; Einteilung der Beeinträchtigungen in keine/leichte/deutliche Schwierigkeiten
Altersbereich	ältere Erwachsene
Vorgabedauer	ca. 5–10 Minuten
Reliabilität	• Interne Konsistenz: *Cronbachs* α = .97–.99 • Interrater-Reliabilität: r = .75–.83
Stabilität	Retest-Reliabilität (6 Monate): r_{tt} = .76
Validität	• Konstruktvalidität: statistische, inhaltliche und klinische Fundierung der Itemauswahl; zuverlässige Einteilung in unterschiedliche Schweregrade • Kriteriumsvalidität: mittlere bis hohe Korrelationen mit anderen Verfahren der Demenzdiagnostik (MMSE: r = –.47 bis –.79; SKT: r = .53–.70)
Eichung	Interpretationshilfen zur Einteilung des Schweregrades anhand einer Vergleichsstichprobe von N = 1 400 Patienten

8.4.2 Direct Assessment of Functional Status (DAFS)

Ein weiteres Instrument zur Erfassung von Beeinträchtigungen der Alltagsaktivitäten ist das *Direct Assessment of Functional Status* (DAFS). Es wurde von Loewenstein et al. (1989) entwickelt. Im Jahr 1996 erfolgte die Validierung der deutschen Version durch Hochrein und Kollegen (Hochrein et al., 1996).

DAFS: Realitätsnahe Erfassung von Beeinträchtigungen der Alltagsaktivitäten

Beim DAFS handelt es sich um ein sehr realitätsnahes Verfahren, da es zur Erfassung von Schwierigkeiten bei Alltagsaktivitäten das beobachtbare Verhalten der Beeinträchtigten heranzieht. So sollen beispielsweise Einkaufslisten reproduziert, mit Besteck umgegangen oder ein Telefon benutzt werden. Die erfassten Verhaltensweisen lassen sich dabei in sieben Subtests unterteilen: *zeitliche Orientierung, Kommunikation, Verkehr, Finanzielle Angelegenheiten, Einkaufen, Kleidung und Körperpflege, Essen*. Die Durchführungszeit beträgt etwa 20 bis 40 Minuten. In den Subtests können je nach Aufgabenstellung unterschiedlich viele Punkte (10 bis 21 Punkte) erreicht werden. Insgesamt können maximal 93 Punkte erreicht werden, wobei eine höhere Punktzahl für weniger Beeinträchtigungen der Alltagsaktivitäten spricht. Laut Autoren differenziert das DAFS gut zwischen Gesunden und Dementen und zwischen verschiedenen Schweregraden einer demenziellen Erkrankung.

Die Beurteilerübereinstimmung der deutschen Fassung beträgt zwischen $ICC=0.79$ und 0.97. Bei einer Testwiederholung nach 2 Wochen betrug die Retest-Reliabilität $r_{tt}=.93$ bis .98. Die Werte variieren je nach Subtest. Zu anderen Verfahren der Demenzdiagnostik wies das DAFS hohe Korrelationen auf (z. B. MMSE: $r=.96$; NOSGER: $r=.85$). Die Differenzierungsfähigkeit des Verfahrens zur Unterscheidung von keiner, leichter und schwerer Demenz konnte nachgewiesen werden. Dabei erwiesen sich vor allem die Subtests *Einkaufen, zeitliche Orientierung, Kommunikation* und *Finanzielle Angelegenheiten* als hilfreich.

Tabelle 29: Übersicht zum DAFS (Loewenstein et al., 1989; dt. Fassung: Hochrein et al., 1996)

Kurzbeschreibung	Erfassung von Beeinträchtigungen der Alltagsaktivitäten durch Fremdbeurteilung
Erfasste Merkmalsbereiche	zeitliche Orientierung, Kommunikation, Verkehr, Finanzielle Angelegenheiten, Einkaufen, Kleidung und Körperpflege, Essen
Einsatzbereich	Fremdbeurteilung (Betreuer, Pflegepersonal) bei älteren Menschen mit Verdacht auf oder vorliegendem demenziellen Syndrom
Aufbau	7 Untertests, die aus praktischen Aufgaben bestehen. Die Ausführung der Aufgabe wird mit 0 bis 2 Punkten bewertet.

Tabelle 29: Fortsetzung

Besonderheiten	erfasst großen Bereich von beginnender bis hin zu schwerer Demenz; Verwendung von Materialien (z. B. Uhr, Geld, Telefon); hohe Anforderungsnähe
Altersbereich	ältere Erwachsene
Vorgabedauer	ca. 20–40 Minuten
Reliabilität	Interrater-Reliabilität: $r = .79-.97$
Stabilität	Retest-Reliabilität (2 Wochen): $r_{tt} = .93-.98$
Validität	• Kriteriumsvalidität: hohe Korrelationen zu anderen Verfahren zur Erfassung kognitiver Beeinträchtigung und Alltagsaktivitäten (z. B. MMSE: $r = .96$; NOSGER: $r = .85$) • Konstruktvalidität: Differenzierungsfähigkeit zwischen keiner, leichter und schwerer Demenz, vor allem durch die Untertests Einkaufen, zeitliche Orientierung, Kommunikation, Finanzielle Angelegenheiten
Eichung	keine Angaben

8.4.3 Erlangen Test of Activities of Daily Living in Persons with Mild Dementia or Mild Cognitive Impairment (ETAM)

Der *Erlangen Test of Activities of Daily Living in Persons with Mild Dementia or Mild Cognitive Impairment* (ETAM; Schmiedeberg-Sohn, Graessel & Luttenberger, 2015) ist als ein Leistungstest zur Erfassung der alltagspraktischen Fähigkeiten bei Menschen mit leichter Demenz oder leichten kognitiven Beeinträchtigungen (MCI) konstruiert und validiert. Der ETAM kann jedoch auch bei Menschen mit mittelschwerer Demenz eingesetzt werden. Weiterhin kann der ETAM verwendet werden, um festzustellen, ob bereits Beeinträchtigungen bei alltagspraktischen Fähigkeiten vorliegen und um daraus Interventionen abzuleiten. Eine Diagnosestellung ist nicht Ziel des ETAM.

ETAM: basiert auf Kategorien der ICF

Der theoretische Hintergrund des ETAM basiert auf der von der WHO veröffentlichten *Internationalen Klassifikation der Funktionsfähigkeit, Behinderung und Gesundheit* (ICF). Im Kapitel *Aktivitäten und Partizipation* werden dort die Durchführung einer Aufgabe oder Handlung und das Einbezogensein in eine Lebenssituation beschrieben. Dieses Kapitel enthält neun Hauptkategorien, wobei die fünf besonders relevanten für das selbstständige Leben von Menschen mit Demenz für den ETAM ausgewählt wurden: Kommunikation,

Mobilität, Selbstversorgung, Häusliches Leben, Bedeutende Lebensbereiche – Wirtschaftliches Leben. Für jede Hauptkategorie wurde mindestens eine Aufgabe entwickelt. Der ETAM besteht somit aus sechs alltagsnahen Aufgaben: *Tee kochen, Wecker stellen, Medikamente-Dosierung, Umgang mit Finanzen, Verkehrssituationen erkennen* und *Telefonieren.* Die Testmaterialien sind in Abbildung 20 dargestellt.

Aufgaben des ETAM

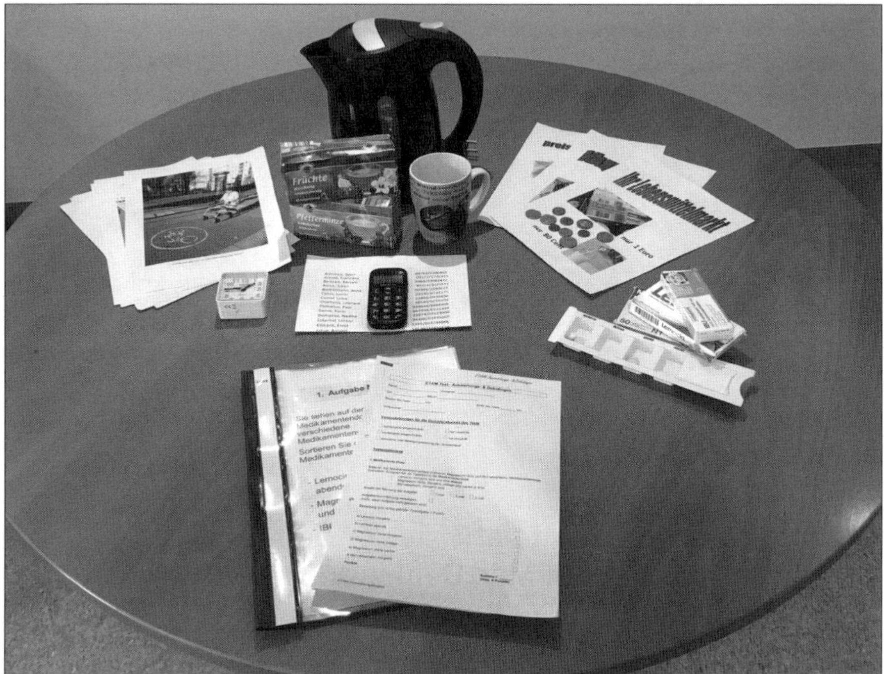

Abbildung 20: Die Testmaterialien zum ETAM

Die Durchführung sollte durch einen geschulten Testleiter erfolgen. Die reine Durchführungszeit des ETAM nimmt durchschnittlich 19 Minuten in Anspruch. Mit Testaufbau, Begrüßung und Verabschiedung des Probanden sind durchschnittlich 35 Minuten einzuplanen. Als Basis für eine Bewertung dienen Beobachtungen während der Testsituation, in der dem Probanden verschiedene Aufgaben erklärt werden, die er anschließend selbst auszuführen hat. Zur Bearbeitung jeder Aufgabe wird dem Probanden als Gedächtnisstütze die Instruktion in ausgedruckter Form vorgelegt. Der Testleiter schätzt während der Testsituation auf einem Auswertungs- und Dokumentationsbogen die Leistung des Probanden ein. Sobald der Proband eine klare Antwort gibt bzw. eine Aufgabe ausgeführt hat, wird diese gewertet. Wenn nach dreifacher Aufforderung kein Versuch der Durchführung seitens des Probanden erfolgt, wird zur nächsten Aufgabe übergegangen, die abgebrochene Aufgabe mit 0 Punkten bewertet und auf dem Bogen als „verweigert" markiert.

Mit Ausnahme der Aufgaben *Tee kochen* und *Wecker stellen*, bei denen jeweils 3 Punkte erzielt werden können, geht jede Aufgabe mit 6 Punkten in die Gesamtwertung ein. Die Gesamtpunktzahl liegt somit zwischen 0 und 30 Punkten, wobei eine höhere Punktzahl auf eine bessere Leistung in der Durchführung alltagspraktischer Fähigkeiten hinweist (siehe Tabelle 30).

Tabelle 30: ICF-Domänen und entsprechende ETAM-Aufgaben

ICF-Domänen, die den ETAM-Aufgaben zugrunde liegen

ICF-Domäne	ETAM-Aufgaben	Max. Punktzahl
Häusliches Leben	Tee kochen	3
	Wecker stellen	3
Selbstversorgung	Medikamente-Dosierung	6
Bedeutende Lebensbereiche – Wirtschaftliches Leben	Umgang mit Finanzen	6
Mobilität	Verkehrssituationen erkennen	6
Kommunikation	Telefonieren	6

Anmerkung: ICF = Internationale Klassifikation der Funktionsfähigkeit, Behinderung und Gesundheit

In einer ersten Validierungsstudie mit Probanden mit MCI und leichter Demenz konnten gute psychometrische Kennwerte nachgewiesen werden (Luttenberger, Reppermund, Schmiedeberg-Sohn, Book & Graessel, 2016). Die interne Konsistenz betrug *Cronbachs* α =.71, die Retest-Reliabilität lag bei r=.78 und die Interrater-Reliabilität bei r=.97. Auch in einer zweiten Validierungsstudie mit Probanden mit MCI, leichter und mittelschwerer Demenz wurde eine interne Konsistenz von *Cronbachs* α=.79 erreicht. Außerdem zeigten sich signifikante Unterschiede in der im ETAM durchschnittlich erreichten Gesamtpunktzahl in Abhängigkeit der Schwere der kognitiven Beeinträchtigung: Personen mit MCI erzielten durchschnittlich 23.2 Punkte, Personen mit leichter Demenz 18.4 Punkte und Personen mit mittelschwerer Demenz 12.9 Punkte (Book, Luttenberger, Stemmler, Meyer & Graessel, eingereicht).

Die Korrelation in der Stichprobe von Probanden mit MCI und leichter Demenz betrug mit der B-ADL r=–.41 und mit dem MMST r=.46 (Luttenberger et al., 2016). In der zweiten Validierungsstudie mit Personen mit MCI, leichter und mittelschwerer Demenz betrug die Korrelation mit dem MMST r=.59, bzw. r=.43 für Personen mit MCI und leichter Demenz (Book et al., eingereicht). Korrelationen mit anderen Verfahren aus den beiden Validierungsstudien sprechen für eine gute diskriminante Validität. Die Korrelation mit der GDS-15 zur Erfassung der Depressivität lag bei r=.05 und anhand der Skala der NOSGER zur Erfassung von Auffälligkeiten im Sozialverhalten r=–.11.

Mit den Items des EQ-5D korreliert der ETAM kaum: Beweglichkeit/Mobilität $r=-.1$, Selbstversorgung $r=-.23$, Alltägliche Tätigkeiten $r=-.20$, Schmerzen/körperliche Beschwerden $r=-.15$, Angst/Niedergeschlagenheit $r=.1$.

Tabelle 31: Übersicht zum ETAM (Schmiedeberg-Sohn, Graessel & Luttenberger, 2015

Kurzbeschreibung	Der ETAM ist ein Leistungstest zur Erfassung der alltagspraktischen Fähigkeiten bei Menschen mit leichter Demenz oder leichten kognitiven Beeinträchtigungen (mild cognitive impairment; MCI).
Erfasste Merkmalsbereiche	alltagspraktische Fähigkeiten in den Bereichen Haushaltsführung, Selbstversorgung, Umgang mit Finanzen, Mobilität, Kommunikation
Einsatzbereich	Feststellung, ob bereits Beeinträchtigungen bei alltagspraktischen Fähigkeiten vorliegen und um daraus Interventionen abzuleiten
Aufbau	6 Aufgaben, orientieren sich an der Internationalen Klassifikation der Funktionsfähigkeit, Behinderung und Gesundheit (ICF).
Besonderheiten	alltagsnahe Aufgaben, die von der Testperson selbstständig durchgeführt werden müssen (z. B. Tee kochen, Wecker stellen)
Altersbereich	ältere Personen mit beginnenden kognitiven Einbußen
Vorgabedauer	ca. 20 Minuten
Reliabilität	• Interne Konsistenz: *Cronbachs* $\alpha=.71-.79$ • Interrater-Reliabilität: $r_{tt}=.97$
Stabilität	Retest-Reliabilität: $r_{tt}=.78$
Validität	• Kriteriumsvalidität: $r=-.41$ (B-ADL), $r=.43-.59$ (MMST) • Konstruktvalidität: $r=.05$ (GDS-15), $r=-.11$ (NOSGER)
Eichung	zwei Validierungsstudien mit Probanden mit MCI und leichter bis mittelschwerer Demenz

8.4.4 Nürnberger-Alters-Beobachtungs-Skala (NAB) und Nürnberger-Alters-Alltagsaktivitäten-Skala (NAA)

Bei der NAB und der NAA handelt es sich um zwei Fragebögen aus dem *Nürnberger-Alters-Inventar* (NAI). Das Inventar wurde von den Autoren Oswald und Fleischmann (1986) veröffentlicht und liegt seit 1997 in der 4. Auflage vor. Es umfasst sowohl Instrumente zur Erfassung der kognitiven Beeinträchtigungen als auch Verfahren, die die Pflegebedürftigkeit durch die Einschränkung der Alltagskompetenzen und die Befindlichkeit älterer Menschen erfassen.

NAB: erfasste Bereiche

Nürnberger-Alters-Beobachtungs-Skala (NAB). Zur Fremdbeurteilung der Pflegebedürftigkeit steht Angehörigen und Pflegepersonal die NAB zur Verfügung. Sie besteht aus 15 Items, die die Bereiche *Körperliche Hygiene*, *Alltagsaktivitäten* und *sprachliche Kommunikation* der Patienten abfragen. Die Items bestehen aus einem Halbsatz, der durch das Ankreuzen einer von drei Möglichkeiten beendet werden soll (Beispielitem siehe Kasten 6).

Die Durchführung der NAB dauert etwa 10 Minuten. Die Auswertung erfolgt durch Aufsummieren der (teilweise umgepolten) Itemantworten. Zur Interpretation steht eine Normierungstabelle mit Prozenträngen für den jeweiligen Summenwert zur Verfügung. Sie gilt für Menschen zwischen 55 und 96 Jahren und kann auch bei Patienten mit hirnorganischen Erkrankungen angewendet werden. Die Interrater-Reliabilität betrug r=.75. Die Retest-Reliabilität lag nach vier Wochen bei r_{tt}=.91, nach fünf Wochen bei r_{tt}=.88 und nach sechs Wochen bei r_{tt}=.71. Es bestehen mittlere Korrelationen zu verschiedenen Leistungstests (z. B. Zahlen-Symbol-Test: r=.44).

Kasten 6: Beispielitem der NAB

„Die äußere Erscheinung des Beurteilten

a) ist nie unordentlich,

b) ist manchmal etwas ungepflegt,

c) wäre ohne Hilfe praktisch immer unordentlich bzw. immer ungepflegt."

NAA: Aufbau

Nürnberger-Alters-Alltagsaktivitäten-Skala (NAA). Neben der NAB können die Patienten selbst mittels der NAA zur Einschätzung ihrer Pflegebedürftigkeit befragt werden. Die NAA besteht aus 20 Items und umfasst dieselben Bereiche wie die NAB (z. B. „Ich habe Mühe beim An- und Ausziehen"). Das Antwortformat ist dreistufig und enthält die Antwortmöglichkeiten „oft", „manchmal" oder „nie". Die Bearbeitungszeit beträgt etwa 5 Minuten. Zur Auswertung wird wie bei der NAB ein Summenscore (mit teilweise umgepolten Items) gebildet. Normdaten stehen für diesen Fragebogen nicht zur Verfügung. Die interne Konsistenz der Skala beträgt r=.78. Die Retest-Reliabilität wurde für einen Abstand von 1 Woche bzw. 4 Wochen berechnet und betrug r_{tt}=.85 bzw. r_{tt}=.88. Die Kriteriumsvalidität konnte anhand von mittleren Korrelationen zu Leistungstests (Zahlen-Verbindungs-Test: r=.38; Labyrinth-Test: r=–.39) ermittelt werden.

Tabelle 32: Übersicht zur NAB und NAA (Oswald & Fleischmann, 1986, 1997)

Kurzbeschreibung	Verfahren zur Beurteilung der Pflegebedürftigkeit
Erfasste Merkmalsbereiche	Alltagskompetenzen in den Bereichen Körperliche Hygiene, Alltagsaktivitäten und sprachliche Kommunikation
Einsatzbereich	in Altenheimen oder zu Hause lebende ältere Menschen mit pflegenden Angehörigen
Aufbau	• NAB: 15 Fragen, zu jeder Frage stehen drei ausformulierte Antwortmöglichkeiten zur Auswahl; Fremdbeurteilung • NAA: 20 Fragen, die mit „oft“, „manchmal“, „nie“ beantwortet werden, Selbstbeurteilung
Besonderheiten	Fremdbeurteilung durch Pflegepersonal oder pflegende Angehörige (NAB) oder Selbstbeurteilung (NAA) möglich; Veränderungsmessung einzelner Items möglich
Altersbereich	ältere Personen
Vorgabedauer	10 Minuten (NAB) bzw. 5 Minuten (NAA)
Reliabilität	• Interne Konsistenz (NAA): $r = .78$ • Interrater-Reliabilität (NAB): $r = .75$
Stabilität	• Retest-Reliabilität (NAB): $r_{tt} = .91$ (4 Wochen) bzw. $r_{tt} = .88$ (5 Wochen) bzw. $r_{tt} = .71$ (6 Wochen) • Retest-Reliabilität (NAA): $r_{tt} = .85$ (1 Woche) bzw. $r_{tt} = .88$ (4 Wochen)
Validität	Kriteriumsvalidität: mittlere Korrelationen zu Leistungstests (z. B. NAB mit Zahlen-Symbol-Test: $r = .44$, NAA mit Zahlen-Verbindungs-Test: $r = .38$)
Eichung	NAB: Normwerte für eine Altersgruppe (55–96 Jahre) und für Personen mit hirnorganischen Veränderungen

8.4.5 Nurses' Observation Scale for Geriatric Patients (NOSGER)

Bei der *Nurses' Observation Scale for Geriatric Patients* (NOSGER) handelt es sich um ein symptomübergreifendes Verfahren, das u. a. die Einschränkung der Alltagskompetenzen bei älteren Personen mit leichten kognitiven Beeinträchtigungen erfasst. Sie wurde im Rahmen eines Forschungsprojektes im Jahr 1990 von den Psychologen Christof Brunner und René Spiegel an der Universität Basel veröffentlicht. Die Autoren verfolgten das Ziel, das Instrument auch in der klinischen Praxis anwenden zu können. Sie untersuchten deshalb die Skala in mehreren Studien auf ihre statistische Gültigkeit sowie ihre praktische Anwendbarkeit. Angelehnt an kognitive Leistungseinbußen und alltägliche Einschränkungen, die in der Psychogeriatrie bei Personen mit demenziellen Erkrankungen zu beobachten sind, entstanden sechs Merkmalsdimensionen (siehe Kasten 7). Jede Dimension enthält 5 Items. Die Bearbeitung des Fragebogens mit insgesamt 30 Items ist demnach in relativ kurzer Zeit (ca. 10 bis 15 Minuten) zu bearbeiten.

Kasten 7: Merkmalsdimensionen und Beispielitems der NOSGER

1. *Gedächtnis* („Setzt eine Unterhaltung richtig fort, wenn diese unterbrochen wurde")
2. *Activities of Daily Living* („Pflegt ein Hobby")
3. *Körperpflege* („Kann sich ohne Hilfe rasieren/schminken/kämmen")
4. *Stimmung* („Wirkt traurig oder weinerlich")
5. *Soziales Verhalten* („Hält den Kontakt mit Freunden oder Angehörigen aufrecht")
6. *Störendes Verhalten* („Ist eigensinnig: Hält sich nicht an Anweisungen oder Regeln")

NOSGER: Fremdbeurteilung durch pflegende Angehörige und Pflegepersonal

Die Einschränkungen der Kompetenzen werden bei der NOSGER durch Fremdbeurteilung erfasst. Geeignet sind pflegende Angehörige sowie Pflegepersonal, die mindestens sechs Stunden pro Woche in Kontakt mit dem Betroffenen stehen. Es erfolgt eine Beurteilung der Häufigkeit des genannten Verhaltens in den letzten 2 Wochen. Der Beurteiler entscheidet auf einer 5-stufigen Antwortskala, ob das Verhalten „immer" (5), „manchmal" (4), „oft" (3), „hier und da" (2) oder „nie" (1) gezeigt wurde. Mithilfe einer Schablone kann für jede Dimension ein Summenwert errechnet werden. Dieser variiert zwischen 5 und 25 Punkten pro Dimension, wobei 5 Punkte auf keine Beeinträchtigung und 25 Punkte auf eine sehr starke Beeinträchtigung hinweisen. Weitere Hinweise zur Interpretation der Ergebnisse geben die Autoren nicht. Allerdings wurden in einer Validierungsstudie mit 662 Testpersonen mögliche Cut-off-Werte für die Unterscheidung zwischen Gesunden und beeinträchtigten Personen mit leichter bis mittelschwerer Demenz bestätigt (Bläsi et al., 2005).

Die Interrater-Reliabilität wurde in mehreren Studien untersucht und liegt zwischen r=.53 und .89 (Brunner & Spiegel, 1990; Wahle, Häller & Spiegel, 1996). Die Stabilität der Ergebnisse liegt für einen Abstand von 2 Wochen bei r_{tt}=.84–.92 (Wahle et al., 1996) und für 30 Tagen bei r_{tt}=.75–.93 (Brunner & Spiegel, 1990). Die Untersuchung der Kriteriumsvalidität wurde von den Autoren für unterschiedliche Verfahren der Fremdbeurteilung, Selbstbeurteilung und Gedächtnis- und Leistungstests untersucht. Die Korrelationen sind von den betrachteten Dimensionen abhängig, bestätigten jedoch die

Validität der Skala (Brunner & Spiegel, 1990). Bezüglich der Akzeptanz und der praktischen Anwendbarkeit des Verfahrens berichten die Autoren vorwiegend positive Reaktionen von Pflegepersonal und Angehörigen (Brunner & Spiegel, 1990).

NOSGER: widersprüchliche Befunde zur Gültigkeit

Trotz der primär positiven Gütekriterien zeigen sich widersprüchliche Befunde bezüglich der Gültigkeit des Verfahrens. Die Autoren selbst berichten, dass die Faktorenstruktur mit sechs Dimensionen in einer Faktorenanalyse nicht bestätigt werden konnte. Künig und Kollegen (2006) kritisierten einen mangelnden prädiktiven Wert der Skala. Dennoch stellt die NOSGER ein in der Praxis weit verbreitetes Verfahren zur Beurteilung der Beeinträchtigung von älteren Menschen mit kognitiven Einbußen dar.

Tabelle 33: Übersicht zur NOSGER (Brunner & Spiegel, 1990)

Kurzbeschreibung	Screeningverfahren bei Verdacht auf Demenz mit Schwerpunkt auf Alltagskompetenzen
Erfasste Merkmalsbereiche	Gedächtnis, Alltagskompetenzen, Stimmung, Körperpflege, soziales und störendes Verhalten
Einsatzbereich	ältere Personen, bei denen ein Verdacht auf Demenz besteht
Aufbau	6 Dimensionen, 30 Items (5 Items pro Dimension); Beurteilung der Häufigkeit des Verhaltens für die letzten 2 Wochen auf einer 5-Punkte-Skala
Besonderheiten	Fremdbeurteilung durch Angehörige oder Pflegepersonal, auch Veränderungsmessung möglich
Altersbereich	Erwachsene
Vorgabedauer	ca. 10–15 Minuten
Reliabilität	Interrater-Reliabilität: r = .53–.89
Stabilität	Retest-Reliabilität: r_{tt} = .84–.92 (2 Wochen) bzw. r_{tt} = .75–.93 (30 Tage)
Validität	• Kriteriumsvalidität: unterschiedlich hohe Korrelationen mit Außenkriterien, je nach betrachteter Dimension (z. B. mit MMSE: r = .32–.82) • Konstruktvalidität: Diskriminierung zwischen gesunden und beeinträchtigten Personen bezüglich einer demenziellen Erkrankung
Eichung	Normierung (N = 662) für Personen über 50 Jahren, die je nach Alter, Ausbildung und Geschlecht zwischen Gesunden und Beeinträchtigten unterscheidet

8.5 Skalen zur Erfassung psychopathologischer Symptome

Demenzielle Veränderungen schlagen sich auch in psychopathologischen Veränderungen nieder (Rösler et al., 2003). Diese psychopathologischen Veränderungen wie z. B. Wahn, Sinnestäuschung, Depressivität und Unruhe werden getrennt von der Kognition erfasst. Auch werden Skalen zur Erfassung psychopathologischer Symptome zu differenzialdiagnostischen Fragestellungen wie z. B. bei Altersdepression eingesetzt.

Erfassung neuropsychiatrischer Symptome erforderlich für Diagnosestellung

Die Erfassung psychopathologischer Symptome ist für die Diagnostik besonders wichtig. Zum einen verlangt das DSM-5 (APA, 2013) eine Klassifizierung der demenziellen Erkrankung nach An- oder Abwesenheit von sogenannten *behavioral (neuropsychiatric) symptoms (NPS)*. Auch in den NIA-AA-Kriterien (McKhann et al., 2011) findet sich ihre große Bedeutung wieder. Die neuropsychiatrischen Symptome zählen dort zu den *core clinical criteria for all-cause dementia*. Nach NIA-AA (Kap. 2, S. 265) lässt sich eine Demenz bei Nachweis von Störungen in mindestens zwei kognitiven Kategorien oder in einer der kognitiven Kategorien und der NPS-Kategorie diagnostizieren.

8.5.1 Alzheimer's Disease Assessment Scale – Non-Cognitive (ADAS-Noncog)

ADAS-Noncog: Erfassung von Verhaltensauffälligkeiten

Bei der ADAS-Noncog handelt es sich um einen Teilbereich der *Alzheimer's Disease Assessment Scale*, die 1984 von Rosen, Mohs und Davis veröffentlicht wurde. Die deutsche Validierung der ADAS erfolgte 1993 durch Ihl und Weyer. Der nicht kognitive Teil der ADAS dient dazu, Verhaltensauffälligkeiten bei Personen mit einer demenziellen Erkrankung des Alzheimer-Typs zu erfassen.

Subskalen der ADAS-Noncog

Die ADAS-Noncog setzt sich aus drei Teilen zusammen: aktiver Teil, Interview/Befragung und Verhaltensbeobachtung. Jeder der Bereiche enthält mindestens ein Item, das zur Erfassung der Verhaltensauffälligkeiten beiträgt. Der aktive Teil bezieht sich dabei auf Items, bei denen der Befragte aktiv mitwirken muss. Beim Interview werden entweder der Betroffene selbst oder nahestehende Informanten befragt. Der Teil der Verhaltensbeobachtung bezieht sich auf die Beobachtungen, die der Diagnostiker während der Durchführung der anderen Teile gemacht hat. Die Items der drei Bereiche lassen sich vier Subskalen zuordnen: *Motorik, Depressivität, psychotische Symptome, Konzentration/Kooperation.*

Die *Motorik* setzt sich zusammen aus einem Item aus dem aktiven Teil *(Tremor)* und zwei Items aus der Befragung *(Umherlaufen, Motorische Unruhe)*. Die

Depressivität setzt sich zusammen aus zwei Items aus der Befragung *(Weinen, depressive Verstimmung)*. Bezüglich der *psychotischen Symptome* geben ebenfalls zwei Items aus der Befragung Auskunft *(Wahn, Halluzination)*. Aus der Verhaltensbeobachtung werden *Konzentration/Ablenkbarkeit* und *mangelnde Kooperation* zur Erfassung möglicher Verhaltensauffälligkeiten herangezogen. Zuletzt wird während der Befragung der *Appetit* erhoben, der jedoch keiner Subskala zugeordnet wird.

ADAS-Cog: Interpretation anhand von „Symptomprofilen"

Jedes der insgesamt 10 Items wird mit einem Wert zwischen 0 und 5 bewertet, wobei eine höhere Punktzahl eine größere Beeinträchtigung bedeutet (0 = keine vorhandene Beeinträchtigung, 1 = sehr leichte Beeinträchtigung, 2 = leichte Beeinträchtigung, 3 = mäßige Beeinträchtigung, 4 = mäßig schwere Beeinträchtigung, 5 = schwere Beeinträchtigung). Zur Vereinfachung der Bewertung sind im Manual für jedes Item Verankerungen der Skalenwerte angeführt. Für die Auswertung werden die Punkte addiert. Die Maximalpunktzahl der ADAS-Noncog beträgt 50. Gemeinsam mit dem kognitiven Teil ADAS-Cog kann auch ein Gesamtwert errechnet werden. Dieser beträgt maximal 120 Punkte. Je nach erreichter Punktzahl lassen sich zur Interpretation der Testergebnisse sogenannte „Symptomprofile" erstellen, die zwischen gesunden und beeinträchtigten Personen unterscheiden. Die Durchführungszeit der gesamten ADAS beträgt etwa 45 Minuten.

Die interne Konsistenz der ADAS-Noncog beträgt laut den Autoren für Patienten *Cronbachs* α =.75 und für gesunde Probanden *Cronbachs* α =.81. In einer weiteren Studie konnte eine interne Konsistenz von *Cronbachs* α =.83 nachgewiesen werden (Weyer et al., 1997). In derselben Untersuchung zeigte sich eine hohe Stabilität (r_{tt}=.97) der Ergebnisse über einen Zeitraum von drei bis vier Wochen. Bezüglich der Kriteriumsvalidität zeigten sich geringe Korrelationen zu Verfahren der Demenzdiagnostik, die die Beeinträchtigungen der kognitiven Fähigkeiten erfassen (z. B. SKT: r=.01; MMSE: r=–.03; Mosaik-Test: r=.01). Zu Messinstrumenten, die Verhaltensauffälligkeiten erfassen, zeigten sich hingegen höhere Korrelationen (z. B. BCRS: r=.21; NOSGER: r=.79). Die zuverlässige Diskriminierungsfähigkeit der gesamten ADAS zwischen Gesunden und Beeinträchtigten bestätigt die Konstruktvalidität des Instruments.

Tabelle 34: Übersicht zur ADAS-Noncog (Rosen, Mohs & Davis, 1984; dt. Version: Ihl & Weyer, 1993)

Kurzbeschreibung	Die ADAS-Noncog ist der Teilbereich der ADAS, der Verhaltensauffälligkeiten erfasst
Erfasste Merkmalsbereiche	Motorik, Depressivität, psychotische Symptome, Konzentration/Kooperation, Appetit
Einsatzbereich	Schweregradbestimmung demenzieller Syndrome, Verlaufsmessung, Therapieevaluation in klinischen Studien

Tabelle 34: Fortsetzung

Aufbau	• Aktiver Teil: durch Mitarbeit des Patienten wird der Tremor erfasst • Interview: Befragung des Patienten oder eines Informanten zu den Bereichen Motorik (Umherlaufen, Motorische Unruhe), Depressivität (Weinen, depressive Verstimmung), psychotische Symptome (Wahn, Halluzinationen), Appetit • Verhaltensbeobachtung: durch Beobachtung des Patienten während der gesamten Testung werden Konzentration und Kooperation erfasst
Besonderheiten	Verhaltensauffälligkeiten können während der kognitiven Testung beobachtet und mithilfe von Informanten erfasst werden
Altersbereich	ältere Erwachsene
Vorgabedauer	ca. 45 Minuten (inklusive ADAS-Cog)
Reliabilität	Interne Konsistenz: *Cronbachs* $\alpha = .75 – .83$
Stabilität	Retest-Reliabilität (3–4 Wochen): $r_{tt} = .97$
Validität	• Kriteriumsvalidität: niedrige Korrelationen zu Demenzverfahren, die kognitive Einbußen messen (MMSE: $r = -.03$; SKT: $r = .01$; Mosaik-Test: $r = .01$), niedrige bis moderate Korrelationen zu Demenzverfahren, die Verhaltensauffälligkeiten messen (z.B. BCRS: $r = .21$; NOSGER: $r = .79$) • Konstruktvalidität: zuverlässige Unterscheidung von Gesunden und Personen mit demenziellem Syndrom
Eichung	Referenzwerte für Patienten mit Demenz vom Alzheimer-Typ und kognitiv gesunde Kontrollpersonen ($N = 217$)

8.5.2 Behavioral Pathology in Alzheimer's Disease Rating Scale (BEHAVE-AD)

Die BEHAVE-AD ist ein Fremdbeurteilungsverfahren, bei dem anhand eines Interviews mit einer pflegenden Person die Verhaltensauffälligkeiten eines Betroffenen eingeschätzt werden. Sie wurde 1987 von B. Reisberg und Kollegen entwickelt (dt. Fassung: Auer & Boetsch, 2003). Sie entstand aus der Notwendigkeit eines Messinstruments, das neben Testverfahren zur Erfassung kognitiver und alltäglicher Beeinträchtigungen auch Auffälligkeiten des Verhaltens, vor allem im psychopathologischen Bereich, erfasst. Seit 2015 ist sie als deutsche Fassung in der 6. Auflage der Internationalen Skalen für Psychiatrie (CIPS, 2015) zu finden.

BEHAVE-AD: Aufbau von Teil 1

Die Skala besteht aus zwei Teilen. Der erste Teil erfasst sieben Merkmalsbereiche der für Patienten mit Alzheimer-Demenz typischen Verhaltensauffälligkeiten: (A) *Paranoide Wahnvorstellungen,* (B) *Halluzinationen,* (C) *Aktivitätsstörungen,* (D) *Aggressivität,* (E) *Störung des zirkadianen Rhythmus,* (F) *Affektive Störungen* und (G) *Ängste und Phobien.*

Abschnitt A enthält sieben Fragen zu bei Alzheimer-Patienten oft vorkommenden Wahnvorstellungen: bestohlen zu werden, nicht im eigenen Haus zu sein, der Pflegende sei ein Betrüger, verlassen oder in ein Heim gebracht zu werden, Untreue von Angehörigen, Argwohn, andersartige Wahnvorstellungen. Der Abschnitt B erfragt anhand von fünf Fragen, ob bei dem Patienten optische, akustische, olfaktorische, haptische oder anderweitige Halluzinationen vorliegen. Im Abschnitt C erfassen drei Fragen, ob der Patient von zu Hause wegläuft, sinnlose oder andere unangemessene Verhaltensweisen aufzeigt. Abschnitt D erhebt anhand von drei Fragen, ob bei dem Patienten verbale Ausbrüche, physische Bedrohung oder eine andere Art von Agitiertheit zu beobachten ist. Im Abschnitt E soll der Befragte Auskunft über den Tag-Nacht-Rhythmus des Patienten geben. Abschnitt F erfragt zum einen die Traurigkeit des Patienten, zum anderen weitere Formen der Depressivität (vor allem Suizidalität). Im letzten Abschnitt G erheben vier Fragen Ängste bezüglich bevorstehender Ereignisse, andere Ängste, die Angst alleine gelassen zu werden und andere Phobien. Der erste Teil besteht somit aus insgesamt 25 Fragen zur Symptomatik.

BEHAVE-AD: Aufbau von Teil 2

Der zweite Teil besteht aus einer Frage zur globalen Einschätzung der Belastung der pflegenden Person durch die Verhaltensauffälligkeiten oder die Gefahr, die durch die Verhaltensauffälligkeiten von der betreffenden Person für sie selbst ausgeht.

Alle Fragen werden auf einer vierstufigen Skala bewertet: 0 = nicht vorhanden, 1 = vorhanden, 2 = vorhanden mit emotionalen Auffälligkeiten, 3 = vorhandenen mit emotionalen und physischen Auffälligkeiten (z. B. Gewalt). Der Wortlaut der Antwortmöglichkeiten ist dabei für jede Frage angepasst und mit Beispielen versehen. Zur Auswertung werden die Werte der Antworten aufsummiert und es wird so ein Gesamtwert gebildet. Dabei steht ein höherer Gesamtwert für gravierendere Verhaltensauffälligkeiten. Eine Eichung liegt bei diesem Verfahren nicht vor. Die Bearbeitung dauert etwa 20 Minuten.

In einer Studie von Sclan et al. (1996) wurde das Auftreten und der Verlauf der in dem Verfahren abgefragten Verhaltensauffälligkeiten untersucht. Die Ergebnisse unterstützen die Konstruktvalidität des Instruments und zeigen, dass eine Zunahme der Verhaltensauffälligkeiten mit einer Zunahme des Schweregrads der Erkrankung einhergeht. Zudem konnte eine Interrater-

Reliabilität von $ICC = 0.65 - 0.96$ festgestellt werden. Dies unterstützt die Ergebnisse einer mittleren bis hohen Übereinstimmung zwischen verschiedenen Interviewern, die schon zuvor in einer Studie von Patterson et al. (1990) nachgewiesen werden konnten ($Kappa = 0.62 - 1.00$).

Bei der Fremdeinschätzung von Verhaltensauffälligkeiten durch eine pflegende Person besteht die Gefahr, dass die Beurteilungen durch die hohe Belastung der Pflegenden verzerrt sein könnten. Aus diesem Grund wurde eine Version entwickelt, bei der Experten ihr Urteil aus dem direkten Patientenkontakt ableiten können, die *Empirical Behavioral Pathology in Alzheimer's Disease Rating Scale* (E-BEHAVE-AD; Auer, Monteiro & Reisberg, 1996).

E-BEHAVE-AD: Version für Experten

Tabelle 35: Übersicht zur BEHAVE-AD (Reisberg et al., 1987; dt. Fassung: Auer & Boetsch, 2003)

Kurzbeschreibung	Skala zur Erfassung von Verhaltensauffälligkeiten bei Patienten mit Alzheimer-Demenz
Erfasste Merkmalsbereiche	Paranoide Wahnvorstellungen, Halluzinationen, Aktivitätsstörungen, Aggressivität, Störung des zirkadianen Rhythmus, Affektive Störungen, Ängste und Phobien, Grad der Belastung und Gefahr
Einsatzbereich	Personen mit Alzheimer-Demenz
Aufbau	• Teil 1: 25 Fragen zu 7 Merkmalsbereichen, Einschätzung des Schweregrads auf einer vierstufigen Skala von 0 (= nicht vorhanden) bis 3 (= vorhanden mit emotionalen und physischen Auffälligkeiten) • Teil 2: Globale Einschätzung der Belastung des Pflegenden und der Gefahr für den Betroffenen selbst
Besonderheiten	Fremdeinschätzung durch pflegende Angehörige oder Pflegekräfte anhand eines Interviews
Altersbereich	ältere Erwachsene
Vorgabedauer	ca. 20 Minuten
Reliabilität	Interrater-Reliabilität: *Kappa* = 0.62–1.00 bzw. *ICC* = 0.65–0.96
Stabilität	keine Angaben
Validität	Studien zum Abgleich des Verlaufs der Symptome von Alzheimer-Demenz mit den Ergebnissen der BEHAVE-AD bestätigen die Konstruktvalidität.
Eichung	keine Eichung, Einschätzung des Schweregrads durch Addition der Itemantworten

8.5.3 Geriatric Depression Scale (GDS)

Die *Geriatric Depression Scale* (GDS) von Yesavage, Brink, Rose und Lum (1983; dt. Fassung: Gauggel & Birkner, 1999) ist ein diagnostisches Instrument zur Erfassung depressiver Symptome bei älteren Menschen.

GDS: Ausschluss somatischer Symptome

Der Unterschied zu anderen Testverfahren, die in der Diagnostik für Depression angewendet werden, besteht darin, dass die GDS somatische Symptome ausschließt. Grund dafür ist die Häufung körperlicher Beschwerden bei älteren Erwachsenen, die unabhängig von einer Depression auftreten. Die Erfassung depressiver Symptome bezieht sich deshalb auf die in Kasten 8 dargestellten vier Bereiche.

Kasten 8: Bereiche und Beispielitems der GDS

1. *Antrieb* („Haben Sie viele Ihrer Aktivitäten und Interessen aufgegeben?")
2. *Hoffnung* („Machen Sie sich öfter Sorgen um die Zukunft?")
3. *Affekt* („Ärgern Sie sich häufig über Kleinigkeiten?")
4. *Sinnhaftigkeit des Lebens* („Glauben Sie, dass Ihr Leben sinnlos ist?")

Es handelt sich bei der GDS um einen Selbstbeurteilungsfragebogen, der von zu Hause oder im Heim lebenden, älteren Erwachsenen mit Verdacht auf eine depressive Erkrankung bearbeitet wird. Zu beachten ist, dass bei der befragten Person keine zu großen kognitiven Einschränkungen vorliegen sollten. Die Autoren geben an, dass das Verfahren nur für Personen mit bis zu leichten kognitiven Beeinträchtigungen geeignet ist. Die Bearbeitungszeit beträgt etwa 5 bis 10 Minuten.

GDS: Kurz- und Langform erhältlich

Der Fragebogen ist in einer langen Version mit 30 Items und einer kurzen Version mit 15 Items erhältlich. Es wurden zudem Formen mit 10, 8 und 4 Items erstellt, zu denen jedoch eine zuverlässige Validierung fehlt. Alle Items werden entweder mit „Ja" oder „Nein" beantwortet, was die Beantwortung für Personen höheren Alters erleichtert. Für die Auswertung werden die teilweise umgepolten Antworten mit jeweils 1 Punkt bewertet und aufsummiert. Eine höhere Punktzahl bedeutet dabei eine schwerere depressive Symptomatik. Als Cut-off-Wert zur zuverlässigen Unterscheidung zwischen Gesunden und Depressiven konnten Studien bei der langen Version eine Punktzahl ≥ 13 und bei der kurzen Version eine Punktzahl ≥ 6 belegen ($N = 43$; Gauggel & Birkner, 1999).

GDS: zahlreiche Sprachfassungen erhältlich

Es liegen Übersetzungen in mehrere Sprachen vor, die auf folgender Internetseite erhältlich sind: https://web.stanford.edu/~yesavage/GDS.html. Die deutsche Version (Gauggel & Birkner, 1999) kann über die Testzentrale (www.testzentrale.de; Best.-Nr. 04 034 48) bezogen werden.

Aufgrund der mehrmals nachgewiesenen Differenzierungsfähigkeit der GDS kann ihre Konstruktvalidität als bestätigt angesehen werden. Bezüglich der Kriteriumsvalidität zeigten sich hohe Korrelationen zu anderen Verfahren der Diagnostik von depressiven Erkrankungen (z. B. Zung Self-Rating Depression Scale [SRS]: $r=.83$; Hamilton Rating Scale for Depression [HRS-D]: $r=.80$). Die Reliabilität der Skala wurde zum einen durch die Split-Half-Reliabilität berechnet und beträgt $r=.90$. Die interne Konsistenz beträgt *Cronbachs* $\alpha=.91$.

Tabelle 36: Übersicht zur GDS (Yesavage, Brink, Rose & Lum, 1983; dt. Fassung: Gauggel & Birkner, 1999)

Kurzbeschreibung	Screeningverfahren zur Erfassung von depressiven Symptomen bei älteren Menschen
Erfasste Merkmalsbereiche	verschiedene Einstellungen bezüglich Antrieb, Hoffnung, Affekt, Sinnhaftigkeit
Einsatzbereich	zu Hause oder im Heim lebende ältere Menschen mit Hinweis auf eine depressive Störung
Aufbau	30 Items (Langversion) bzw. 15 Items (Kurzversion); einfaches zweistufiges Antwortformat („Ja"/„Nein"); Addition der Itemantworten ergibt Summenwert
Besonderheiten	Selbstbeurteilungsfragebogen; Ausschluss von somatischen Symptomen; nur für bis zu leicht kognitiv beeinträchtigte Personen geeignet
Altersbereich	ältere Erwachsene
Vorgabedauer	5–10 Minuten
Reliabilität	• Split-Half-Reliabilität: $r_{tt}=.90$ • Interne Konsistenz: *Cronbachs* $\alpha=.91$
Stabilität	keine Angaben
Validität	• Kriteriumsvalidität: hohe Korrelationen der GDS mit anderen Depressionsverfahren (SDS: $r=.83$; HRS-D: $r=.80$) • Konstruktvalidität: mit der GDS lässt sich zuverlässig zwischen keiner, leichter und schwerer Depression unterscheiden
Eichung	In einer Studie mit einer repräsentativen Stichprobe ($N=43$) konnten Cut-off-Werte für die Diskriminierung zwischen gesunden und depressiven Personen belegt werden (Langversion: ≥ 13, Kurzversion ≥ 6).

8.5.4 The Neuropsychiatric Inventory (NPI)

NPI: strukturiertes Interview zur Erfassung von Verhaltensstörungen bei Alzheimer-Erkrankungen

Beim *Neuropsychiatric Inventory* bzw. *Neuropsychiatrischen Inventar* (NPI; Cummings et al., 1994) handelt es sich um ein strukturiertes Interview, welches zur Erfassung von Verhaltensstörungen, die infolge von Alzheimer-Erkrankungen auftreten können, dient. Das Interview wird mit einem Angehörigen oder einer Betreuungsperson durchgeführt. Das NPI eignet sich zur objektiven Erfassung von psychopathologischen Begleitstörungen bei zerebralen Erkrankungen. Es kann aber auch zur Erfassung von Verhaltensänderungen bei anderen Erkrankungen eingesetzt werden. Außerdem lässt sich durch Medikamente verursachtes problematisches Verhalten mithilfe des Interviews feststellen. Darüber hinaus kann das NPI für Forschungszwecke verwendet werden, z. B. um das Ausmaß von Verhaltensänderungen bei Alzheimer-Demenzen zu untersuchen (www.zpid.de).

Neben der englischen Originalversion liegen verschiedene Übersetzungen, unter anderem ins Deutsche, vor (vgl. z. B. http://www.gesundheitundalter.ch/Portals/3/media/geriatrische/PDF/NPI.pdf). Außerdem gibt es eine Kurzform (NPI-Q; Kaufer et al., 2000) und eine Version für die Benutzung in Krankenhäusern (NPI-NH; Wood et al., 2001).

Das NPI erfasst 12 Bereiche

Es werden 12 Bereiche erhoben: *Wahnvorstellungen, Halluzinationen, Erregung/Aggression, Depression/Dysphorie, Angst, Hochstimmung/Euphorie, Apathie/Gleichgültigkeit, Enthemmung, Reizbarkeit/Labilität, Abweichendes motorisches Verhalten, Verhalten in der Nacht, Störungen des Appetits und des Essverhaltens*. Zu jedem Bereich wird zunächst eine Leitfrage gestellt, die nur im Falle, dass sie zutrifft, durch jeweils 7 bis 9 differenzierte Unterfragen ergänzt wird. Das Interview ist dadurch ökonomisch und individuell einsetzbar. Es wird jeweils nach der Häufigkeit und dem Schweregrad des problematischen Verhaltens gefragt. Zudem soll die Pflegeperson angeben, wie sehr sie das Verhalten seelisch belastet. Die Durchführung des Interviews erfordert etwa 20 Minuten; die Auswertung weitere 5 bis 10 Minuten (www.zpid.de).

Durchführung und Auswertung des NPI sind aufgrund der starken Strukturierung objektiv. Aufgrund fehlender Normen ist die Interpretationsobjektivität allerdings fraglich. Die Interrater-Reliabilität für die Einschätzung von Häufigkeit und Schwere der Verhaltensstörung liegt zwischen 0.94 und 1.00 (Cummings et al., 1994). Für die amerikanische Originalversion liegt die interne Konsistenz bei *Cronbachs* $\alpha = .88$. Die Retest-Reliabilität liegt nach 3 Wochen für die Häufigkeit des problematischen Verhaltens bei $r_{tt} = .79$ und für die Schwere der Verhaltensstörungen bei $r_{tt} = .86$ (Cummings et al., 1994). Die konvergente Validität des NPI konnte durch hoch signifikante Korrelationen mit der BEHAVE-AD (Reisberg et al., 1987) nachgewiesen werden. Die

Häufigkeit und Schwere depressiven Verhaltens korreliert außerdem mit der Hamilton Depression Rating Scale (HAMD; Hamilton, 1967). Deutschsprachige Untersuchungen zu den Gütekriterien fehlen bisher. Da bislang keine Normen vorliegen, eignet sich das Interview eher für den intraindividuellen Vergleich, wie z. B. für Verlaufsuntersuchungen.

NPI: vorwiegend für den intraindividuellen Vergleich geeignet

Tabelle 37: Übersicht zum NPI (Cummings et al., 1994)

Kurzbeschreibung	Das NPI ist ein strukturiertes Interview zur Erfassung von Verhaltensstörungen bei Alzheimer-Erkrankungen und zur Erhebung der Belastung von Pflegepersonen.
Erfasste Merkmalsbereiche	Wahnvorstellungen, Halluzinationen, Erregung/Aggression, Depression/Dysphorie, Angst, Hochstimmung/Euphorie, Apathie/Gleichgültigkeit, Enthemmung, Reizbarkeit/Labilität, Abweichendes motorisches Verhalten, Verhalten, Verhalten in der Nacht, Störungen des Appetits und des Essverhaltens
Einsatzbereich	Detektion von krankheitsbedingten Verhaltensstörungen, insbesondere bei Alzheimer-Demenzen oder Verhaltensänderungen aufgrund von medikamentösen Behandlungen; Forschungszwecke
Aufbau	12 Untertests, die 8 übergeordneten Bereichen zugewiesen sind
Besonderheiten	Das Interview wird von einer Pflegeperson beantwortet; Übersetzungen in mehrere Sprachen verfügbar; zusätzlich sind eine Kurzform (NPI-Q) und eine Form für die Benutzung in Krankenhäusern (NPI-NH) erhältlich.
Altersbereich	Erwachsene
Vorgabedauer	ca. 20 Minuten
Reliabilität	• Interne Konsistenz: *Cronbachs* $\alpha = .88$ • Interrater-Reliabilität: *ICC* = .94–1.00
Stabilität	Retest-Reliabilität (3 Wochen): $r_{tt} = .79$ für Häufigkeitsgesamtwert bzw. $r_{tt} = .86$ für Schweregradgesamtwert
Validität	• Kriteriumsvalidität: hohe Korrelationen mit BEHAVE-AD ($r = .66$ für die Häufigkeit problematischen Verhaltens und $r = .71$ für die Schwere problematischen Verhaltens) und der HAMD ($r = .70$ für die Häufigkeit depressiven Verhaltens und $r = .59$ für die Schwere depressiven Verhaltens) • Konstruktvalidität: gute Differenzierung zwischen verschiedenen neurologischen Erkrankungen, z. B. Alzheimer-Demenz, Frontotemporale Demenz, Progressive Supranukleare Blickparese.
Eichung	Bisher liegen keine Normen vor.

8.6 Weitere Verfahren zur Untersuchung spezifischer kognitiver Symptombereiche in kurzer Darstellung

8.6.1 Lernen und Gedächtnis

Benton-Test und DCS-II: bei Kindern und Erwachsenen einsetzbar

Der Benton-Test (Benton, 1946; Benton Sivan & Spreen, 2009) erfasst neben visueller Wahrnehmung und visuokonstruktiven Fähigkeiten das visuell-räumliche Gedächtnis. Je nach Instruktion sollen dargebotene Stimuli frei reproduziert, abgezeichnet oder wiedererkannt werden. Die Durchführung des für Kinder und Erwachsene geeigneten Verfahrens dauert etwa 5 bis 10 Minuten. Die Bearbeitungsdauer der Langformen beträgt je 10 bis 20 Minuten. Interne Konsistenz, Retest- und Interrater-Reliabilität sind hoch.

Das *Diagnosticum für Cerebralschädigung – II* (DCS-II; Weidlich, Derouiche & Hartje, 2011) ist ein figuraler Lern- und Gedächtnistest, bei dem abstrakte Figuren eingeprägt werden sollen. Der kognitive Lerntest ist für Kinder ab 5 Jahren und Erwachsene geeignet. Die Normierung des DCS-II beruht auf den Daten von 871 Personen im Alter zwischen 5 und 88 Jahren. Die Bearbeitung des Tests benötigt zwischen 20 und 40 Minuten.

Der *Verbale Lerntest* (VLT) und *Nonverbale Lerntest* (NVLT) von Sturm und Willmes (1999) sind Verfahren zur sprachlichen und nicht sprachlichen Lernleistung. Den Testpersonen werden Kärtchen mit aufgedruckten sinnfreien Wörtern bzw. Figuren dargeboten, die in den nachfolgenden Durchgängen wiedererkannt werden sollen. Die interne Konsistenz und Split-Half-Reliabilitäten sind hoch. Die Durchführung dauert jeweils etwa 15 Minuten. Für die Kurzformen sind jeweils ca. 10 Minuten zu veranschlagen.

RBMT: alltagsnahe Erfassung von Gedächtnisfunktionen

Der *Rivermead Behavioral Memory Test* (RBMT; Beckers, Behrends & Canavan, 1992; B. Wilson, Cockburn & Baddeley, 1991) erfasst Störungen von Gedächtnisfunktionen. Dabei ist der RBMT verhaltensorientiert und alltagsnah. Unter anderem sollen Namen, Geschichten, Wegbeschreibungen und Gesichter gelernt und erinnert werden. Durch vier Parallelformen eignet er sich außerdem für Verlaufsuntersuchungen. Mittlerweile liegt die dritte Ausgabe des RBMT vor (RBMT-3; B. Wilson et al., 2008). Die Durchführungsdauer beträgt 20 bis 30 Minuten.

8.6.2 Aufmerksamkeit

AKT und FAIR-2: figurales Material

Der *Alters-Konzentrations-Test* (AKT; Gatterer, 2008; Gatterer, Fischer, Simanyi & Danielczyk, 1989) ist ein Verfahren zur Messung der Konzentration und der Vigilanz. Dafür soll die Testperson aus einer Reihe von Figuren eine vorgegebene Figur herausstreichen. Erfasst werden die benötigte Zeit, die Anzahl richtig erkannter Figuren sowie die Anzahl und Art der Fehler. Für den AKT werden von den Autoren hohe Reliabilitätskoeffizienten berichtet. Der Test ist an einer Stichprobe von 1008 Personen im Alter zwischen 55 und 100 Jahren normiert. Die Durchführung dauert etwa 5 Minuten.

Das *Frankfurter Aufmerksamkeits-Inventar 2* (FAIR-2; Moosbrugger & Oehlschlägel, 2011) dient der Erfassung der Aufmerksamkeitsleistung. Die Aufgabe der Testperson besteht darin, schnell zwischen visuell ähnlichen Zeichen zu diskriminieren. Es stehen zwei parallele Testformen zur Verfügung. Das FAIR-2 ist für den Altersbereich von 9 bis 85 Jahren normiert (N=2993); die Bearbeitung dauert ca. 5 Minuten.

8.6.3 Visuokonstruktion und visuelles Gedächtnis

Englischsprachige Verfahren zur Erfassung der visuokonstruktiver Fähigkeiten und des visuellen Gedächtnisses

Der *Rey Complex Figure Test and Recognition Trial* (RCFT; Meyers & Meyers, 1995) erfasst die Visuokonstruktion und das visuelle Gedächtnis. Hierfür muss eine komplexe Figur (Rey, 1941, zitiert in Meyers & Meyers, 1995) zunächst abgezeichnet und nach zeitlichen Verzögerungen aus dem Gedächtnis reproduziert werden. Außerdem wird das Wiedererkennen von einzelnen Elementen der Figur überprüft. Die Bearbeitung des RCFT benötigt etwa 45 Minuten, inklusive einem Intervall von 30 Minuten für den verzögerten Abruf. Das Verfahren diskriminiert sensitiv zwischen Personen mit Hirnschädigungen, psychiatrischen Patienten und gesunden Kontrollpersonen. Interrater- und Retest-Reliabilitäten sind hoch. Der RCFT ist für Personen von 18 bis 69 Jahren standardisiert und normiert, das Manual liegt bisher allerdings nur in englischer Sprache vor.

Der *Free and Cued Selective Reminding Test* (FCSR; Buschke, 1984; Grober & Buschke, 1987) ist ein ebenfalls englischsprachiges Verfahren zur Messung des visuellen Gedächtnisses. Dabei werden den Testpersonen 4 × 4-Abbildungen präsentiert (z. B. Trauben) und mit Kategorien verknüpft (z. B. Obst). Im Anschluss sollen die abgebildeten Objekte zunächst frei erinnert werden. Für die nicht erinnerten Items werden die Kategorien als Hinweise genannt. Es liegen aktuelle Studien zu Reliabilität und Validität vor.

Die *Testbatterie für visuelle Objekt- und Raumwahrnehmung* (VOSP; Warrington & James, 1992) besteht aus 8 Untertests zur Überprüfung der visuellen Raum- und Objektwahrnehmung. Die VOSP ist ab einem Alter von 8 Jahren standardisiert, normiert und validiert.

8.6.4 Exekutivfunktionen

BADS und FWIT: Erfassung von exekutiven Funktionen

Das *Behavioural Assessment of the Dysexecutive Syndrome* (BADS; Wilson, Alderman, Burgess, Emslie & Evans, 1996) ermöglicht eine Erfassung exekutiver Defizite bei Personen von 16 bis 87 Jahren. Die sechs Untertests des BADS eignen sich insbesondere zur Vorhersage von Schwierigkeiten bei Alltagstätigkeiten. Getestet werden kognitive Flexibilität, Problemlösen, Planen, Schätzen und Verhaltensregulation. Die Durchführung dauert etwa 40 Minuten. Das BADS ist aktuell nur in englischer Sprache erhältlich.

Der *Farbe-Wort-Interferenztest nach J. R. Stroop* (FWIT; Bäumler, 1985) erfasst exekutive Funktionen durch die Wahrnehmung, begriffliche Umsetzung und verbale Wiedergabe von Reizen mithilfe des Farbe-Wort-Inkongruenzprinzips nach J. R. Stroop. Dabei werden der Testperson Farbworte präsentiert, die wiederum in anderen Farben geschrieben sind. Der Test ist für Personen ab einem Alter von 10 Jahren normiert. Die Bearbeitungsdauer beträgt 10 Minuten.

PERSEV und TL-D: sprachfreie Überprüfung von Exekutivfunktionen

Der *Perseverationstest* (PERSEV; Dr. G. Schuhfried GmbH, Mödling; www.schuhfried.at) erfasst die Perseverationsneigung, also die Tendenz von stereotypen und rigiden Verhaltensweisen anstelle von flexiblem und anpassungsfähigem Verhalten. Der Testperson werden auf einem Bildschirm neun ungeordnete Kreise präsentiert. Zusätzlich werden rhythmische Signaltöne ausgegeben. Die Aufgabe der Testperson ist es, die Kreise im Takt der Töne in zufälliger Reihenfolge zu markieren. Die Durchführung dieser Aufgabe dauert etwa 5 Minuten und ist ab einem Alter von 6 Jahren normiert.

Der *Turm von London – Deutsche Version* (TL-D; Tucha & Lange, 2004) erfasst konvergentes problemlösendes Denken. Die Aufgabe der Testperson ist es, drei Kugeln, die auf drei vertikalen Stäben angeordnet sind, mit möglichst wenigen Zügen in einen vorgegebenen Zielzustand zu überführen. Dabei können auf jedem Stab unterschiedlich viele Kugeln gleichzeitig liegen. Für die Lösung der Aufgabe sind komplexe Planungsprozesse erforderlich. Es liegen Normwerte für Erwachsene und Kinder sowie Ergebnisse zur Reliabilität und Validität vor.

8.6.5 Sprache

AAT: Diagnose von Aphasien

Der *Aachener Aphasie Test* (AAT; Huber, Poeck, Weniger & Willmes, 1983) ist ein Verfahren zur Diagnose von Aphasien infolge erworbener Hirnschädigungen. Es werden sprachliche Probleme beim Nachsprechen, Lesen, Schreiben, Benennen und im Sprachverständnis überprüft. Die Durchführung dauert zwischen 60 und 90 Minuten.

Der *Regensburger Wortflüssigkeits-Test* (RWT; Aschenbrenner, Tucha & Lange, 2001) besteht aus jeweils fünf formallexikalischen und semantischen Wortflüssigkeitstests und Aufgaben zu formallexikalischen und semantischen Kategorienwechseln. Dies ermöglicht parallele Messungen und Verlaufsuntersuchungen. Die Bearbeitung der einzelnen Untertests dauert jeweils nur 1 bzw. 2 Minuten. Der RWT wurde für Kinder und Erwachsene normiert, und es liegen Angaben zu Reliabilität und Testgültigkeit vor.

8.6.6 Weitere Screeningverfahren

Der *Demenz-Test* (DT; Kessler, Denzler & Markowitsch, 1999) besteht aus dem MMST, einem Gedächtnistest, einer verbalen Flüssigkeitsaufgabe, einem Apraxietest und Fragen zur Orientierung. Außerdem steht ein ausführliches Fremdrating zur Verfügung. Es stehen Normwerte und Cut-off-Werte für klinische Gruppen, Heimbewohner und ältere Probanden zur Verfügung (N=505). Die Bearbeitungszeit liegt bei etwa 30 Minuten.

EASY: nonverbal und kulturfrei

Der *EASY* (Kessler, Ozankan, Baller, Kalbe & Kaesberg, 2011) ist ein nonverbales und kulturfreies Verfahren zur Erfassung kognitiver Beeinträchtigungen und eignet sich dadurch für Menschen mit Migrationshintergrund. Er besteht aus den Subtests *Figuren Wiedererkennen, Labyrinth* und *Objekt-Symbol-Test*. Die Durchführung des EASY dauert etwa 10 Minuten. Bisher liegen Normwerte für Patienten mit Deutsch und Türkisch als Muttersprache vor.

Der *7 Minute Screen* (7MS; Solomon et al., 1998) ist eine Kombination aus vier Kurztests zur Erfassung von kognitiven Beeinträchtigungen: zeitliche Orientierung, Gedächtnis, verbale Flüssigkeit und Uhren-Test. Das englischsprachige Verfahren differenziert vor allem im Bereich der leichten kognitiven Störung (MCI) sensitiv. Retest- und Interrater-Reliabilität sind hoch.

8.6.7 Weitere Ratingverfahren

HDS: Einschätzung des Schweregrads von kognitiven Beeinträchtigungen

Die *Hierarchic Dementia Scale* (HDS; Cole & Dastoor, 1983, 1996) ist ein Instrument zur Einschätzung des Schweregrads von kognitiven Beeinträchtigungen. Hierfür werden Einschränkungen in 20 Funktionsbereichen, wie beispielsweise *Orientierung*, *Aufmerksamkeit*, *Gedächtnis*, *sprachliche und konstruktive Fähigkeiten*, von einem Beurteiler eingeschätzt. Je nach Schweregrad der Beeinträchtigung können Aufgaben mit unterschiedlicher Schwierigkeit dargeboten werden. Die Durchführung der HDS dauert etwa 15 bis 30 Minuten. Die Skala hat gute psychometrische Eigenschaften. Seit 2015 liegt eine revidierte Form der HDS vor (HDS-R). Bisher ist das Ratingverfahren nur in englischer Sprache erhältlich.

8.7 Computergestützte Erfassung von kognitiven Leistungseinschränkungen

Die Computerdiagnostik hat in den letzten Jahren weite Bereiche der psychologischen Diagnostik erfasst (Wagner-Menghin, 2003). Mittlerweile werden immer häufiger auch neuropsychologische Testverfahren auf den Computer übertragen (Willmes, 2003). Als verlagsmäßig organisierte Anbieter von computergestützten Verfahren sind im deutschsprachigen Raum im Wesentlichen nur die Unternehmen Pearson Assessment (www.pearsonassessment.de), Hogrefe Verlag GmbH & Co. KG mit dem Hogrefe Testsystem (www.hogrefe-testsystem.com) und Schuhfried GmbH mit dem Wiener Testsystem (www.schuhfried.at) zu nennen.

Computergestützte Umsetzung von Papier-und-Bleistift-Verfahren

Bei der Übertragung von herkömmlichen Testverfahren auf den Computer stellen sich in erster Linie Fragen bezüglich der Testgütekriterien ein. Hierbei spielen besonders Objektivität, Äquivalenz, Compliance, Zumutbarkeit und Fairness eine große Rolle.

Im Hinblick auf die *Objektivität* wird dem Computer ein großer Vorteil zugeschrieben, da man dem elektronischen Gerät eine große Testleiterunabhängigkeit attestiert. Diese wird erreicht, indem das Computerprogramm die Testaufgaben stets in der gleichen Art und Weise präsentiert. Dennoch können hier auch Testleitereffekte auftreten, je nachdem, mit welchen Worten und welchem Verhalten der einweisende Testleiter die Testperson an den Computer heranführt (Kubinger, 2009).

Gegebenenfalls neue Normierung der Computerversion notwendig

Bei der Übertragung eines herkömmlichen Tests mit Bildvorlagen, Testheft und sonstigen Testmaterialien auf die Computerversion stellt sich stets die Frage nach Niveauunterschieden bei den Leistungen *(Äquivalenz)*. Bei großen Unterschieden müsste die Computerversion neu normiert werden. Je genauer jedoch die Umsetzung auf die Computerversion erfolgt, desto geringer sind die Niveauunterschiede (Klinck, 2002).

Bei der Computerdiagnostik stellt sich auch die Frage, inwieweit diese verschiedenen Populationen (z. B. Kinder, Erwachsene, ältere Menschen) zumutbar ist. Computer als technische Messinstrumente können dazu beitragen, die Bereitschaft einer Person zu einer neuropsychologischen Untersuchung zu erhöhen (z. B. halten jüngere Menschen Papier-und-Bleistift-Verfahren eher für antiquiert). Es ist aber auch möglich, dass Personen mit weniger Computererfahrung sich bei der Bearbeitung am Computer schnell benachteiligt fühlen; dies hat Auswirkungen auf die *Compliance*.

Computerversionen: Fairness und Zumutbarkeit berücksichtigen

Zusätzlich besteht eine gewisse Gefahr darin, dass ältere Menschen ohne Computererfahrung oder Personen mit sehr niedriger Bildung im Umgang mit Computern überfordert werden (Gütekriterien der *Fairness* und *Zumutbarkeit*). Stellte bei unerfahrenen Testpersonen in der Vergangenheit die mangelnde Routine im Umgang mit der Maus ein großes Handikap dar, so können moderne Touchpads mithilfe der Wischtechnik auch von Personen ohne ausreichende Erfahrungen und schon nach kurzer Einweisung bzw. Übung ohne Nachteile bedient werden. Entsprechende Grundlagenforschung fehlt hier jedoch noch (Kubinger, 2009).

Im Folgenden werden mehrere computergestützte Verfahren in alphabetischer Reihenfolge vorgestellt.

8.7.1 Das Test-Set Cognitive Functions Dementia (CFD)

CFD: Orientierung an DSM-5

Das *Cognitive Functions Dementia* (CFD) bzw. *Kognitive Funktionen Demenz* (Jahn & Heßler, 2017) ist ein digitales Test-Set zur Früherkennung von Demenz aus dem Wiener Testsystem. Das Test-Set orientiert sich mit seinen Aufgaben an den aktuellen Diagnosekriterien des DSM-5. Erfasst werden *Aufmerksamkeit, Verbales Langzeitgedächtnis, Exekutive Funktionen, Expressive Sprache* und *Perzeptuell-motorische Funktionen* mithilfe von acht, teilweise mehrgliedrigen Verfahren (siehe Tabelle 38).

Tabelle 38: Übersicht der Merkmalsbereiche und Verfahren des CFD

Merkmalsbereich	Verfahren
Aufmerksamkeit	Wahrnehmungs- und Aufmerksamkeitsfunktionen (WAF), Untertests WAFA und WAFG
	Trail Making Test (TMT-L), Teil A
Verbales Langzeitgedächtnis	Auditiver Wortlisten Lerntest (AWLT)
Exekutive Funktionen	Corsi-Block-Tapping-Test (CORSI)
	Trail Making Test (TMT-L), Teil B
Expressive Sprache	Wiener Wortflüssigkeitstest (WIWO)
	Wiener Objektbenennungstest (WOBT)
Perzeptuell-motorische Funktionen	Visuokonstruktionstest (VISCO)

Erfassung der Aufmerksamkeit

Aufmerksamkeit und Verarbeitungsgeschwindigkeit werden durch den Test *Wahrnehmungs- und Aufmerksamkeitsfunktionen* (WAF; siehe Abbildung 21) und den *Trail Making Test* (TMT-L; Teil A) erfasst. Der WAF besteht aus sechs Einzeltests zu *Alertness, Selektiver Aufmerksamkeit, Fokussierter Aufmerksamkeit, Geteilter Aufmerksamkeit, Vigilanz* und *Räumlicher Aufmerksamkeit*. Durch verschiedene Testformen kann die Aufmerksamkeit für visuelle, auditive oder crossmodale Testvorgaben gemessen werden. Außerdem kann zwischen automatisierten und kontrollierten Aufmerksamkeitsprozessen unterschieden werden. Im Test-Set CFD sind die WAF-Tests *Alertness* (WAFA) und *Geteilte Aufmerksamkeit* (WAFG) enthalten. Teil A des TMT-L überprüft die kognitive Verarbeitungsgeschwindigkeit. Hierfür tippt die Testperson die Zahlen 1 bis 25, welche zufällig auf dem Bildschirm angeordnet sind, nacheinander mit dem Zeigefinger an.

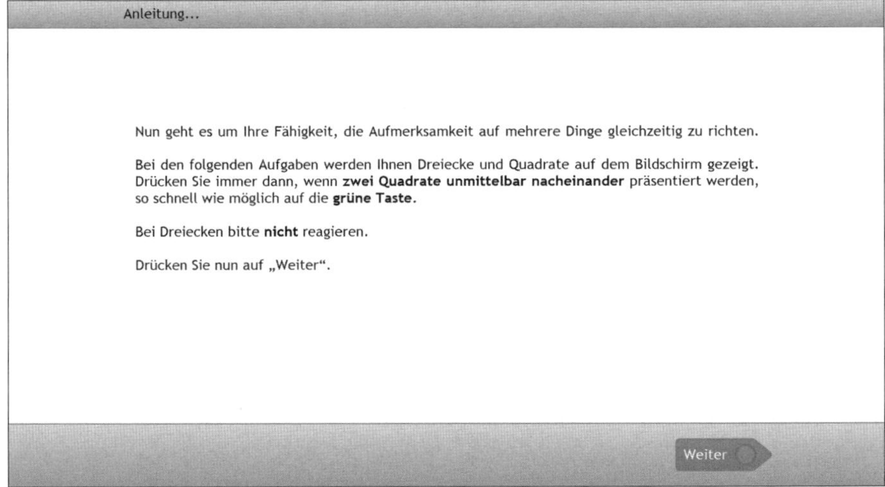

Abbildung 21: Anleitung zum WAFG (Quelle: https://www.schuhfried.at/test/WAF. Abdruck erfolgt mit freundlicher Genehmigung.)

Überprüfung des verbalen Langzeitgedächtnisses

Das Verbale Langzeitgedächtnis wird durch den *Auditiven Wortlisten Lerntest (AWLT)* erfasst. Die Aufgabe der Testperson ist es, eine vom Testleiter vorgelesene Liste mit zwölf Wörtern in vier Durchgängen zu lernen und jeweils direkt abzurufen. Im Anschluss folgen ohne nochmalige Präsentation der Wortliste ein kurz verzögerter freier Abruf (nach 5 Minuten) und ein lang verzögerter freier Abruf (nach 20 Minuten). Zuletzt wird der Testperson eine Liste mit den zwölf gelernten und zwölf neuen Wörtern präsentiert. Diese muss angeben, welche der Wörter sie wiedererkennt.

Erfassung von Exekutivfunktionen

Um die exekutiven Funktionen zu testen, werden der *Corsi-Block-Tapping-Test* (CORSI; siehe Abbildung 22) und Teil B des *Trail Making Tests* (TMT-L) angewandt. Der CORSI überprüft das räumliche Arbeitsgedächtnis. Hierfür betrachtet die Testperson auf einem Bildschirm neun unregelmäßig angeordnete Würfel. Eine bestimmte Anzahl dieser Würfel wird vom Cursor nacheinander „berührt". Am Ende dieser Sequenz wiederholt die Testperson die präsentierte Reihenfolge rückwärts. Die Länge der Sequenz wird kontinuierlich bis auf maximal acht Würfel erhöht. Teil B des TMT-L erfasst die kognitive Flexibilität der Testperson. Hier markiert die Testperson abwechselnd und in aufsteigender Reihenfolge die Zahlen 1 bis 13 und die Buchstaben A bis L so schnell wie möglich.

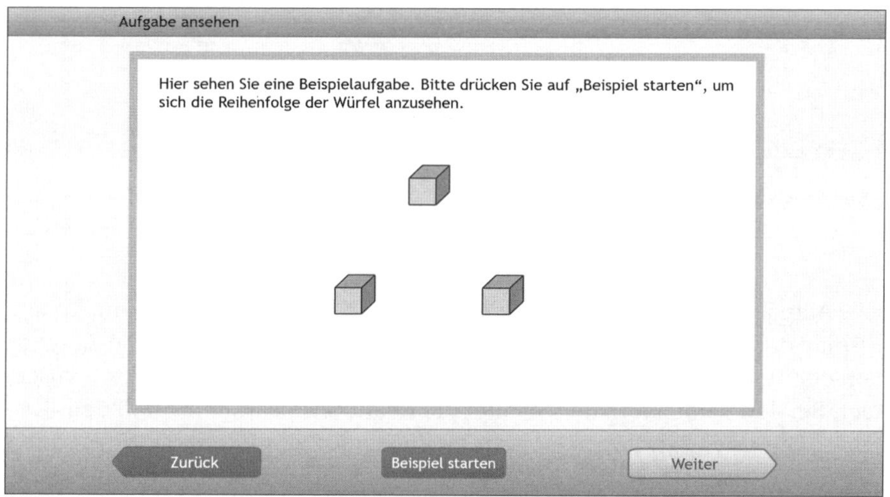

Abbildung 22: Anleitung zum CORSI (Quelle: https://www.schuhfried.at/test/CORSI. Abdruck erfolgt mit freundlicher Genehmigung.)

Testung der expressiven Sprache und perzeptuell-motorischer Funktionen

Die expressive Sprache wird sowohl durch den *Wiener Wortflüssigkeitstest* (WIWO) als auch durch den *Wiener Objektbenennungstest* (WOBT) getestet. Mit dem WIWO wird sowohl die semantische als auch die lexikalische Wortflüssigkeit erfasst. Für die semantische Wortflüssigkeit nennt die Testperson in einer festgelegten Zeit so viele Wörter wie möglich, die einer bestimmten Kategorie zugeordnet werden können. Für die lexikalische Wortflüssigkeit werden möglichst viele Wörter mit dem gleichen Anfangsbuchstaben gesucht. Bei der Bearbeitung des WOBT benennt die Testperson am Bildschirm gezeigte Objekte.

Perzeptuell-motorische Funktionen werden schließlich durch den *Visuokonstruktionstest* (VISCO; siehe Abbildung 23) erfasst. Der Testperson wird auf dem Bildschirm der Umriss einer geometrischen Figur präsentiert, die aus gleichseitigen Dreiecken besteht. Die Aufgabe ist es, die Figur im nebenstehenden Feld nachzubauen.

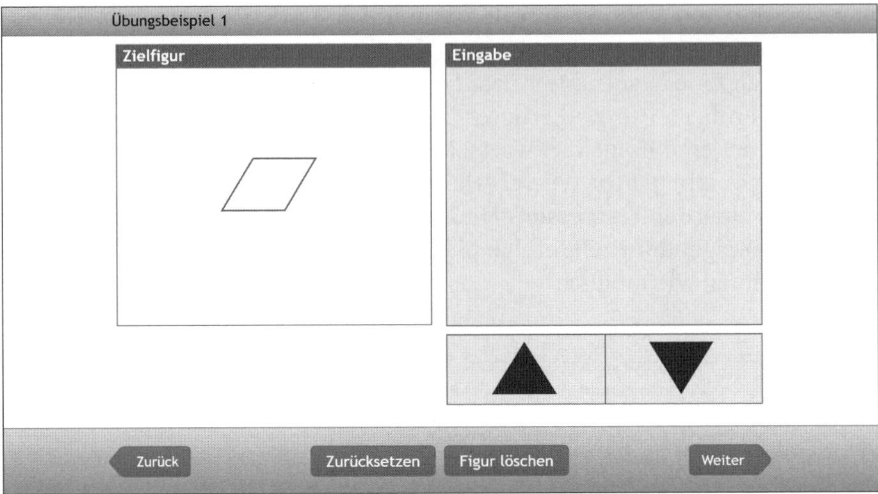

Abbildung 23: Übungsbeispiel aus dem VISCO (Quelle: https://www.schuhfried.at/test/VISCO. Abdruck erfolgt mit freundlicher Genehmigung.)

Alle Aufgaben werden mithilfe eines portablen Convertible Laptop mit Touchdisplay durchgeführt und ausgewertet. Bei Testaufgaben, die eine Eingabe von der Testperson selbst verlangen, wird der Laptop in Tablet-Form vorgelegt. Bei den Sprachaufgaben erfolgt die Reaktionserfassung durch den Testleiter. Die zwei Paralleltestformen des CFD können jeweils in Form eines Kurzscreenings (16 Minuten), in einer Standardform (46 Minuten) und in einer Langform (65 Minuten) durchgeführt werden. Die Auswertung gibt einen Überblick über beeinträchtigte und nicht beeinträchtigte Funktionen und zeigt bei Verlaufsmessungen aufgetretene Leistungsunterschiede an. Der CFD ist für Personen ab 50 Jahren an einer repräsentativen Stichprobe normiert.

Testformen des CFD

Auf Basis der Normstichprobe konnten Kennwerte zu Testgütekriterien für das Test-Set CFD berechnet werden. Als Maß für die Reliabilität wurde für den CFD-Index das gewichtete Omega berechnet, welches bei Ω_w=.91 liegt. Für die Einzeltests wurden Reliabilitätskoeffizienten von *Cronbachs* α =.71–.97 berechnet. Die Orientierung an den Diagnoserichtlinien des DSM-5 sorgt für eine hohe inhaltliche Validität des CFD. Empirisch untermauert wird dies auch durch ein Strukturgleichungsmodell für die Hauptvariablen der Testbatterie. Auch Konstrukt- und Kriteriumsvalidität sind nach Angaben der Autoren hoch. Das CFD spielt seine Stärken vor allem bei der Früherkennung neurodegenerativer Demenzen aus und differenziert zuverlässig zwischen Personen, die an Demenz erkrankt sind, Personen mit Demenzverdacht bzw. Mild Cognitive Impairment (MCI) und Gesunden.

Tabelle 39: Übersicht zum CFD (Jahn & Heßler, 2017)

Kurzbeschreibung	Der CFD ist eine computerisierte Testbatterie zur Früherkennung von Demenzen aus dem Wiener Testsystem.
Erfasste Merkmalsbereiche	Aufmerksamkeit, Verbales Langzeitgedächtnis, Exekutive Funktionen, Expressive Sprache, Perzeptuell-motorische Funktionen
Einsatzbereich	Früherkennung von demenziellen Erkrankungen, Verlaufsuntersuchungen
Aufbau	Testbatterie bestehend aus: WAFA/WAFG, TMT-L, AWLT, CORSI, WIWO, WOBT, VISCO
Besonderheiten	Die Testbatterie ist vollständig computerisiert und wird an einem portablen Laptop mit Touchscreen durchgeführt.
Altersbereich	ab 50 Jahre
Vorgabedauer	16 Minuten (Kurzscreening), 46 Minuten (Standardform) bzw. 65 Minuten (Langform)
Reliabilität	• Gewichtetes Omega des CFD-Index: $\Omega_w = .91$ • Interne Konsistenz für die Einzeltests des CFD: *Cronbachs* $\alpha = .71 - .97$
Stabilität	keine Angaben
Validität	• Inhaltsvalidität: gegeben durch die Orientierung an den Diagnoserichtlinien des DSM-5 • Kriteriumsvalidität: Hohe Übereinstimmung zwischen dem CFD und anderen Verfahren • Konstruktvalidität: Die einzelnen kognitiven Merkmalsbereiche des CFD hängen theoriekonform miteinander zusammen; der CFD trennt sensitiv zwischen Demenzpatienten, Personen mit Demenzverdacht bzw. MCI und Gesunden.
Eichung	Der CFD wurde für Personen ab 50 Jahre an einer repräsentativen Stichprobe normiert ($N = 407$); Einflüsse von Alter, Geschlecht und Bildungsniveau werden berücksichtigt.

8.7.2 Die elektronische Form des SKT nach Erzigkeit (eSKT)

Der *eSKT* (A. Erzigkeit, in Vorb.) ist ein computerisiertes Screeningverfahren zur Erfassung von kognitiven Einbußen bei älteren Menschen sowie in frühen Stadien von Demenzerkrankungen. Er erfasst Aufmerksamkeit im Sinne der Informationsverarbeitungsgeschwindigkeit und visuelle Gedächtnisleistungen anhand von neun kurzen Untertests, welche an den Syndrom-Kurztest (SKT; H. Erzigkeit, 1977; Stemmler et al., 2015) angelehnt sind. Die visuelle Gedächtnisleistung wird durch *direkten Abruf, verzögerten Abruf* sowie *Wiedererkennen* von zwölf bildlich dargestellten Objekten erfasst. Die Aufmerksamkeitstests sind *Gegenstände benennen, Zahlen lesen, Zahlen ordnen, Zahlen zurücklegen, Symbole zählen* und *Interferenztest*. Sämtliche Untertests sind auf eine Bearbeitungszeit von 60 Sekunden begrenzt, wodurch die Durchführung etwa 10 Minuten dauert.

Einsatz von Tablets erlaubt leichte Handhabung sowie ökonomische Durchführung und Auswertung

Die Bearbeitung der Aufgaben findet an Tablets mithilfe der Wischtechnik statt. Die Technik erlaubt auch der im Umgang mit Computern ungeübten Testperson die leichte und intuitive Handhabung. Dabei haben sowohl der Testleiter als auch die Testperson jeweils ein Tablet vor sich liegen; die beiden Tablets kommunizieren mithilfe von Bluetooth. Das Tablet der Testperson zeigt das Material für die jeweiligen Aufgaben an. Das Tablet des Testleiters ist mit dem der Testperson verbunden und enthält neben dem Aufgabenmaterial außerdem die Instruktionen, stoppt die Zeit für die Bearbeitung der Aufgaben und registriert die Fingerberührungen des zweiten Tablets. Beim Untertest *Gegenstände benennen* benennt die Testperson z.B. die auf dem Bildschirm angezeigten Objekte und tippt sie gleichzeitig mit dem Finger an. Das Tablet des Testleiters registriert die Berührungen und markiert die angetippten Objekte. Bei dem Untertest *Zahlen ordnen* ordnet die Testperson die Zahlen in aufsteigender Reihenfolge (siehe Abbildung 24). Dafür muss die jewei-

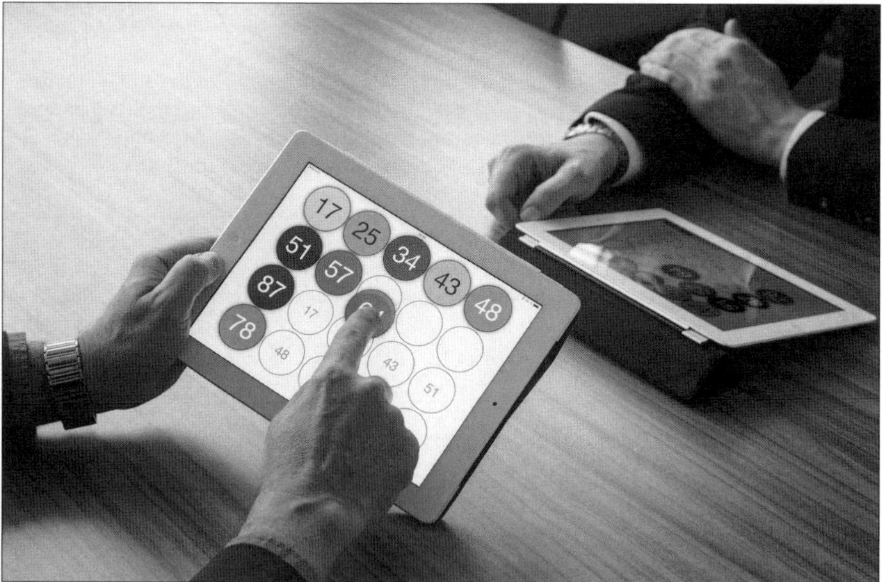

Abbildung 24: eSKT-Untertest „Zahlen ordnen" (Bildquelle: Georg Pöhlein. Abdruck erfolgt mit freundlicher Genehmigung.)

lige Zahl angetippt und an die richtige Stelle gezogen werden. Auch hier erhält der Testleiter direkte Rückmeldungen auf seinem Tablet. Die richtig geordneten Zahlen werden markiert und die Bearbeitungszeit läuft in einem Balken am unteren Rand des Tablets mit. Die Zeit stoppt, sobald alle Zahlen in der richtigen Reihenfolge angeordnet sind. Das Tablet des Testleiters analysiert und veranschaulicht am Ende der Testung außerdem die Ergebnisse grafisch.

eSKT: Einsatz auch bei bettlägerigen Patienten

Genauso wie der SKT ist der eSKT ein spielerischer Test. Das Verfahren ist ökonomisch, weitgehend sprachfrei sowie leicht durchzuführen und auszuwerten und dadurch auch in allgemeinärztlichen Praxen anwendbar. Die computerisierte Form bietet außerdem die Möglichkeit, bettlägerige Patienten zu testen.

Der eSKT befindet sich bei Erscheinen des vorliegenden Bandes noch in der Entwicklung. Eine erste Validierungsstudie im Rahmen einer Doktorarbeit (A. Erzigkeit, in Vorbereitung) liefert allerdings bereits erste zufriedenstellende Ergebnisse zur Äquivalenz der Messwerte.

Tabelle 40: Übersicht zum eSKT (A. Erzigkeit, in Vorb.)

Kurzbeschreibung	Der eSKT ist ein kurzes computerisiertes Screeningverfahren zur Erfassung von kognitiven Einbußen in frühen Stadien von Demenzerkrankungen. Das Verfahren befindet sich noch in der Entwicklung.
Erfasste Merkmalsbereiche	Aufmerksamkeit im Sinne der Informationsverarbeitungsgeschwindigkeit, visuelle Gedächtnisleistungen
Einsatzbereich	Früherkennung von kognitivem Abbau, Schweregradbestimmung demenzieller Syndrome
Aufbau	9 Untertests, von denen 3 die Gedächtnisleistung erfassen und 6 die Aufmerksamkeit
Besonderheiten	Die Bearbeitung des eSKT findet an Tablets statt; intuitive und leichte Handhabung; zeitökonomischer, spielerischer und weitgehend sprachfreier Test; grafische Veranschaulichung der Ergebnisse am Ende der Testung
Altersbereich	ab 17 Jahre
Vorgabedauer	10–15 Minuten
Reliabilität	noch keine Ergebnisse
Stabilität	noch keine Ergebnisse
Validität	noch keine Ergebnisse
Eichung	noch keine Ergebnisse

8.7.3 Electronic Montreal Cognitive Assessment (eMoCA)

Das *Electronic Montreal Cognitive Assessment* (eMoCA, Nasreddine, 2017; www.mocatest.org/electronic-tests) ist ein kurzer computerisierter Screeningtest, der für die Diagnostik von frühen kognitiven Einschränkungen konzipiert wurde. Es eignet sich zudem zur Verlaufskontrolle. Die erste Version des eMoCA kann über den App Store heruntergeladen werden. Sie ist bisher nur in englischer Sprache verfügbar.

Das Verfahren erfasst *Gedächtnisleistungen, Aufmerksamkeit, exekutive Funktionen, sprachliche und visuokonstruktive Fähigkeiten, Abstraktion* sowie *Orientierung* anhand von 13 Aufgaben, welche aus der Papier-und-Bleistift-Version des MoCA (Nasreddine et al., 2005) entnommen wurden. Zudem wird die *Verarbeitungsgeschwindigkeit* erfasst. Die Durchführung des eMoCA dauert etwa 15 Minuten.

eMoCA: App zur selbstständigen Bearbeitung durch Patienten

Die Bearbeitung findet an einem iPad statt. Die App besteht aus aufgenommenen verbalen Instruktionen und zusätzlichen visuellen Instruktionen, die auf dem Bildschirm erscheinen. Dies ermöglicht es Patienten, den Test selbstständig durchzuführen. Über das Tablet werden alle Antworten der Testperson registriert und ausgewertet. Durch die Möglichkeit der selbstständigen Bearbeitung sind die Patienten unabhängiger und autonomer, was die Ängstlichkeit vieler Patienten vor langen und anstrengenden Befragungen zu kognitiven Funktionen durch einen Arzt oder Psychologen mindern könnte. Außerdem ist die Bearbeitung des Screenings durch diese Methode auch außerhalb von Kliniken möglich (Snowdon, Hussein, Kent, Pino & Hachinski, 2015). Weiterhin ermöglicht die eigenständige Bearbeitung frühere selbstinitiierte Screenings und unterstützt damit das Ergreifen früher präventiver Maßnahmen (Snowdon et al., 2015).

Eine Pilotstudie gibt erste Hinweise auf die Validität des eMoCA durch den Vergleich mit der Papier-und-Bleistift-Version des Verfahrens (Snowdon et al., 2015).

Tabelle 41: Übersicht zum eMoCA (Nasreddine, 2017)

Kurzbeschreibung	Das eMoCA ist ein kurzer computerisierter Screeningtest, der für die Erfassung von frühen kognitiven Einschränkungen konzipiert wurde.
Erfasste Merkmalsbereiche	Gedächtnisleistung, Aufmerksamkeit, exekutive Funktionen, sprachliche und visuokonstruktive Fähigkeiten, Abstraktion und Orientierung; zusätzlich wird in der computerisierten Form die Verarbeitungsgeschwindigkeit erfasst

Tabelle 41: Fortsetzung

Einsatzbereich	Detektion von leichten kognitiven Störungen; Hinweise für Notwendigkeit präventiver Maßnahmen; durch selbstständige Bearbeitung auch außerhalb von Kliniken anwendbar; Verlaufsuntersuchungen möglich
Aufbau	13 Untertests, die den übergeordneten Bereichen zugewiesen sind.
Besonderheiten	Die Bearbeitung findet an einem iPad statt; die App für den Test kann im App Store heruntergeladen werden; enthält standardisierte Instruktionen und Berechnung der Ergebnisse zur selbstständigen Benutzung; bisher nur in englischer Sprache verfügbar
Altersbereich	keine Angabe
Vorgabedauer	ca. 15 Minuten
Reliabilität	noch keine Ergebnisse
Stabilität	noch keine Ergebnisse
Validität	Pilotstudie gibt erste Hinweise auf die Validität durch Vergleich mit Papier-und-Bleistift-Version.
Eichung	noch keine Ergebnisse

9 Fallbeispiele

Im Folgenden werden vier Patientinnen dargestellt, die sich in der Gedächtnissprechstunde vorgestellt haben.

9.1 Patientin 1: Präklinisches Stadium der Alzheimer-Krankheit

Eine 60-jährige alleinstehende Lehrerin stellt sich eigenmotiviert in der Gedächtnissprechstunde vor.

Klinische Untersuchung

Sie beklagt eine seit etwa zwei Jahren empfundene kontinuierlich zunehmende Gedächtnisschwäche. Sie ist weiterhin berufstätig; der Unterricht strenge sie aber an und sie habe Angst, von den Schülern bei „Aussetzern" ertappt zu werden. Sie beschreibt eine familiäre Belastung; die Mutter und Großmutter mütterlicherseits hätten jeweils an einer demenziellen Erkrankung gelitten. Daher könne sie sich denken, was auf sie zukomme. Da sie alleinstehend sei, wolle sie Gewissheit haben, um entsprechende Vorsorge treffen zu können.

Sie beschreibt Grübeln und Sorgen um die Gedächtnissituation. Der übrige psychopathologische Befund ist weitgehend unauffällig. Die Stimmung ist ausgeglichen und auslenkbar, keine formalen oder inhaltlichen Denkstörungen, keine Wahrnehmungsstörungen. Das Gedächtnis erscheint unauffällig.

Die körperliche Untersuchung ergibt einen BMI von 26,3 und damit ein leichtes Übergewicht. Auffällig sind eine Hypertonie und Hypercholesterinämie, jeweils adäquat medikamentös behandelt.

Strukturelle zerebrale Bildgebung

Beginnende mikroangiopathische Zeichen, sonst weitgehend unauffällige Darstellung des Hirnparenchyms.

Funktionelle zerebrale Bildgebung

Regelgerechte Durchblutung aller Kortexregionen.

Liquor-Biomarker

Aβ42 erniedrigt, p-Tau erhöht. Damit typische Befundkonstellation wie bei Alzheimer-Krankheit.

Genetische Marker

ApoE4/E3.

Psychologische Diagnostik

Psychometrisch soll zunächst eine Abnahme der kognitiven Leistungsfähigkeit im Vergleich zum vorherigen Leistungsniveau in einem oder mehreren kognitiven Bereichen festgestellt werden. Dazu wird zunächst der SKT nach H. Erzigkeit mit der Neunormierung von 2015 (Stemmler, Lehfeld & Horn, 2015) durchgeführt. Dieser Test dauert rund 10 Minuten und hat einen spielerischen Charakter. Der SKT eignet sich gut als „Eisbrecher", damit sich die Patientin an die Testsituation gewöhnt. Nach der Testdurchführung werden die Angaben für das Alter, das Geschlecht und die Rohwerte vom Protokollblatt in das EXCEL-Auswertungsprogramm eingegeben, das sich auf der im SKT-Manual Edition 2015 mitgelieferten CD-ROM befindet. Das Programm nimmt die Auswertung automatisch vor und stellt die Ergebnisse in Rohwerten, Abweichungspunkten und farblich (Ampelfarben: Grün, Gelb, Rot) dar, was einen schnellen Überblick ermöglicht. Das Auswertungsprogramm benötigt auch die Angabe eines IQ-Wertes bzw. die Zuordnung von drei Intelligenzstufen. Ist man aus zeitökonomischen Gründen nicht in der Lage, eine Intelligenztestung durchzuführen, dann ist es auch möglich, eine der folgenden drei Intelligenzstufen in das Arbeitsblatt einzutragen: *unterdurchschnittliche Intelligenz* (7 Wertpunkte; z. B. bei Testpersonen ohne qualifizierten Schulabschluss oder ohne eine abgeschlossene berufliche Ausbildung), *durchschnittliche Intelligenz* (10 Wertpunkte; z. B. bei Personen mit qualifiziertem Schulabschluss oder einer abgeschlossenen beruflichen Ausbildung mit Prüfung) und *überdurchschnittliche Intelligenz* (13 Wertpunkte; z. B. bei Personen mit einem abgeschlossenen Hochschulstudium). Für die Patientin wurden 13 Wertpunkte angegeben.

Ergebnisse im SKT: keine Hinweise auf Gedächtniseinbußen

Bei der Auswertung des SKT wird die Anzahl der Abweichungspunkte angegeben. Ein Abweichungspunkt bedeutet, dass die erzielte kognitive Leistung im jeweiligen Untertest zum unteren (schlechteren) Quartil (25 %) der alters-, geschlechts- und intelligenznormierten Vergleichsgruppe gehört (Stemmler, Lehfeld, Siebert & Horn, 2017). Zwei Abweichungspunkte bedeuten, dass die erzielte kognitive Leistung zum unteren (schlechteren) 16 %-Perzentil der Vergleichsgruppe gehört.

In Tabelle 42 ist das Gesamtergebnis der SKT-Testung für Patientin 1 dargestellt. Die Patientin hat lediglich drei Abweichungspunkte (Ampelfarbe Grün) – jeweils einen in den Untertests I, III und VII –, was einer gesunden alters-, geschlechts- und intelligenznormierten kognitiven Leistung entspricht. Die Patientin erzielt in keinem der neun Untertests zwei Abweichungspunkte. Insgesamt deuten die Leistungen der Patientin auf keinerlei Gedächtniseinbußen hin; sie zeigt eine geringe Verlangsamung in drei der sechs Aufgaben, die die Informationsverarbeitungsgeschwindigkeit messen.

Tabelle 42: Ergebnisse für den SKT (Neunormierung von 2015) bei 60-jähriger Patientin (präklinisches Stadium der Alzheimer-Krankheit; Intelligenz: 13 Wertpunkte bzw. 115 IQ-Punkte)

SKT-Untertest		Ergebnis	Abweichungspunkte
Aufmerksamkeit			
I	Gegenstände benennen	11	1
III	Zahlen lesen	9	1
IV	Zahlen ordnen	15	0
V	Zahlen zurücklegen	12	0
VI	Symbole zählen	16	0
VII	Interferenztest	22	1
Gedächtnis			
II	Gegenstände unmittelbar reproduzieren	2	0
VIII	Gegenstände nach Ablenkung reproduzieren	3	0
IX	Gegenstände wiedererkennen	0	0
		Gesamt:	3

Anmerkung: 1 Abweichungspunkt = die erzielte kognitive Leistung im jeweiligen Untertest gehört zum unteren (schlechteren) Quartil (25 %) der alters-, geschlechts- und intelligenznormierten Vergleichsgruppe.

Tabelle 43: Ergebnisse der Neuropsychologischen Testbatterie CERAD-Plus bei 60-jähriger Patientin (präklinisches Stadium der Alzheimer-Krankheit)

Variablen		Wert	Max.	z-Wert
1	Semantischer Wortflüssigskeitstest (Tiere)	25	–	−0.4
2	Boston Naming Test	14	15	−0.8
3	Mini-Mental Status	28	30	−1.7
4	Wortliste Lernen Total	22	30	−0.6
4a	Wortliste Lernen Durchgang 1	6	10	−0.3
4b	Wortliste Lernen Durchgang 2	7	10	−1.0
4c	Wortliste Lernen Durchgang 3	9	10	−0.1
5	Wortliste Abrufen	7	10	−1.1
6	Wortliste – Intrusionen	0	–	0.3
7	Savings Wortliste (%)	78 %	–	−1.5
8	Diskriminabilität (%)	100 %	100 %	0.2
9	Figuren Abzeichnen	11	11	0.6
10	Figuren Abrufen	10	11	−0.3
11	Savings Figuren (%)	91 %	–	−0.4
12	Phonematischer Wortflüssigskeitstest (S-Wörter)	14	–	−0.4
13	Trail Making Test, Part A	35	180	0.3
14	Trail Making Test, Part B	78	300	0.0
15	Trail Making Test, B/A	2.2	–	−0.3

Anmerkung: z-Werte < −2.0 werden als auffällig interpretiert.

Im Anschluss an den SKT wird die CERAD (Consortium to Establish a Registry for Alzheimer's Disease) Neuropsychologische Testbatterie (CERAD-NP; Morris, Mohs, Rogers, Fillenbaum & Heyman, 1988; dt. Fassung: Thalmann et al., 1997) bzw. die Erweiterung CERAD-Plus durchgeführt. Mit dieser Testbatterie lässt sich ein übersichtliches Leistungsprofil erstellen, welches genaue Auskunft über die kognitiven Einbußen in den Bereichen Gedächtnis, Sprache, Praxie (visuospatiale Fähigkeiten) und Orientierung gibt. Zusätzlich ist die Mini-Mental State Examination (MMSE; Folstein, Folstein & McHugh, 1975) enthalten. Im Gegensatz zum SKT wird kein Gesamtwert berechnet, vielmehr werden die einzelnen Tests eigenständig betrachtet und es wird das Leistungsprofil interpretiert. Mit der CERAD-Plus werden auch zusätzlich exekutive Funktionen gemessen (z. B. Trail Making Test); die Testdurchführung dauert ca. 45 Minuten. Das EXCEL-Auswertungsprogramm sowie die Unterlagen zum Test können auf der Internetseite der Baseler Memory Clinic bestellt werden (https://www.memoryclinic.ch/de/main-navigation/neuropsychologen/cerad-plus).

Unauffällige Ergebnisse in der CERAD-Plus

Die Ergebnisse in der CERAD-Plus für Patientin 1 sind in Tabelle 43 dargestellt. Bei der Patientin liegen bei keinem der 11 Untertests die alters-, ausbildungs- und geschlechtskorrigierten z-Werte unterhalb des kritischen Wertes von –2.0. Dies gilt ebenso für die Aufgabe *Phonematische Flüssigkeit (S-Wörter)* und den *Trail Making Test*. Damit sind alle Befunde testpsychologisch unauffällig.

Diagnostische Einordnung

Subjektive Kognitive Störung bei Alzheimer-Krankheit. Diese Störung kann nach ICD-10 nicht verschlüsselt werden. Die am ehesten infrage kommende Codierung F06.7 verlangt objektivierte Gedächtnisstörungen. Nach den NINCDS-ADRDA-Kriterien handelt sich hier um ein präklinisches Stadium der Alzheimer-Krankheit, in dem die Informationen aus den Biomarker-Untersuchungen führend sind.

Beratung der Patientin

Testpsychologische Ergebnisse unauffällig

Die testpsychologischen Ergebnisse zeigen einen Befund über der Altersnorm. Das ist erfreulich; es handelt sich hierbei jedoch um eine interindividuelle Betrachtung und kann daher kaum beruhigen. Da die Patientin erstmalig zur Untersuchung kam, liegen keine früheren Testergebnisse vor. Es ist denkbar, dass die Leistung der Patientin im intraindividuellen Vergleich schon abgenommen hat. Weitere Untersuchungen nach 6 oder 12 Monaten sind empfehlenswert.

Liquor-Untersuchung zeigt Alzheimer-typischen Befund

Den entscheidenden diagnostischen Hinweis liefert die Liquor-Untersuchung. Hier liegt der typische Befund wie bei einer Alzheimer-Krankheit vor. Zusätzlich ist eine genetische Risikokonstellation *(ApoE3/4)* gegeben. Es handelt sich daher am ehesten um ein sehr frühes Stadium der Alzheimer-Krankheit, bei der noch keine objektivierbaren Veränderungen der Hirnstruktur, der funktionellen Bildgebung und in den Testverfahren nachweisbar sind. Dazu passt auch das vergleichsweise niedrige Alter der Patientin. Die Subjektive Kognitive Störung muss aber sehr ernst genommen werden. Die positive Familienanamnese steht damit im Einklang. Bei der Patientin wird es wahrscheinlich zu einem weiteren Fortschreiten der Erkrankung über die Stadien der Leichten Kognitiven Störung bis zur Alzheimer-Demenz kommen. Hier wird die Unterscheidung zwischen Alzheimer-Krankheit und Alzheimer-Demenz deutlich.

Empfehlungen an die Patientin

Da die Patientin alleinstehend lebt, sollte sie ihre sozialen Kontakte intensiv pflegen und sich mit der wahrscheinlichen zukünftigen Lebenssituation auseinandersetzen. Eine medikamentöse Behandlung wird nicht empfohlen, da für dieses Krankheitsstadium keine zugelassenen Medikamente zur Verfügung stehen. Wichtig ist jedoch die Prävention mit körperlicher Aktivität, mediterraner Kost sowie geistiger und sozialer Aktivität. Die bestehenden kardiovaskulären Risikofaktoren wie arterielle Hypertonie und Hypercholesterinämie sollten weiterhin gut eingestellt sein.

9.2 Patientin 2: Leichte kognitive Störung

Eine 71-jährige Patientin, die vor ihrer Pensionierung als examinierte Krankenschwester arbeitete, stellt sich in der Gedächtnissprechstunde vor.

Klinische Untersuchung

Sie leide seit zwei Jahren an einer kontinuierlich zunehmenden Gedächtnisschwäche. Darauf wurde sie auch schon von ihren Familienmitgliedern angesprochen. In der Familienanamnese liegen keine demenziellen Erkrankungen vor. Außer einem leichten Übergewicht bestehen keine kardiovaskulären Risikofaktoren. Im psychopathologischen Befund fallen leichte Gedächtnis- und Wortfindungsstörungen auf.

Strukturelle zerebrale Bildgebung

Im CT zeigt sich eine frontotemporal betonte Atrophie.

Funktionelle zerebrale Bildgebung

In der SPECT-Untersuchung zeigt sich eine ausgeprägte flächige Minderperfusion beidseits frontal, parietal sowie rechts temporal.

Liquor-Biomarker

Die Liquor-Biomarker zeigen ein erhöhtes p-Tau-Protein sowie ein erniedrigtes Aβ42.

Genetische Marker

Diese Untersuchung wurde von der Patientin nicht gewünscht.

Psychologische Diagnostik

Zur Feststellung eines Abbaus von kognitiven Leistungen wird zunächst der SKT (Neunormierung von 2015) durchgeführt. Die Patientin beginnt nervös und ist durch die Testsituation etwas verunsichert; sie findet jedoch schnell eine angemessene Arbeitshaltung.

SKT-Ergebnisse: Leistungen wie bei Leichter Kognitiver Störung

In Tabelle 44 sind die Ergebnisse im SKT dargestellt. Für ihre kognitiven Leistungen erhält sie acht Abweichungspunkte; dies entspricht der Ampelfarbe Gelb und damit den Leistungen bei einer Leichten Kognitiven Störung (bzw.

Tabelle 44: Ergebnisse im SKT (Neunormierung von 2015) bei 71-jähriger Patientin (frontotemporale Demenz; Intelligenz: 10 Wertpunkte bzw. 100 IQ-Punkte)

SKT-Untertest		Ergebnis	Abweichungspunkte
Aufmerksamkeit			
I	Gegenstände benennen	*15*	*2*
III	Zahlen lesen	10	1
IV	Zahlen ordnen	20	0
V	Zahlen zurücklegen	17	1
VI	Symbole zählen	22	0
VII	Interferenztest	23	0
Gedächtnis			
II	Gegenstände unmittelbar reproduzieren	*7*	*2*
VIII	Gegenstände nach Ablenkung reproduzieren	*8*	*2*
IX	Gegenstände wiedererkennen	0	0
		Gesamt:	*8*

Anmerkung: 1 Abweichungspunkt = die erzielte kognitive Leistung im jeweiligen Untertest gehört zum unteren (schlechteren) Quartil (25 %) der alters-, geschlechts- und intelligenznormierten Vergleichsgruppe. 2 Abweichungspunkte = die erzielte kognitive Leistung gehört zum unteren (schlechteren) 16 %-Perzentil der Vergleichsgruppe (auffälliger Befund; kursiv dargestellt).

MCI). Die Patientin hat vier Abweichungspunkte in den Gedächtnistests (Untertests II und VIII) und vier in den Untertests zur Informationsverarbeitungsgeschwindigkeit (I, III und V). Gedächtnis und Aufmerksamkeit scheinen gleichermaßen etwas in Mitleidenschaft gezogen zu sein.

SKT: Abweichungen bei Untertests zu Aufmerksamkeit und Gedächtnis

Die Patientin geht den Untertest I *(Gegenstände benennen)* sehr langsam an und erhält hier zwei Abweichungspunkte. Die übrigen Untertests zur Informationsverarbeitungsgeschwindigkeit erledigt sie ansonsten zufriedenstellend und erhält hier nur jeweils einen Abweichungspunkt in den Untertests III *(Zahlen lesen)* und V *(Zahlen zurücklegen)*. Im Untertest II *(Gegenstände unmittelbar reproduzieren)* kann sich die Patientin an sieben Objekte nicht erinnern und erhält daher zwei Abweichungspunkte. Beim Untertest VIII *(Gegenstände*

Tabelle 45: Ergebnisse der Neuropsychologischen Testbatterie CERAD-Plus bei 71-jähriger Patientin (frontotemporale Demenz)

Variablen		Wert	Max.	z-Wert
1	Semantischer Wortflüssigskeitstest (Tiere)	13	–	−1.3
2	Boston Naming Test	14	15	0.1
3	Mini-Mental Status	*26*	*30*	*−2.2*
4	Wortliste Lernen Total	*14*	*30*	*−2.4*
4a	Wortliste Lernen Durchgang 1	4	10	−1.1
4b	Wortliste Lernen Durchgang 2	*4*	*10*	*−2.6*
4c	Wortliste Lernen Durchgang 3	*6*	*10*	*−2.0*
5	Wortliste Abrufen	*3*	*10*	*−2.2*
6	Wortliste – Intrusionen	0	–	0.7
7	Savings Wortliste (%)	*50 %*	–	*−2.1*
8	Diskriminabilität (%)	90 %	100 %	−1.6
9	Figuren Abzeichnen	10	11	-0.3
10	Figuren abrufen	6	11	-1.0
11	Savings Figuren (%)	60 %	–	-0.9
12	Phonematischer Wortflüssigskeitstest (S-Wörter)	9	–	-0.5
13	Trail Making Test, Part A	48	180	-0.2
14	Trail Making Test, Part B	93	300	0.7
15	Trail Making Test, B/A	1.9	–	0.9

Anmerkungen: z-Werte < −2.0 werden als auffällig interpretiert (kursiv dargestellt).

nach Ablenkung reproduzieren), der als der schwerste Gedächtnisuntertest gilt, fallen ihr acht Gegenstände nicht mehr ein; sie erhält daher zwei Abweichungspunkte. Das *Wiedererkennen* (Untertest IX) ist dagegen weitgehend in Takt (0 Abweichungspunkte).

Auffällige CERAD-Werte: Hinweis auf Störung beim Lernen und Sicherinnern an verbales Material

Anschließend an den SKT wurde ebenfalls die CERAD-Plus durchgeführt. Tabelle 45 stellt die Ergebnisse dar. Bei insgesamt drei Untertests liegen die alters-, ausbildungs- und geschlechtskorrigierten z-Werte im auffälligen Bereich (z<–2.0); zu diesen Untertests bzw. Güteparametern gehören *Wortliste Lernen Total*[5], *Wortliste Abrufen* und die zusätzliche Berechnung zur Behaltensleistung *(Savings Wortliste)*. Bei der *Diskriminabilität* zeigt sie dagegen unauffällige Leistungen; dieses Ergebnis fand sich auch im SKT. Die signifikant auffälligen Untertests deuten auf eine Störung beim Lernen von Wörtern und Sätzen sowie beim Sicherinnern an verbales Material hin. Dass der *Mini-Mental Status* hier schon mit 26 Punkten einen auffälligen z-Wert anzeigt, liegt an dessen Alters- und Bildungsnormierung.

Diagnostische Einordnung

Objektiv erfassbare kognitive Einschränkungen

Im Gegensatz zur Patientin 1 finden sich hier nicht nur subjektiv wahrgenommene kognitive Einschränkungen; die Defizite lassen sich testpsychologisch objektivieren. Sie erreichen jedoch nicht das Ausmaß einer Demenz. Die Liquor-Biomarker zeigen den bei einer Alzheimer-Krankheit erwarteten typischen Befund. In der strukturellen Bildgebung findet sich eine frontotemporal betonte Atrophie. Dies ist für eine Alzheimer-Krankheit nicht ganz typisch; hier würde eine globale Atrophie erwartet werden. Auch in der funktionellen Bildgebung finden sich nicht ganz typische Befunde; auch hier eine frontale Beteiligung. Allerdings finden sich weder klinisch noch testpsychologisch frontale Zeichen. Diagnostisch handelt sich daher am ehesten um eine Leichte Kognitive Störung nach ICD-10. Nach den NINCDS-ADRDA-Kriterien handelt es sich um MCI bei Alzheimer-Krankheit.

Bildgebung: eher untypische Befunde

Empfehlung an die Patientin

Eine medikamentöse Behandlung kann in dem MCI-Stadium noch nicht empfohlen werden, da keine zugelassenen Medikamente für dieses Krankheitsstadium existieren. Es gelten die allgemeinen Empfehlungen zur Prävention

5 Hierbei muss eine Liste von 10 Wörtern gelernt werden; diese Liste wird mehrmals, aber in unterschiedlicher Reihenfolge präsentiert. Die Testperson hat jeweils nur 90 Sekunden für jeden Durchgang Zeit.

demenzieller Erkrankungen wie Behandlung vaskulärer Risikofaktoren, körperliche Aktivität und mediterrane Kost. Kontrolluntersuchungen in sechsmonatigen Abständen werden empfohlen.

9.3 Patientin 3: Depressive Störung – Pseudodemenz

Eine 81-jährige verheiratete Patientin wird zur stationären Behandlung von ihrem niedergelassenen Hausarzt eingewiesen.

Klinische Untersuchung

Die Patientin ist zur Psychopathologie kaum untersuchbar. Sie wiederholt immer wieder, dass es ihr doch früher gut gegangen sei; sie könne gar nicht verstehen, wie sie in den jetzigen Zustand geraten sei. Sie könne sich nichts mehr merken. Auch berichtet sie von Schwierigkeiten bei der Menü-Auswahl für die Küche. Die Inhalte des Gespräches kann sie nicht memorieren. Der Gesichtsausdruck wirkt ernst und ängstlich. Keine inhaltlichen Denkstörungen. Die Stimmung ist gedrückt, kaum auslenkbar und der Antrieb ist reduziert. Sie wirkt überfordert von der stationären Aufnahme sowie von den diagnostischen und therapeutischen Angeboten. Auf der Station sucht sie oft das Gespräch mit Mitarbeitern des Pflegeteams. Dabei drehen sich die Gespräche im Kreis. Sie wird immer wieder von den Pflegemitarbeitern zum Trinken angehalten und motiviert, sich nicht ins Bett zu legen.

Verdacht auf rezidiv verlaufende depressive Störung

Die Fremdanamnese bestätigt die Annahme einer rezidivierend verlaufenden depressiven Störung. Frühere Krankheitsphasen seien ähnlich verlaufen, auch mit kognitiven Einschränkungen, die sich nach Besserung der affektiven Symptomatik jeweils zeitversetzt langsam gebessert hätten. Die körperliche Untersuchung ist im Wesentlichen altersentsprechend und unauffällig. Die Patientin ist etwas exsikkiert. Eine vorbestehende Hypertonie ist medikamentös gut behandelt.

Strukturelle zerebrale Bildgebung

Altersentsprechender unauffälliger Befund.

Funktionelle zerebrale Bildgebung

Nicht durchgeführt.

Liquor-Biomarker

Nicht durchgeführt.

Genetische Marker

Nicht durchgeführt.

Psychologische Diagnostik

Zur Feststellung eines Abbaus von kognitiven Leistungen wird der SKT von H. Erzigkeit nach der Neunormierung von 2015 durchgeführt. Die Patientin beklagt sich über den Verlust ihrer früheren Leistungsfähigkeit; darüber hinaus ist sie sehr ängstlich. Der spielerische Charakter des SKT führt jedoch dazu, dass sie sich trotzdem konzentriert den Aufgaben zuwendet.

Tabelle 46: Ergebnisse im SKT (Neunormierung von 2015) bei 81-jähriger Patientin (Pseudodemenz; Intelligenz: 10 Wertpunkte bzw. 100 IQ-Punkte)

SKT-Untertest		Ergebnis	Abweichungspunkte
Aufmerksamkeit			
I	Gegenstände benennen	*20*	*2*
III	Zahlen lesen	10	1
IV	Zahlen ordnen	25	1
V	Zahlen zurücklegen	*28*	*2*
VI	Symbole zählen	25	0
VII	Interferenztest	32	1

Tabelle 46: Fortsetzung

SKT-Untertest		Ergebnis	Abweichungspunkte
Gedächtnis			
II	Gegenstände unmittelbar reproduzieren	3	0
VIII	Gegenstände nach Ablenkung reproduzieren	4	0
IX	Gegenstände wiedererkennen	0	0
	Gesamt:		7

Anmerkung: 1 Abweichungspunkt = die erzielte kognitive Leistung im jeweiligen Untertest gehört zum unteren (schlechteren) Quartil (25 %) der alters-, geschlechts- und intelligenznormierten Vergleichsgruppe. 2 Abweichungspunkte = die erzielte kognitive Leistung gehört zum unteren (schlechteren) 16 %-Perzentil der Vergleichsgruppe (auffälliger Befund; kursiv dargestellt).

Für ihre kognitiven Leistungen erhält sie sieben Abweichungspunkte (siehe Tabelle 46); dies entspricht der Ampelfarbe Gelb und damit den Leistungen einer Leichten Kognitiven Störung (bzw. MCI). Das Gedächtnis der Patientin ist noch vollkommen intakt; alle Abweichungspunkte erzielt sie in den Untertests zur Aufmerksamkeit aufgrund ihrer psychomotorischen Verlangsamung.

SKT-Ergebnisse: ausschließlich Untertests zur Aufmerksamkeit auffällig

Anschließend wurde die CERAD-Plus durchgeführt, die Ergebnisse sind in Tabelle 47 dargestellt. Bei insgesamt 3 Tests bzw. Leistungsparametern liegen die alters-, ausbildungs- und geschlechtskorrigierten z-Werte im auffälligen Bereich ($z<-2.0$); zu diesen Tests gehören der *Mini-Mental Status*, die *Wortliste Lernen Total* sowie *Wortliste Lernen Durchgang 2*. Der Wert für die *Wortliste Lernen Total* ergibt sich aus der Summe der Lernleistungen aus den drei Durchgängen. In zwei von den drei Durchgängen erzielte die Patientin zufriedenstellende Werte, lediglich im zweiten Durchgang war ihr Wert so auffällig, dass auch der Gesamtwert die Grenze von -2.0 überschritt. Die Indizes für die Speicherung *(Savings Wortliste)* und den Abruf von gelerntem Material *(Diskriminabilität)* deuten jedoch auf gesunde Gedächtnisleistungen hin. Es liegt nahe zu schlussfolgern, dass die auffälligen Werte bei dem Teil *Wortliste* aufgrund einer kognitiven Verlangsamung zustande kamen. Im *Mini-Mental Status* hat die Patientin 25 Punkte erreicht; ab diesem Wert werden die kognitiven Beeinträchtigungen als krankheitswertig kategorisiert, der dazugehörige z-Wert ist auffällig und beträgt -2.5.

Auffällige CREAD-Werte vermutlich aufgrund kognitiver Verlangsamung

Tabelle 47: Ergebnisse der Neuropsychologischen Testbatterie CERAD-Plus bei 81-jähriger Patientin (Pseudodemenz)

Variablen		Wert	Max.	z-Wert
1	Semantischer Wortflüssigkeitstest (Tiere)	11	–	–1.5
2	Boston Naming Test	14	15	0.4
3	Mini-Mental Status	*25*	*30*	*–2.5*
4	Wortliste Lernen Total	*14*	*30*	*–2.1*
4a	Wortliste Lernen Durchgang 1	4	10	–0.9
4b	Wortliste Lernen Durchgang 2	*4*	*10*	*–2.3*
4c	Wortliste Lernen Durchgang 3	6	10	–1.8
5	Wortliste Abrufen	6	10	–0.5
6	Wortliste – Intrusionen	0	–	0.8
7	Savings Wortliste (%)	100 %	–	1.0
8	Diskriminabilität (%)	95 %	100 %	–0.8
9	Figuren Abzeichnen	10	11	–0.3
10	Figuren abrufen	8	11	0.1
11	Savings Figuren (%)	80 %	–	0.1
12	Phonematischer Wortflüssigkeitstest (S-Wörter)	4	–	–1.8
13	Trail Making Test, Part A	104	180	–1.9
14	Trail Making Test, Part B	224	300	–1.3
15	Trail Making Test, B/A	2.2	–	0.6

Anmerkung: z-Werte < –2.0 werden als auffällig interpretiert (kursiv dargestellt)

Diagnostische Einordnung

Diagnostisch handelt es sich um eine rezidivierende depressive Störung, gegenwärtig schwere Episode ohne psychotische Symptome (ICD-10 F33.2). Die deutlichen kognitiven Einschränkungen sind im Sinne einer Pseudodemenz zu deuten.

Beratung der Patientin

Der Patientin wird eine leitliniengerechte multimodale antidepressive Therapie mit den Elementen Medikation, Psychotherapie, körperliche Aktivierung, Tagesstrukturierung, Ergotherapie, Lichttherapie und repetitiver Magnetstimulation angeboten. Im weiteren Verlauf soll sie Entspannungstechniken erlernen. Erfahrungsgemäß bessern sich die affektiven und kognitiven Symptome nicht gleichzeitig; die kognitiven Symptome bessern sich oft mit deutlicher Verzögerung.

9.4 Patientin 4: Alzheimer-Demenz

Eine 69-jährige Patientin wird zur Gedächtnisdiagnostik stationär aufgenommen. Die Patientin wird von ihrem Ehemann begleitet, da sie selbst kaum Angaben zum Krankheitsverlauf und zu den aktuellen Beschwerden machen kann. Für die Patientin wurde schon im Vorfeld eine umfassende Betreuung eingerichtet; der Ehemann ist Betreuer. Mit ihrem Ehemann wohnt sie in einer eigenen Wohnung; er unterstützt sie bei alltäglichen Verrichtungen. Sie sei Lehrerin gewesen und habe in ihrem letzten aktiven Schuljahr bemerkt, dass sie sich die Namen der Schüler nicht mehr habe merken können und der Unterrichtssituation nicht mehr gewachsen gewesen sei. Es sei eine vorzeitige Pensionierung erfolgt. Gedächtnis und kognitive Fähigkeiten hätten seitdem kontinuierlich abgenommen. Das Wesen der Patientin habe sich über die Jahre nicht verändert und die Stimmung sei meistens ausgeglichen. Die Mutter der Patientin habe im höheren Lebensalter an einer Demenz gelitten und sei von ihr gepflegt worden. Keine wesentlichen körperlichen Vorerkrankungen.

Klinische Untersuchung

Etwas vorgealtert wirkende Patientin. Die Stimmung wirkt unauffällig. Im Gespräch wirkt die Patientin oft ratlos und wendet sich bei Detailfragen hilfesuchend an den Ehemann. Keine Hinweise auf inhaltliche Denkstörungen. Orientierung zur Zeit ist deutlich eingeschränkt; der Ort wird korrekt angegeben. Orientierung zur Person ist erhalten. Deutliche Kurzzeitgedächtnisstörung.

Strukturelle zerebrale Bildgebung

In der cranialen Bildgebung (MRT) zeigt sich eine globale Hirnatrophie mit temporaler Betonung; zusätzlich Hinweise auf eine Mikroangiopathie.

Funktionelle zerebrale Bildgebung

In der SPECT-Untersuchung zeigt sich eine Minderperfusion, beidseits parietotemporal.

Liquor-Biomarker

Die Liquor-Biomarker zeigen ein erhöhtes p-Tau-Protein sowie ein erniedrigtes Aβ42.

Genetische Marker

ApoE4/E3.

Psychologische Diagnostik

Zur Feststellung eines Abbaus von kognitiven Leistungen wird der SKT von H. Erzigkeit nach der Neunormierung von 2015 durchgeführt. Die Patientin ist sehr besorgt und äußert ihre Ängste, bei den folgenden Testaufgaben zu versagen.

Tabelle 48: Ergebnisse im SKT (Neunormierung von 2015) bei 69-jähriger Patientin (Alzheimer-Demenz; Intelligenz: 13 Wertpunkte bzw. 115 IQ-Punkte)

SKT-Untertest		Ergebnis	Abweichungspunkte
Aufmerksamkeit			
I	Gegenstände benennen	*15*	*2*
III	Zahlen lesen	*15*	*2*
IV	Zahlen ordnen	20	1
V	Zahlen zurücklegen	*28*	*2*
VI	Symbole zählen	*30*	*2*
VII	Interferenztest	*32*	*2*

Tabelle 48: Ergebnisse

SKT-Untertest		Ergebnis	Abweichungspunkte
Gedächtnis			
II	Gegenstände unmittelbar reproduzieren	6	1
VIII	Gegenstände nach Ablenkung reproduzieren	*8*	*2*
IX	Gegenstände wiedererkennen	*5*	*2*
	Gesamt:		*16*

Anmerkung: 1 Abweichungspunkt = die erzielte kognitive Leistung im jeweiligen Untertest gehört zum unteren (schlechteren) Quartil (25 %) der alters-, geschlechts- und intelligenznormierten Vergleichsgruppe. 2 Abweichungspunkte = die erzielte kognitive Leistung gehört zum unteren (schlechteren) 16 %-Perzentil der Vergleichsgruppe (auffälliger Befund; kursiv dargestellt).

SKT-Ergebnisse: Leistungsbeeinträchtigung im Sinne eines demenziellen Syndroms

Für ihre kognitiven Leistungen erhält sie 16 Abweichungspunkte (siehe Tabelle 48); dies entspricht der Ampelfarbe Rot und damit Leistungsbeeinträchtigungen im Sinne eines demenziellen Syndroms. In keinem Untertest erzielt die Patientin adäquate alters- und intelligenznormierte Leistungen. Bei zwei Untertests (II: *Gegenstände unmittelbar reproduzieren* und IV: *Symbole zählen*) erzielt sie Leistungen im unteren Quartil der Verteilung (Prozentrang 25); ansonsten erzielt sie stets kognitive Leistungen, die zum unteren (schlechteren) 16 %-Perzentil der Vergleichsgruppe gehören. Sie zeigt in den Gedächtnis- und Aufmerksamkeitsaufgaben gleichermaßen pathologische Leistungen.

CERAD-Ergebnisse: durchgängig schlechte Leistungen in allen kognitiven Bereichen

In der CERAD-Plus (siehe Tabelle 49) liegen die alters-, ausbildungs- und geschlechtskorrigierten z-Werte bei fast allen Tests bzw. Leistungsparametern im auffälligen Bereich ($z < -2.0$). Die 17 Punkte beim *Mini-Mental Status* entsprechen kognitiven Leistungseinbußen im Sinne eines demenziellen Syndroms. Die Patientin zeigt durchgängig schlechte Leistungen in allen kognitiven Bereichen; dazu gehören das Gedächtnis (*Wortlisten Lernen* und *Wortlisten Abrufen*), die Sprache (*Semantische Flüssigkeit* und *phonematische Flüssigkeit*) und das Sicherinnern an zuvor abgezeichneten Figuren *(Figuren Abrufen)*. Bei der Patientin sind sowohl Speicher- als auch Abrufdefizite festzustellen. Der sehr niedrige z-Wert im *Trail Making Test B/A* ($z = -2.3$) deutet auf stark eingeschränkte exekutive Funktionen hin. Einige kognitive Funktionen scheinen noch einigermaßen erhalten zu sein. So erzielte die Patientin beim *Boston Naming Test* und beim Abzeichen von Figuren nach einer Vorlage keine signifikant auffälligen Werte. Die z-Werte deuten jedoch auf stark unterdurchschnittliche Leistungen im Vergleich zu ihrer bildungsnormierten Altersgruppe hin. Sie scheint damit noch einigermaßen in der Lage zu sein, Objekte anhand von Strichzeichnungen zu erkennen bzw. geometrische Figuren nach einer Vorlage abzuzeichnen.

Defizite bezüglich Speicherung, Abruf und Exekutivfunktionen

Tabelle 49: Ergebnisse der Neuropsychologischen Testbatterie CERAD-Plus bei 69-jähriger Patientin (Alzheimer-Demenz)

Variablen		Wert	Max.	z-Wert
1	Semantischer Wortflüssigkeitstest (Tiere)	*7*	–	*−3.4*
2	Boston Naming Test	13	15	−1.2
3	Mini-Mental Status	*17*	*30*	*−6.4*
4	Wortliste Lernen Total	*9*	*30*	*−4.3*
4a	Wortliste Lernen Durchgang 1	*2*	*10*	*−2.9*
4b	Wortliste Lernen Durchgang 2	*3*	*10*	*−3.7*
4c	Wortliste Lernen Durchgang 3	*4*	*10*	*−4.0*
5	Wortliste Abrufen	*0*	*10*	*−4.4*
6	Wortliste – Intrusionen	0	–	0.4
7	Savings Wortliste (%)	*0 %*	–	*−4.3*
8	Diskriminabilität (%)	*75 %*	*100 %*	*−3.3*
9	Figuren Abzeichnen	9	11	1.7
10	Figuren abrufen	*0*	*11*	*−4.1*
11	Savings Figuren (%)	*0 %*	–	*−3.4*
12	Phonematischer Wortflüssigkeitstest (S-Wörter)	*4*	–	*−2.6*
13	Trail Making Test, Part A	60	180	−1.1
14	Trail Making Test, Part B	*300*	*300*	*−2.9*
15	Trail Making Test, B/A	*5.0*	–	*−2.3*

Anmerkung: z-Werte < −2.0 werden als auffällig interpretiert (kursiv dargestellt)

Diagnostische Einordnung

Die Patientin zeigt die klassische Situation bei Alzheimer-Demenz. Die Erkrankung hat im höheren Lebensalter schleichend begonnen und die Symptomatik hat dann kontinuierlich zugenommen. Inzwischen zeigt sich das Bild einer mittelschweren Demenz. Schon der langsame und kontinuierliche Verlauf bei erhaltener Persönlichkeit im höheren Lebensalter lässt ätiopathogenetisch an eine Alzheimer-Krankheit denken. Die apparativen und laborchemischen Untersuchungsbefunde bestätigen dies. In der strukturellen

Alzheimer-typische Befunde

Bildgebung zeigt sich eine globale Hirnatrophie, in der Hirndurchblutungsuntersuchung eine parietotemporale Minderperfusion. Die Liquor-Demenzmarker zeigen den typischen Befund bei Alzheimer-Demenz, nämlich ein erhöhtes p-Tau und erniedrigtes Aβ42. Zusätzlich liegt eine genetische Risikokonstellation vor *(ApoE4/E3)*. Diagnostisch handelt es sich daher um eine Demenz bei Alzheimer-Krankheit mit frühem Beginn (vor dem 65. Lebensjahr; ICD-10 F00.0).

Empfehlung an die Patientin

Der Patientin wird eine medikamentöse Behandlung mit einem Cholinesterasehemmer empfohlen. Verträglichkeit und Wirksamkeit werden kurzfristig evaluiert. Zusätzlich werden regelmäßige körperliche und geistige Aktivität angeraten. Kontrolluntersuchungen in sechsmonatigen Abständen werden empfohlen.

Literatur

Aebi, C. (2002). *Validierung der neuropsychologischen Testbatterie CERAD-NP: eine Multi-Center Studie.* Dissertation, Universität Basel.

Albert, M.S., DeKosky, S.T., Dickson, D., Dubois, B., Feldman, H.H., Fox, N.C. et al. (2011). The diagnosis of mild cognitive impairment due to Alzheimer's disease: Recommendations from the National Institute on Aging and Alzheimer's Association workgroup. *Alzheimer's & Dementia, 7,* 270–279. http://doi.org/10.1016/j.jalz.2011.03.008

Alzheimer, A. (1907). Über eine eigenartige Erkrankung der Hirnrinde. *Allgemeine Zeitschrift für Psychiatrie und psychiatrisch-gerichtliche Medizin, 64,* 145–148.

American Psychiatric Association (APA) (2013). *Diagnostic and statistical manual of mental disorders* (5th ed.). Arlington, VA: American Psychiatric Publishing.

American Psychiatric Association (APA) (2015). *Diagnostisches und Statistisches Manual Psychischer Störungen DSM-5*® (deutsche Ausgabe herausgegeben von Peter Falkai und Hans-Ulrich Wittchen, mitherausgegeben von Manfred Döpfner, Wolfgang Gaebel, Wolfgang Maier, Winfried Rief, Henning Saß und Michael Zaudig). Göttingen: Hogrefe.

Andrieu, S., Coley, N., Lovestone, S., Aisen, P.S. & Vellas, B. (2015). Prevention of sporadic Alzheimer's disease: lessons learned from clinical trials and future directions. *The Lancet Neurology, 14,* 926–944. http://doi.org/10.1016/S1474-4422(15)00153-2

Antonovsky, A. (1993). The structure and properties of the sense of coherence scale. *Social Science & Medicine, 36,* 725–733. http://doi.org/10.1016/0277-9536(93)90033-Z

Antz, P. (2012). *Vergleichbarkeit verschiedener Screening-Verfahren zur Früherkennung dementieller Syndrome in der stationären geriatrischen Versorgung.* Dissertation, Universiät Köln.

Arnold, K.R. (1983). *Untersuchungen zu Aspekten der Normierung, Reliabilität und Validität eines Testsystems zur Erfassung von Aufmerksamkeits- und Gedächtnisstörungen.* Unveröffentlichte Dissertation, Friedrich-Alexander-Universität Erlangen-Nürnberg.

Aschenbrenner, A., Tucha, O. & Lange, K.W. (2001). *Regensburger Wortflüssigkeits-Test (RWT).* Göttingen: Hogrefe.

Auer, S.R. & Boetsch, T. (2003). Erfassung von Verhaltensstörungen. In H. Hampel, F. Padberg & H.-J. Möller (Hrsg.), *Alzheimer Demenz: Klinische Verläufe, diagnostische Möglichkeiten* (S. 149–173). Stuttgart: Wissenschaftliche Verlagsgesellschaft.

Auer, S.R., Monteiro, I.M. & Reisberg, B. (1996). The Empirical Behavioral Pathology in Alzheimer's Disease (E-BEHAVE-AD) Rating Scale. *International Psychogeriatrics, 8* (2), 247–266. http://doi.org/10.1017/S1041610296002621

Balasubramanian, A.B., Kawas, C.H., Peltz, C.B., Brookmeyer, R. & Corrada, M.M. (2012). Alzheimer disease pathology and longitudinal cognitive performance in the oldest-old with no dementia. *Neurology, 79* (9), 915–921. http://doi.org/10.1212/WNL.0b013e318266fc77

Barker, W.W., Luis, C.A., Kashuba, A., Luis, M., Harwood, D.G., Loewenstein, D. et al. (2002). Relative frequencies of Alzheimer disease, Lewy body, vascular and frontotemporal dementia, and hippocampal sclerosis in the State of Florida Brain Bank. *Alzheimer Disease & Associated Disorders, 16* (4), 203–212. http://doi.org/10.1097/00002093-200210000-00001

Barth, S., Schönknecht, P., Pantel, J. & Schröder, J. (2005). Neuropsychologische Profile in der Demenzdiagnostik: Eine Untersuchung mit der CERAD-NP-Testbatterie. *Fortschritte der Neurologie und Psychiatrie, 73,* 568–576. http://doi.org/10.1055/s-2004-830249

Batsch, N. L. & Mittelman, M. S. (2012). World Alzheimer Report 2012. In Alzheimer's Disease International (Ed.), *Overcoming the stigma of dementia.* London: Alzheimer's Disease International.

Bäumler, G. (1985). *Farbe-Wort-Interferenztest (FWIT) nach J. R. Stroop.* Göttingen: Hogrefe.

Beck, I. R., Gagneux-Zurbriggen, A., Berres, M., Taylor, K. I. & Monsch, A. U. (2012). Comparison of verbal episodic memory measures: Consortium to Establish a Registry for Alzheimer's Disease – Neuropsychological Assessment Battery (CERAD-NAB) versus California Verbal Learning Test (CVLT). *Archives of Clinical Neuropsychology, 27,* 510–519. http://doi.org/10.1093/arclin/acs056

Beckers, K., Behrends, U. & Canavan, A. (1992). *The Rivermead Behavioral Memory Test. Deutsche Übersetzung.* Frankfurt: Harcourt Test Services.

Beckett, M. W., Ardern, C. I. & Rotondi, M. A. (2015). A meta-analysis of prospective studies on the role of physical activity and the prevention of Alzheimer's disease in older adults. *BMC Geriatric, 15* (9). Published online. http://doi.org/10.1186/s12877-015-0007-2

Bennett, D. A., Schneider, J. A., Arvanitakis, Z., Kelly, J. F., Aggarwal, N. T., Shah, R. C. & Wilson, R. S. (2006). Neuropathology of older persons without cognitive impairment from two community-based studies. *Neurology, 66* (12), 1837–1844. http://doi.org/10.1212/01.wnl.0000219668.47116.e6

Benton, A. L. (1946). *A visual retention test for clinical use.* New York: The Psychological Corporation.

Benton Sivan, A. & Spreen, O. (2009). *Der Benton-Test* (8., überarbeitete und ergänzte Auflage). Bern: Huber.

Bettens, K., Sleegers, K. & Van Broeckhoven, C. (2013). Genetic insights in Alzheimer's disease. *The Lancet Neurology, 12* (1), 92–104. http://doi.org/10.1016/S1474-4422(12)70259-4

Beyermann, S., Trippe, R. H., Bähr, A. A. & Püllen, R. (2013). Mini-Mental-Status-Test im stationären geriatrischen Bereich: Eine Evaluation der diagnostischen Qualität. *Zeitschrift für Gerontologie und Geriatrie, 46,* 740–747. http://doi.org/10.1007/s00391-013-0488-6

Bhatt, D. P., Puig, K. L., Gorr, M. W., Wold, L. E. & Combs, C. K. (2015). A pilot study to assess effects of long-term inhalation of airborne particulate matter on early Alzheimer-like changes in the mouse brain. *PLoS ONE, 10,* e0127102. http://doi.org/10.1371/journal.pone.0127102

Bickel, H. (1999). Epidemiologie der Demenzen. In H. Förstl, H. Bickel & A. Kurz (Hrsg.), *Alzheimer Demenz* (S. 99–32). Berlin: Springer.

Bickel, H. (2012). *Das Wichtigste 1 – Die Epidemiologie der Demenz* [Informationsblatt]. Berlin: Deutsche Alzheimer Gesellschaft e. V Selbsthilfe Demenz.

Bickel, H., Mösch, E., Seigerschmidt, E., Siemen, M. & Förstl, H. (2006). Prevalence and persistence of mild cognitive impairment among elderly patients in general hospitals. *Dementia and Geriatric Cognitive Disorders, 21* (4), 242–250. http://doi.org/10.1159/000091397

Bläsi, S., Brubacher, D., Zehnder, A.E., Monsch, A.U., Berres, M. & Spiegel, R. (2005). Assessment of everyday behavior in Alzheimer's disease patients: Its significance for diagnostics and prediction of disease progression. *American Journal of Alzheimer's Disease and Other Dementias, 20* (3), 151–158. https://doi.org/10.1177/153331750502000313

Book, S., Luttenberger, K., Stemmler, M., Meyer, S. & Graessel, E. (eingereicht). The Erlangen Test of Activities of Dailey Living in persons with mild dementia or mild cognitive impairment (ETAM) – an extended validation. *BMC Psychiatry.*

Borjession-Hanson, A., Edin, E., Gislason, T. & Skoog, I. (2004). The prevalence of dementia in 95 year olds. *Neurology, 63,* 2436–2438. http://doi.org/10.1212/01.WNL.0000147260.52841.27

Bornschlegl, M., Speer, P., Danneil, W., Vogt, T. & Petermann, F. (2016). Interne Validität der Neuropsychological Assessment Battery (NAB): Zusammenhang der Testwerte im Screening mit den vertiefenden Modulen bei Patienten mit Schlaganfall und Gesunden. *Zeitschrift für Neuropsychologie, 27* (3), 133–146. http://doi.org/10.1024/1016-264X/a000185

Boyle, P.A., Buchman, A.S., Barnes, L.L. & Bennett, D.A. (2010). Effect of a purpose in life on risk of incident Alzheimer disease and mild cognitive impairment in community-dwelling older persons. *Archives of General Psychiatry, 67,* 304–310. http://doi.org/10.1001/archgenpsychiatry.2009.208

Boyle, P.A., Buchman, A.S., Wilson, R.S., Yu, L., Schneider, J.A. & Bennett, D.A. (2012). Effect of purpose in life on the relation between Alzheimer disease pathologic changes on cognitive function in advanced age. *Archives of General Psychiatry, 69,* 499–505. http://doi.org/10.1001/archgenpsychiatry.2011.1487

Brunner, C. & Spiegel, R. (1990). Eine Validierungsstudie mit der NOSGER (Nurses' Observation Scale of Geriatric Patients), einem neuen Beurteilungsinstrument für die Psychogeriatrie. *Zeitschrift für Klinische Psychologie, 19* (3), 211–229.

Buerger, K., Teipel, S.J., Zinkowski, R., Sunderland, T., Andreasen, N., Blennow, K. et al. (2005). Increased levels of CSF phosphorylated tau in apolipoprotein E ε4 carriers with mild cognitive impairment. *Neuroscience Letters, 391,* 48–50. http://doi.org/10.1016/j.neulet.2005.08.030

Buschke, H. (1984). Cued recall in amnesia. *Journal of Clinical Neuropsychology, 6* (4), 433–440. http://doi.org/10.1080/01688638408401233

Cacciottolo, M., Wang, X., Driscoll, I., Woodward, N., Saffari, A., Reyes, J. et al. (2017). Particulate air pollutants, APOE alleles and their contributions to cognitive impairment in older women and to amyloidogenesis in experimental models. *Translational Psychiatry, 7,* e1022. http://doi.org/10.1038/tp.2016.280

Calabrese, P. & Kessler, J. (2000). *DemTect zur Unterstützung der Demenzdiagnostik* [Faltblatt mit Abreissblock]. Karlsruhe: Pfizer GmbH.

Calderón-Garcidueñas, L., Solt, A.C., Henríquez-Roldán, C., Torres-Jardón, R., Nuse, B., Herritt, L. et al. (2008). Long-term air pollution exposure is associated with neuroinflammation, an altered innate immune response, disruption of the blood-brain barrier, ultrafine particulate deposition, and accumulation of amyloid β-42 and α-synuclein in children and young adults. *Toxicologic Pathology, 36,* 289–310. http://doi.org/10.1177/0192623307313011

Chandler, M.J., Lacritz, L.H., Hynan, L.S., Barnard, H.D., Allen, G., Deschner, M. et al. (2005). A total score for the CERAD neuropsychological battery. *Neurology, 65,* 102–106. http://doi.org/10.1212/01.wnl.0000167607.63000.38

Chen, H., Kwong, J.C., Copes, R., Tu, K., Villeneuve, P.J., van Donkelaar, A. et al. (2017). Living near major roads and the incidence of dementia, Parkinson's disease, and multiple sclerosis: a population-based cohort study. *The Lancet, 389,* 718–726. http://doi.org/10.1016/S0140-6736(16)32399-6

Ciesielska, N., Sokolowski, R., Mazur, E., Podhorecka, M., Polak-Szabela, A. & Kędziora-Kornatowska, K. (2016). Is the Montreal Cognitive Assessment (MoCA) test better suited than the Mini-Mental State Examination (MMSE) in mild cognitive impairment (MCI) detection among people aged over 60? Meta-analysis. *Psychiatria Polska, 50* (5), 1039–1052. http://doi.org/10.12740/PP/45368

Clifford, A., Lang, L., Chen, R., Anstey, K.J. & Seaton, A. (2016). Exposure to air pollution and cognitive functioning across the life course – A systematic literature review. *Environmental Research, 147,* 383–398. http://doi.org/10.1016/j.envres.2016.01.018

Cole, M.G. & Dastoor, D.P. (1983). The Hierarchic Dementia Scale. *Journal of Clinical and Experimental Gerontology, 5,* 219–234.

Cole, M.G. & Dastoor, D.P. (1996). The Hierarchic Dementia Scale: Conceptualization. *International Psychogeriatrics, 8* (2), 205–212. http://doi.org/10.1017/S104161029600258X

Collegium Internationale Psychiatriae Scalarum (CIPS) (Hrsg.). (2015). *Internationale Skalen für Psychiatrie* (6., überarbeitete und erweiterte Auflage). Göttingen: Hogrefe.

Corder, E.H., Saunders, A.M., Strittmatter, W.J., Schmechel, D.E., Gaskell, P.C., Small, G.W. et al. (1993). Gene dose of apolipoprotein E type 4 allele and the risk of Alzheimer's disease in late onset families. *Science, 261,* 921–923. http://doi.org/10.1126/science.8346443

Corrada, M.M., Berlau, D.J. & Kawas, C.H. (2012). A population-based clinicopathological study in the oldest-old: the 90+ study. *Current Alzheimer Research, 9* (6), 709–717. http://doi.org/10.2174/156720512801322537

Corrada, M.M., Brookmeyer, R., Berlau, D., Paganini-Hill, A. & Kawas, C.H. (2008). Prevalence of dementia after age 90: results from the 90+ study. *Neurology, 71* (5), 337–343. http://doi.org/10.1212/01.wnl.0000310773.65918.cd

Crook, T., Bartus, R.T., Ferris, S.H., Whitehouse, P., Cohen, G.D. & Gershon, S. (1986). Age-associated memory impairment: proposed diagnostic criteria and measures of clinical change. Report of a National Institute of Mental Health Work Group. *Developmental Neuropsychology, 2,* 261–276. http://doi.org/10.1080/87565648609540348

Cummings, J.L., Mega, M., Gray, K., Rosenberg-Thompson, S., Carusi, D.A. & Gronbein, J. (1994). The Neuropsychiatric Inventory: Comprehesive assessment of psychopathology in dementia. *Neurology, 44,* 2308–2314. http://doi.org/10.1212/WNL.44.12.2308

Da, X., Toledo, J.B., Zee, J., Wolk, D.A., Xie, S.X., Ou, Y. et al. (2014). Integration and relative value of biomarkers for prediction of MCI to AD progression: spatial patterns of brain atrophy, cognitive scores, APOE genotype and CSF biomarkers. *Neuroimage: Clinical, 4,* 164–173. http://doi.org/10.1016/j.nicl.2013.11.010

Davatzikos, C., Bhatt, P., Shaw, L.M., Batmanghelich, K.N. & Trojanowski, J.Q. (2011). Prediction of MCI to AD conversion, via MRI, CSF biomarkers, and pattern classification. *Neurobiology of Aging, 32* (12), 2322.e2319–2327.e2327. http://doi.org/10.1016/j.neurobiolaging.2010.05.023

de Bruijn, R.F. & Ikram, M.A. (2014). Cardiovascular risk factors and future risk of Alzheimer's disease. *BMC Medicine*, 12 (130). http://doi.org/10.1186/s12916-014-0130-5

Delrieu, J., Andrieu, S., Pahor, M., Cantet, C., Cesari, M., Ousset, P.J. et al. (2016). Neuropsychological profile of "cognitive frailty" subjects in MAPT study. *The Journal of Prevention of Alzheimer's Disease, 3,* 151–159.

Deuschl, G. & Maier, W. (2016). S3-Leitlinie Demenzen. In Deutsche Gesellschaft für Neurologie (Hrsg.), *Leitlinien für Diagnostik und Therapie in der Neurologie*. Berlin: Deutsche Gesellschaft für Neurologie.

Deutsche Alzheimer Gesellschaft (2016). *Informationsblatt 1: Die Häufigkeit von Demenzerkrankungen* [Press release]. Retrieved from https://www.deutsche-alzheimer.de/unser-service/informationsblaetter-downloads.html

Diehl, J., Staehelin, H., Wiltfang, J., Hampel, H., Calabrese, P., Monsch, A.U. et al. (2003). Erkennung und Behandlung der Demenz in den deutschsprachigen Memory-Kliniken: Empfehlungen für die Praxis. *Zeitschrift für Gerontologie und Geriatrie, 36* (3), 189–196.

Dierks, T., Ihl, R., Frölich, L. & Maurer, K. (1993). Korrelation zwischen Schweregrad einer Demenz vom Alzheimer-Typ und Schwerpunkt-Dipolen der spontanen EEG-Aktivität. In P. Baumann (Hrsg.), *Biologische Psychiatrie der Gegenwart* (S. 428–431). Weinheim: Springer.

Dilling, H., Mombour, W., Schmidt, M.H. & Schulte-Markwort, E. (Hrsg.). (2016). *Internationale Klassifikation psychischer Störungen. ICD-10 Kapitel V (F). Diagnostische Kriterien für Forschung und Praxis* (6., überarbeitete Auflage unter Berücksichtigung der Änderung gemäß ICD-10-GM). Bern: Hogrefe.

Dodge, H.H., Zhu, J., Lee, C.W., Chang, C.C. & Ganguli, M. (2014). Cohort effects in age-associated cognitive trajectories. *The Journals of Gerontology. Series A, Biological Sciences and Medical Sciences, 69* (6), 687–694. http://doi.org/10.1093/gerona/glt181

Donovan, N.J., Okereke, O.I., Vannini, P., Amariglio, R.E., Rentz, D.M., Marshall, G.A. et al. (2016). Association of higher cortical amyloid burden with loneliness in cognitively normal older adults. *JAMA Psychiatry, 73,* 1230–1237. http://doi.org/10.1001/jamapsychiatry.2016.2657

Doody, R.S., Raman, R., Farlow, M., Iwatsubo, T., Vellas, B., Joffe, S. et al. (2013). A phase 3 trial of semagacestat for treatment of Alzheimer's disease. *The New England Journal of Medicine, 369* (4), 341–350. http://doi.org/10.1056/NEJMoa1210951

Doody, R.S., Thomas, R.G., Farlow, M., Iwatsubo, T., Vellas, B., Joffe, S. et al. (2014). Phase 3 trials of solanezumab for mild-to-moderate Alzheimer's disease. *The New England Journal of Medicine, 370* (4), 311–321. http://doi.org/10.1056/NEJMoa1312889

Drozdick, L.W. & Cullum, C.M. (2011). Expanding the ecological validity of WAIS-IV and WMS-IV with the Texas Functional Living Scale. *Assessment, 18* (2), 141–155. http://doi.org/10.1177/1073191110382843

Dukart, J., Mueller, K., Barthel, H., Villringer, A., Sabri, O. & Schroeter, M.L. (2013). Meta-analysis based SVM classification enables accurate detection of Alzheimer's disease across different clinical centers using FDG-PET and MRI. *Psychiatry Research, 212,* 230–236.

Ehrensperger, M.M., Berres, M., Taylor, K.I. & Monsch, A.U. (2010). Early detection of Alzheimer's disease with a total score of German CERAD. *Journal of the International Neuropsychological Society, 16,* 910–920. http://doi.org/10.1017/S1355617710000822

Erzigkeit, A. (in Vorbereitung). *Die computerisierte Version des Syndrom-Kurztest (SKT) nach Erzigkeit: Eine Äquivalenzstudie.* Dissertation, Friedrich-Alexander-Universität Erlangen-Nürnberg.

Erzigkeit, H. (1977). *Manual zum Syndrom-Kurztest.* Vaterstetten: Vles.

Erzigkeit, H. (1989). *SKT: Kurztest zur Erfassung von Gedächtnis- und Aufmerksamkeitsstörungen. Manual.* Weinheim: Beltz Test GmbH.

Erzigkeit, H. (2001). *SKT: Kurztest zur Erfassung von Gedächtnis- und Aufmerksamkeitsstörungen. Manual.* Erlangen: Geromed.

Erzigkeit, H. & Lehfeld, H. (2010). *Bayer ADL-Skala (B-ADL). Eine Skala zur Erfassung von Beeinträchtigungen der Alltagskompetenz bei älteren Patienten mit Einbußen der kognitiven Leistungsfähigkeit.* Frankfurt: Pearson.

Estruch, R., Ros, E., Salas-Salvadó, J., Covas, M.I., Corella, D., Arós, F. et al. (2013). Primary prevention of cardiovascular disease with a mediterranean diet. *The New England Journal of Medicine, 368,* 1279–1290. http://doi.org/10.1056/NEJMoa1200303

Etgen, T., Sander, D., Bickel, H. & Förstl, H. (2011). Leichte kognitive Störung und Demenz. Der Stellenwert modifizierbarer Risikofaktoren. *Deutsches Ärzteblatt, 108,* 743–750.

Ewers, M., Walsh, C., Trojanowski, J.Q., Shaw, L.M., Petersen, R.C., Jack, C.R.J. et al. (2012). Prediction of conversion from mild cognitive impairment to Alzheimer's disease dementia based upon biomarkers and neuropsychological test performance. *Neurobiology of Aging, 33,* 1203–1214. http://doi.org/10.1016/j.neurobiolaging.2010.10.019

Farrer, L.A., Cupples, L.A., Haines, J.L., Hyman, B., Kukull, W.A., Mayeux, R. et al. (1997). Effects of age, sex, and ethnicity on the association between apolipoprotein E genotype and Alzheimer disease. A meta-analysis. APOE and Alzheimer Disease Meta Analysis Consortium. *JAMA, 278,* 1349–1356. http://doi.org/10.1001/jama.1997.03550160069041

Ferrari, C., Xu, W.L., Wang, H.X., Winblad, B., Sorbi, S., Qiu, C. & Fratiglioni, L. (2013). How can elderly apolipoprotein E ε4 carriers remain free from dementia? *Neurobiology of Aging, 34,* 13–21. http://doi.org/10.1016/j.neurobiolaging.2012.03.003

Folstein, M.F., Folstein, S.E. & McHugh, P.R. (1975). "Mini-Mental State" a practical method for granding the cognitive state of patients for the clinician. *Journal of Psychiatric Research, 12,* 189–198.

Folstein, M.F., Folstein, S.E., White, T. & Messer, M.A. (2010). *Mini-Mental State Examination (MMSE®-2™), 2nd Edition™.* Lutz, FL: PAR, Inc.

Foreman, M.D. (1987). Reliablility and validity of mental satus questionnaires in elderly hospitalized patients. *Nursing Research, 36* (4), 216–220. http://doi.org/10.1097/00006199-198707000-00004

Förstl, H. (2011). *Demenz in Theorie und Praxis* (3., aktualisierte und überarbeitete Auflage). Berlin: Springer.

Foster, N.L., Heidebrink, J.L., Clark, C.M., Jagust, W.J., Arnold, S.E., Barbas, N.R. et al. (2007). FDG-PET improves accuracy in distinguishing frontotemporal dementia and Alzheimer's disease. *Brain, 130,* 2616–2635. http://doi.org/10.1093/brain/awm177

Freedman, M., Leach, L., Kaplan, E., Delis, D., Shulman, K.I. & Winocur, G. (1994). *Clock-drawing: A neuro-psychological analysis.* New York: Oxford University Press.

Games, D., Adams, D., Alessandrini, R., Barbour, R., Berthelette, P., Blackwell, C. et al. (1995). Alzheimer-type neuropathology in transgenic mice overexpressing V717F β-amyloid precursor protein. *Nature, 373* (6514), 523–527. http://doi.org/10.1038/373523a0

Gao, S., Hendrie, H.C., Hall, K.S. & Hui, S. (1998). The relationships between age, sex and the incidence of dementia and Alzheimer's disease. *Archives of General Psychiatry, 55,* 809–815. http://doi.org/10.1001/archpsyc.55.9.809

Gatterer, G. (2008). *Alters-Konzentrations-Test (AKT)* (2., überarbeitete und neu normierte Auflage). Göttingen: Hogrefe.

Gatterer, G., Fischer, P., Simanyi, M. & Danielczyk, W. (1989). The A-K-T („Alters-Konzentrations-Test") a new psychometric test for geriatric patients. *Functional Neurology, 4* (3), 273–276.

Gatz, M., Reynolds, C.A., Fratiglioni, L., Johansson, B., Mortimer, J.A., Berg, S. et al. (2006). Role of genes and environments for explaining Alzheimer disease. *Archives of General Psychiatry, 63* (2), 168–174. http://doi.org/10.1001/archpsyc.63.2.168

Gauggel, S. & Birkner, B. (1999). Validität und Reliabilität einer deutschen Version der Geriatrischen Depressionsskala (GDS). *Zeitschrift für Klinische Psychologie und Psychotherapie, 28* (1), 18–27. http://doi.org/10.1026//0084-5345.28.1.18

Gauggel, S. & Sturm, W. (2005). Leitlinien der Gesellschaft für Neuropsychologie (GNP) für neuropsychologische Diagnostik und Therapie. *Zeitschrift für Neuropsychologie, 16* (4), 175–199. http://doi.org/10.1024/1016-264X.16.4.175

Glodzik-Sobanska, L., Pirraglia, E., Brys, M., De Santi, S., Mosconi, L., Rich, K.E. et al. (2009). The effects of normal aging and ApoE genotype on the levels of CSF biomarkers for Alzheimer's disease. *Neurobiology of Aging, 30,* 672–681. http://doi.org/10.1016/j.neurobiolaging.2007.08.019

Goate, A., Chartier-Harlin, M.C., Mullan, M., Brown, J., Crawford, F., Fidani, L. et al. (1991). Segregation of a missense mutation in the amyloid precursor protein gene with familial Alzheimer's disease. *Nature, 349* (6311), 704–706. http://doi.org/10.1038/349704a0

Grass-Kapanke, B. (2002). *Entwicklung eines Screeningverfahrens zur Früherkennung der Demenz: Der TFDD.* Dissertation, Bergische Universität – Gesamthochschule Wuppertal.

Grober, E. & Buschke, H. (1987). Genuine memory deficits in dementia. *Developmental Neuropsychology, 3* (1), 13–36. http://doi.org/10.1080/87565648709540361

Gureje, O., Ogunniyi, A., Baiyewu, O., Price, B., Unverzagt, F.W., Evans, R.M. et al. (2006). APOE ε4 is not associated with Alzheimer's disease in elderly Nigerians. *Annals of neurology, 59* (1), 182–185. http://doi.org/10.1002/ana.20694

Hamilton, M.A.X. (1967). Development of a rating scale for primary depressive illness. *British Journal of Clinical Psychology, 6* (4), 278–296. http://doi.org/10.1111/j.2044-8260.1967.tb00530.x

Hardy, J. & Higgins, G.A. (1992). Alzheimer's disease: the amyloid cascade hypothesis. *Science, 256,* 184–185. http://doi.org/10.1126/science.1566067

Hardy, J. & Selkoe, D.J. (2002). The amyloid hypothesis of Alzheimer's disease: progress and problems on the road to therapeutics. *Science, 297* (5580), 353–356. http://doi.org/10.1126/science.1072994

Harold, D., Abraham, R., Hollingworth, P., Sims, R., Gerrish, A., Hamshere, M.L. et al. (2009). Genome-wide association study identifies variants at CLU and PICALM associated with Alzheimer's disease. *Nature Genetics, 41,* 1088–1093. http://doi.org/10.1038/ng1009-1156d

Heinrich, C., Arnold, K., Lehfeld, H. & Hadler, D. (1998). Eine Untersuchung von Reliabilität, Validität und Vergleichbarkeit der SKT-Testformen A und B anhand einer Stichprobe von Patienten mit Alzheimer-Demenz. *Zeitschrift für Gerontopsychologie und -psychiatrie, 11* (3), 172–183.

Helmstaedter, C. & Durwen, H.F. (1990). VLMT: Verbaler Lern- und Merkfähigkeitstest. Ein praktikables und differenziertes Instrumentarium zur Prüfung der verbalen Gedächtnisleistungen. *Schweizer Archiv für Neurologie und Psychiatrie, 141* (1), 21–30.

Helmstaedter, C., Lendt, M. & Lux, S. (2001). *Verbaler Lern- und Merkfähigkeitstest (VLMT).* Göttingen: Beltz Test.

Hendrie, H.C., Hall, K.S., Hui, S., Unverzagt, F.W., Yu, C.E., Lahiri, D.K. et al. (1995). Apolipoprotein E genotypes and Alzheimer's disease in a community study of elderly African Americans. *Annals of neurology, 37* (1), 118–120. http://doi.org/10.1002/ana.410370123

Herbert, L.E., Bienias, J.L., Aggarwal, N.T., Wilson, R.S., Bennett, D.A., Shah, R.C. & Evans, D.A. (2010). Change in risk of Alzheimer disease over time. *Neurology, 75,* 786–791. http://doi.org/10.1212/WNL.0b013e3181f0754f

Herbert, L.E., Weuve, J., Scherr, P.A. & Evans, D.A. (2013). Alzheimer disease in the United States (2010–2050) estimated using the 2010 census. *Neurology, 80,* 1778–1783. http://doi.org/10.1212/WNL.0b013e31828726f5

Hessler, J.B., Stemmler, M. & Bickel, H. (2016). Cross-Validation of the Newly-Normed SKT for the Detection of MCI and Dementia. *The Journal of Gerontopsychology and Geriatric Psychiatry, 30,* 19–25.

Hochrein, A., Jonitz, L.C.H., Bell, V., Plaum, E. & Engel, R.R. (1996). Quantifizierung demenzbedingter Beeinträchtigung des Alltagsverhaltens mit dem DAFS (Direct Assessment of Functional Status): Reliabilität und Validität einer deutschen Testverstion. *Zeitschrift für Gerontologie und Geriatrie, 29* (3), 216–222.

Hollingworth, P., Harold, D., Sims, R., Gerrish, A., Lambert, J.C., Carrasquillo, M.M. et al. (2011). Common variants at ABCA7, MS4A6A/MS4A4E, EPHA1, CD33 and CD2AP are associated with Alzheimer's disease. *Nature Genetics, 43,* 429–435. http://doi.org/10.1038/ng.803

Huber, W., Poeck, K., Weniger, D. & Willmes, K. (1983). *Aachener Aphasie Test (AAT).* Göttingen: Hogrefe.

Hughes, C.P., Berg, L., Danziger, W.L., Coben, L. & Martin, R.L. (1982). A New Clinical Scale for the Staging of Dementia. *British Journal of Psychiatry, 140,* 566–572. http://doi.org/10.1192/bjp.140.6.566

Ihl, R. & Frölich, L. (1991). *Die Reisberg-Skalen. Deutschsprachige Bearbeitung der Global Deterioration Scale, der Brief Cognitive Rating Scale und des Functional Assessment Staging von Barry Reisberg et al.* Weinheim: Beltz Test.

Ihl, R., Frölich, L., Dierks, T., Martin, E.-M. & Maurer, K. (1992). Differential Validity of Psychometric Tests in Dementia of Alzheimer Type. *Psychiatry Research, 44,* 93–106. http://doi.org/10.1016/0165-1781(92)90044-4

Ihl, R. & Grass-Kapanke, B. (2000). *Manual – Test zur Früherkennung von Demenzen mit Depressionsabgrenzung.* Hamburg: Libri Books.

Ihl, R., Grass-Kapanke, B., Lahrem, P., Brinkmeyer, J., Fischer, S., Gaab, N. & Kaupmannsennecke, C. (2000). Entwicklung und Validierung eines Tests zur Früherkennung der Demenz mit Depressionsabgrenzung. *Fortschritte der Neurologie und Psychiatrie, 68,* 413–422. http://doi.org/10.1055/s-2000-11799

Ihl, R., Martin, E.M., Dierks, T., Frölich, L. & Maurer, K. (1993). Psychometrische Testverfahren bei der Demenz vom Alzheimer Typ. In P. Baumann (Hrsg.), *Biologische Psychiatrie der Gegenwart* (S. 441–446). Wien: Springer.

Ihl, R. & Weyer, G. (1993). *Alzheimer's Disease Assessment Scale (ADAS) – Manual. Deutschsprachige Bearbeitung der Alzheimer's Disease Assessment Scale von Richard Mohs et al.* Weinheim: Beltz Test.

Itoh, N., Arai, H., Urakami, K., Ishiguro, K., Ohno, H., Hampel, H. et al. (2001). Large-scale, multicenter study of cerebrospinal fluid tau protein phosphorylated at serine 199 for the antemortem diagnosis of Alzheimer's disease. *Annals of Neurology, 50,* 150–156. http://doi.org/10.1002/ana.1054

Jack, C.R.J., Knopman, D.S., Jagust, W.J., Petersen, R.C., Weiner, M.F., Aisen, P.S. et al. (2013). Tracking pathophysiological processes in Alzheimer's disease: An updated hypothetical model of dynamic biomarkers. *The Lancet Neurology, 12,* 207–216. http://doi.org/10.1016/S1474-4422(12)70291-0

Jack, C.R.J., Knopman, D.S., Jagust, W.J., Shaw, L.M., Aisen, P.S., Weiner, M.F. et al. (2010). Hypothetical model of dynamic biomarkers of the Alzheimer's pathological cascade. *The Lancet Neurology, 9,* 119–128. http://doi.org/10.1016/S1474-4422(09)70299-6

Jack, C.R.J., Wiste, H.J., Weigand, S.D., Knopman, D.S., Vemuri, P., Mielke, M.M. et al. (2015). Age, sex, and APOE ε4 effects on memory, brain structure, and β-amyloid across the adult life span. *JAMA Neurology, 72,* 511–519. http://doi.org/10.1001/jamaneurol.2014.4821

Jahn, T. & Heßler, J.B. (2017). *Handanweisung zum Test-Set Kognitive Funktionen Demenz (CFD – Cognitive Functions Dementia) im Wiener Testsystem (WTS) (Version 01 – Revision 1).* Mödling: Schuhfried GmbH.

Jahn, T., Theml, T., Diehl, J., Grimmer, T., Heldmann, B., Pohl, C. et al. (2004). CERAD-NP und Flexible Battery Approach in der neuropsychologischen Differentialdiagnostik: Demenz versus Depression. *Zeitschrift für Gerontopsychologie und -psychiatrie, 17* (2), 77–95. http://doi.org/10.1024/1011-6877.17.2.77

Jahn, T. & Werheid, K. (2015). *Demenzen.* Göttingen: Hogrefe.

Janelidze, S., Zetterberg, H., Mattsson, N., Palmqvist, S., Vanderstichele, H., Lindberg, O. et al. (2016). CSF Aβ42/Aβ40 and Aβ42/Aβ38 ratios: Better diagnostic markers of Alzheimer disease. *Annals of Clinical and Translational Neurology, 3,* 154–165. http://doi.org/10.1002/acn3.274

Jank, R. (2011). Neuropsychologische Befunderhebung und Befunderstellung. In J. Lehrner, G. Pusswald, E. Fertl, W. Strubreither & I. Kryspin-Exner (Hrsg.), *Klinische Neuropsychologie. Grundlagen – Diagnostik – Rehabilitation* (2. Auflage, S. 43–54). Wien: Springer.

Jansen, W.J., Ossenkoppele, R., Knol, D.L., Tijms, B.M., Scheltens, P., Verhey, F.R. et al. (2015). Prevalence of cerebral amyloid pathology in persons without dementia: A meta-analysis. *JAMA, 313,* 1924–1938. http://doi.org/10.1001/jama.2015.4668

Johansson, L., Guo, X., Hällström, T., Norton, M.C., Waern, M., Östling, S. et al. (2013). Common psychosocial stressors in middle-aged women related to longstanding distress and increased risk of Alzheimer's disease: a 38-year longitudinal population study. *BMJ Open, 3,* e003142. http://doi.org/10.1136/bmjopen-2013-003142

Johansson, L., Guo, X., Waern, M., Östling, S., Gustafson, D., Bengtsson, C. & Skoog, I. (2010). Midlife psychological stress and risk of dementia: a 35-year longitudinal population study. *Brain, 133,* 2217–2224. http://doi.org/10.1093/brain/awq116

Johnson, K.A., Minoshima, S., Bohnen, N.I., Donohoe, K.J., Foster, N.L., Herscovitch, P. et al. (2013). Appropriate use criteria for amyloid PET: A report of the Amyloid Imaging Task Force, the Society of Nuclear Medicine and Molecular Imaging, and the Alzheimer's Association. *Alzheimer's & Dementia, 9,* e1–16

Ju, Y.E.S., Lucey, B.P. & Holtzman, D.M. (2014). Sleep and Alzheimer disease pathology – a bidirectional relationship. *Nature Reviews Neurology, 10,* 115–119. http://doi.org/10.1038/nrneurol.2013.269

Julayanont, S., Chertkow, H. & Nasreddine, Z.S. (2017). The Montreal Cognitive Assessment (MoCA): Concept and clinical review. In A.J. Larner (Ed.), *Cognitive Screening Instruments: A Practical Approach* (pp. 111–152). Cham: Springer.

Kalaria, R. N., Ogeng'o, J. A., Patel, N. B., Sayi, J. G., Kitinya, J. N., Chande, H. M. et al. (1997). Evaluation of risk factors for Alzheimer's disease in elderly east Africans. *Brain research bulletin, 44* (5), 573–577. http://doi.org/10.1016/S0361-9230(97)00310-9

Kalbe, E., Brand, M., Kessler, J. & Calabrese, P. (2005). Der DemTect in der klinischen Anwendung: Sensitivität und Spezifität eines kognitiven Screeninginstruments. *Zeitschrift für Gerontopsychologie und -psychiatrie, 18* (3), 121–130. http://doi.org/10.1024/1011-6877.18.3.121

Kalbe, E., Calabrese, P., Kohn, N., Hilker, R., Riedel, O., Wittchen, H.U. et al. (2008). Screening for cognitive deficits in Parkinson's disease with the Parkinson neuropsychometric dementia assessment (PANDA) instrument. *Parkinsonism and Related Disorders, 14,* 93–101. http://doi.org/10.1016/j.parkreldis.2007.06.008

Kalbe, E., Calabrese, P., Schwalen, S. & Kessler, J. (2003). The Rapid Dementia Screening Test (RDST): A new economical tool for detecting possible patients with dementia. *Dementia and Geriatric Cognitive Disorders, 16,* 193–199. http://doi.org/10.1159/000 072802

Kalbe, E., Folkerts, A.-K., Hossner, K. & Kessler, J. (2017). Demenz – welcher Test kann was? *Der Neurologe und Psychiater, 18* (6), 32–38. http://doi.org/10.1007/s15202-017-1706-7

Kalbe, E., Kessler, J., Calabrese, P., Smith, R., Passmore, A. P., Brand, M. & Bullock, R. (2004). DemTect: A new, sensitive cognitive screening test to support the diagnosis of mild cognitive impairment and early dementia. *International Journal of Geriatric Psychiatry, 19,* 136–143. http://doi.org/10.1002/gps.1042

Kalbe, E., Riedel, O., Kohn, N., Dodel, R., Calabrese, P. & Kessler, J. (2007). Sensitivität und Spezifität des „Parkinson Neuropsychometric Dementia Assessment" (PANDA): Ergebnisse der GEPAD-Studie. *Aktuelle Neurologie, 34,* 140–146. http://doi.org/10.1055/s-2006-951967

Kang, J. E., Lim, M. M., Bateman, R. J., Lee, J. J., Smyth, L. P., Cirrito, J. R. (2009). Amyloid-β dynamics are regulated by orexin and the sleep-wake cycle. *Science, 326,* 1005–1007. http://doi.org/10.1126/science.1180962

Kapasi, A. C. D. & Schneider, J. A. (2017). Impact of multiple pathologies on the threshold for clinically overt dementia. *Acta Neuropathologica, 134,* 171–186. http://doi.org/10.10 07/s00401-017-1717-7

Kaufer, D. I., Cummings, J. L., Ketchel, P., Smith, V., MacMillan, A., Shelley, T. et al. (2000). Validation of the NPI-Q, a brief clinical form of the Neuropsychiatric Inventory. *The Journal of Neuropsychiatry and Clinical Neurosciences, 12,* 233–239. http://doi.org/10.1176/jnp.12.2.233

Kessler, J., Calabrese, P. & Kalbe, E. (2010). DemTect-B: ein Äquivalenztest zum kognitiven Screening DemTect-A. *Fortschritte der Neurologie und Psychiatrie, 78,* 532–535. http://doi.org/10.1055/s-0029-1245452

Kessler, J., Calabrese, P., Kalbe, E. & Berger, F. (2000). DemTect: Ein neues Screening-Verfahren zur Unterstützung der Demenzdiagnostik. *Psycho, 26* (6), 343–347.

Kessler, J., Denzler, P. E. & Markowitsch, H. J. (1999). *Demenz-Test (DT). Eine Testbatterie zur Erfassung kognitiver Beeinträchtigungen im Alter* (2., überarbeitete Auflage). Göttingen: Hogrefe.

Kessler, J., Markowitsch, H. J. & Denzler, P. (2000). *Mini-Mental-Status-Test (MMST). Deutschsprachige Fassung*. Göttingen: Beltz.

Kessler, J., Ozankan, S., Baller, G., Kalbe, E. & Kaesberg, S. (2011). *EASY: Ein nonverbales, kulturfreies Screeningverfahren zur Erfassung kognitiver Beeinträchtigungen*: Nürnberg: Novartis.

Kester, M.I., Verwey, N.A., van Elk, E.J., Blankenstein, M.A., Scheltens, P. & van der Flier, W.M. (2011). Progression from MCI to AD: Predictive value of CSF Aβ42 is modified by APOE genotype. *Neurobiology of Aging, 32,* 1372–1378. http://doi.org/10.1016/j.neurobiolaging.2009.08.006

Kim, Y.S., Nibbelink, D.W. & Overall, J.E. (1993). Factor structure and scoring of the SKT test battery. *Journal of Clinical Psychology, 49,* 61–71. http://doi.org/10.1002/1097-4679(199301)49:1<61::AID-JCLP2270490109>3.0.CO;2-B

Kirby, M., Denihan, A., Bruce, I., Coakley, D. & Lawlor, B.A. (2001). The clock drawing test in primary care: Sensitivity in dementia detection and spezificity against normal and depressed elderly. *International Journal of Geriatric Psychiatry, 16,* 935–940. http://doi.org/10.1002/gps.445

Klinck, D. (2002). *Computergestützte Diagnostik.* Göttingen: Hogrefe.

Klöppel, S. (2010). Neue Möglichkeiten der automatisierten Demenzdiagnostik. *Nervenarzt, 81,* 1456–1459. http://doi.org/10.1007/s00115-010-3104-7

Knopman, D.S., Parisi, J.E., Salviati, A., Floriach-Robert, M., Boeve, B.F., Ivnik, R.J. et al. (2003). Neuropathology of cognitively normal elderly. *Journal of Neuropathology & Experimental Neurology, 62* (11), 1087–1095. http://doi.org/10.1093/jnen/62.11.1087

Kornhuber, J. (in Vorbereitung). Prävention. In F. Jessen (Hrsg.), *Handbuch der Alzheimer-Krankheit.* Berlin: De Gruyter.

Kubinger, K.D. (2009). *Psychologische Diagnostik. Theorie und Praxis psychologischen Diagnostizierens* (2., überarbeitete und erweiterte Auflage). Göttingen: Hogrefe.

Künig, G., Jäger, M., Stief, V., Kaldune, A., Urbaniok, F. & Endrass, J. (2006). The impact of the CERAD-NP on diagnosis of cognitive deficiencies in late onset depression and Alzheimer's disease. *International Journal of Geriatric Psychiatry, 21,* 911–916. http://doi.org/10.1002/gps.1579

Künig, G., Kaldune, A., Stief, V., Jäger, M., Hell, D., Endrass, J. & Schreiter-Gasser, U. (2006). CERAD und NOSGER. Der prädiktive Wert dieser Verfahren in der Demenzdiagnostik einer Schweizer gerontopsychiatrischen Patientenpopulation. *Nervenarzt, 78,* 314–321. http://doi.org/10.1007/s00115-005-2032-4

Lacour, A., Espinosa, A., Louwersheimer, E., Heilmann, S., Hernández, I., Wolfsgruber, S. et al. (2017). Genome-wide significant risk factors for Alzheimer's disease: Role in progression to dementia due to Alzheimer's disease among subjects with mild cognitive impairment. *Molecular Psychiatry, 22,* 153–160. http://doi.org/10.1038/mp.2016.18

Langa, K.M., Larson, E.B., Crimmins, E.M., Faul, J.D., Levine, D.A., Kabeto, M.U. & Weir, D.R. (2017). A comparison of the prevalence of dementia in the United States in 2000 and 2012. *JAMA Internal Medicine, 177* (1), 51–58. http://doi.org/10.1001/jamainternmed.2016.6807

Langa, K.M., Larson, E.B., Karlawish, J.H., Cutler, D.M., Kabeto, M.U., Kim, S.Y. & Rosen, A.B. (2008). Trends in the prevalence and mortality of cognitive impairment in the United States: Is there evidence of a compression of cognitive morbidity? *Alzheimer's & Dementia, 4,* 134–144.

Lehfeld, H. & Erzigkeit, H. (2000). Beeinträchtigungen der Alltagsaktivitäten (ADL) und der kognitiven Leistungsfähigkeit in unterschiedlichen Demenzstadien: Ein Vergleich von ADL-Fremdbeurteilungen, ADL-Selbsteinschätzungen und einem psychometrischen Leistungstest. *Fortschritte der Neurologie und Psychiatrie, 68,* 262–269. http://doi.org/10.1055/s-2000-11537

Lehfeld, H., Ihl, R., Schweizer, A., Steinwachs, K., Frölich, L., Gutzmann, H. et al. (1999). Psychometrische Schweregradbeurteilung bei demenziellen Erkrankungen: Ein Vergleich von MMST, ADAS, BCRS und SKT. *Zeitschrift für Neuropsychologie, 10,* 187–202. http://doi.org/10.1024//1016-264X.10.4.187

Lehtisalo, J., Lindström, J., Ngandu, T., Kivipelto, M., Ahtiluoto, S., Ilanne-Parikka, P. et al. (2016). Association of long-term dietary fat intake, exercise, and weight with later cognitive function in the finnish diabetes prevention study. *The Journal of Nutrition, Health and Aging, 20,* 146–154. http://doi.org/10.1007/s12603-015-0565-1

Lepach, A.C., Daseking, M., Petermann, F. & Waldmann, H.C. (2013). Zusammenhänge von Intelligenz- und Gedächtnisdiagnostik anhand von WAIS-IV und WMS-IV. *Gesundheitswesen, 75,* 1–7.

Lepach, A.C. & Petermann, F. (2012). Gedächtnisdiagnostik mit der Wechsler Memory Scale – Fourth Edition. *Zeitschrift für Neuropsychologie, 23* (3), 123–132. http://doi.org/10.1024/1016-264X/a000070

Levy, R. (1994). Aging-associated cognitive decline. *International Psychogeriatrics, 6* (1), 63–68. http://doi.org/10.1017/S1041610294001626

Levy-Lahad, E., Wasco, W., Poorkaj, P., Romano, D.M., Oshima, J., Pettingell, W.H. et al. (1995). Candidate gene for the chromosome 1 familial Alzheimer's disease locus. *Science, 269,* 973–977. http://doi.org/10.1126/science.7638622

Lewczuk, P. & Kornhuber, J. (2016). Do we still need positron emission tomography for early Alzheimer's disease diagnosis? *Brain, 139* (11), e60. http://doi.org/10.1093/brain/aww168

Lewczuk, P., Kornhuber, J., German Dementia Competence Network, Toledo, J.B., Trojanowski, J.Q., Knapik-Czajka, M. et al. (2015). Validation of the Erlangen Score Algorithm for the prediction of the development of dementia due to Alzheimer's Disease in pre-dementia subjects. *Journal of Alzheimer's Disease, 48,* 433–441.

Lewczuk, P., Riederer, P., O'Bryant, S., Verbeek, M.M., Dubois, B., Visser, P.J. et al. (in Druck). Cerebrospinal fluid and blood biomarkers for neurodegenerative dementias: an update of the Consensus of the Task Force on Biological Markers in Psychiatry of the World Federation of Societies of Biological Psychiatry. *The World Journal of Biological Psychiatry.*

Lewczuk, P., Zimmermann, R., Wiltfang, J. & Kornhuber, J. (2009). Neurochemical dementia diagnostics: a simple algorithm for interpretation of the CSF biomarkers. *Journal of Neural Transmission, 116,* 1163–1167. http://doi.org/10.1007/s00702-009-0277-y

Lim, A.S.P., Yu, L., Kowgier, M., Schneider, J.A., Buchman, A.S. & Bennett, D.A. (2013). Modification of the relationship of the apolipoprotein E ε4 allele to the risk of Alzheimer disease and neurofibrillary tangle density by sleep. *JAMA Neurology, 70,* 1544–1551. http://doi.org/10.1001/jamaneurol.2013.4215

Lindmark, U., Stegmayr, B., Nilsson, B., Lindahl, B. & Johansson, I. (2005). Food selection associated with sense of coherence in adults. *Nutrition Journal,* 4 (9). Published online. http://doi.org/10.1186/1475-2891-4-9

Loewenstein, D.A., Amigo, E., Duara, R., Guterman, A., Hurwitz, D., Berkowitz, N. et al. (1989). A New Scale for the Assessment of Functional Status in Alzheimer's Disease and Related Disorders. *Journal of Gerontology: Psychological Sciences, 44* (4), 114–121. http://doi.org/10.1093/geronj/44.4.P114

Lourida, I., Soni, M., Thompson-Coon, J., Purandare, N., Lang, I.A., Ukoumunne, O.C. & Llewellyn, D.J. (2013). Mediterranean diet, cognitive function, and dementia: a systematic review. *Epidemiology, 24,* 479–489. http://doi.org/10.1097/EDE.0b013e3182944410

Luck, T., Riedel-Heller, S.G., Luppa, M., Wiese, B., Köhler, M., Jessen, F. et al. (2014). Apolipoprotein E ε4 genotype and a physically active lifestyle in late life: analysis of gene-environment interaction for the risk of dementia and Alzheimer's disease dementia. *Psychological medicine, 44* (6), 1319–1329. http://doi.org/10.1017/S0033291713001918

Luck, T., Riedel-Heller, S. G., Wiese, B., Stein, J., Weyerer, S., Werle, J. et al. (2009). CERAD-NP-Testbatterie: Alters-, geschlechts- und bildungsspezifische Normen ausgewählter Subtests. *Zeitschrift für Gerontologie und Geriatrie, 42,* 372–384. http://doi.org/10.1007/s00391-009-0031-y

Luttenberger, K., Reppermund, S., Schmiedeberg-Sohn, A., Book, S. & Graessel, E. (2016). Validation of the Erlangen Test of Daily Living in persons with mild dementia or mild cognitive impairment (ETAM). *BMC Geriatric, 16* (1), 111–122. http://doi.org/10.1186/s12877-016-0271-9

Malkki, H. (2013). Alzheimer disease: Sleep alleviates AD-related neuropathological processes. *Nature Reviews Neurology, 9,* 657. http://doi.org/10.1038/nrneurol.2013.230

Marioni, R. E., Valenzuela, M. J., van den Hout, A., Brayne, C., Matthews, F. E. & Stud, M. C. F. A. (2012). Active Cognitive Lifestyle Is Associated with Positive Cognitive Health Transitions and Compression of Morbidity from Age Sixty-Five. *PLoS ONE, 7* (12), e50940. http://doi.org/10.1371/journal.pone.0050940

Martínez-Lapiscina, E. H., Clavero, P., Toledo, E., Estruch, R., Salas-Salvadó, J., Julián, B. S. et al. (2013). Mediterranean diet improves cognition: the PREDIMED-NAVARRA randomised trial. *Journal of Neurology, Neurosurgery, and Psychiatry, 84,* 1318–1325. http://doi.org/10.1136/jnnp-2012-304792

Martínez-Lapiscina, E. H., Galbete, C., Corella, D., Toledo, E., Buil-Cosiales, P., Salas-Salvadó, J. et al. (2014). Genotype patterns at CLU, CR1, PICALM and APOE, cognition and Mediterranean diet: the PREDIMED-NAVARRA trial. *Genes & Nutrition, 9,* 393. http://doi.org/10.1007/s12263-014-0393-7

Matthews, F. E., Arthur, A., Barnes, L. E., Bond, J., Jagger, C., Robinson, L. et al. (2013). A two-decade comparison of prevalence of dementia in individuals aged 65 years and older from three geographical areas of England: results of the Cognitive Function and Ageing Study I and II. *The Lancet, 382* (9902), 1405–1412. http://doi.org/10.1016/S0140-6736(13)61570-6

Mayeux, R., Ottman, R., Maestre, G., Ngai, C., Tang, M.-X., Ginsberg, H. et al. (1995). Synergistic effects of traumatic head injury and apolipoprotein-epsilon4 in patients with Alzheimer's disease. *Neurology, 45* (3), 555–557. http://doi.org/10.1212/WNL.45.3.555

McKhann, G., Drachman, D., Folstein, M., Katzman, R., Price, D. & Stadlan, E. M. (1984). Clinical diagnosis of Alzheimer's disease report of the NINCDS-ADRDA Work Group under the auspices of Department of Health and Human Services Task Force on Alzheimer's Disease. *Neurology, 34* (7), 939–944. http://doi.org/10.1212/WNL.34.7.939

McKhann, G., Knopman, D. S., Chertkow, H., Hyman, B. T., Jack, C. R. J., Kawas, C. H. et al. (2011). The diagnosis of dementia due to Alzheimer's disease: Recommendations from the National Institute on Aging-Alzheimer's Association (NIA-AA) workgroups on diagnostic guidelines for Alzheimer's disease. *Alzheimer's & Dementia, 7* (3), 263–269. http://doi.org/10.1016/j.jalz.2011.03.005

Mendez, M. F., Ala, T. & Underwood, K. (1992). Development of scoring criteria for the clock drawing test in Alzheimer's disease. *Journal of the American Geriatrics Society, 40,* 1095–1099. http://doi.org/10.1111/j.1532-5415.1992.tb01796.x

Messerli, F. H. (2012). Chocolate consumption, cognitive function, and Nobel laureates. *The New England Journal of Medicine, 367,* 1562–1564. http://doi.org/10.1056/NEJMon1211064

Meyers, J. E. & Meyers, K. R. (1995). *Rey Complex Figure Test and Recognition Trial (RCFT). Professional manual.* Lutz, FL: PAR, Inc.

Middleton, L. E., Grinberg, L. T., Miller, B., Kawas, C. & Yaffe, K. (2011). Neuropathologic features associated with Alzheimer disease diagnosis: age matters. *Neurology, 77* (19), 1737–1744. http://doi.org/10.1212/WNL.0b013e318236f0cf

Modrego, P. J. (2006). Predictors of conversion to dementia of probable Alzheimer type in patients with mild cognitive impairment. *Current Alzheimer Research, 3,* 161–170. http://doi.org/10.2174/156720506776383103

Mohs, R. C., Rosen, W. G. & Davis, K. L. (1983). The Alzheimer's disease assessment scale: an instrument for assessing treatment efficacy. *Psychopharmacology Bulletin, 19* (3), 448–500.

Monsch, A. U., Thalmann, B., Schneitter, M., Bernasconi, F., Aebi, C., Čamachová Davet, Z. & Stähelin, H. B. (2000). The Basel Study on the Elderly's search for preclinical cognitive markers of Alzheimer's disease. *Neurobiology of Aging, 21,* 31. http://doi.org/10.1016/S0197-4580(00)82817-1

Moosbrugger, H. & Oehlschlägel, J. (2011). *Frankfurter Aufmerksamkeits-Inventar 2 (FAIR-2).* Bern: Huber.

Morris, J. C., Heyman, A., Mohs, R. C., Hughes, C. P., van Belle, G., Fillenbaum, G. et al. (1989). The Consortium to Establish a Registry for Alzheimer's Disease (CERAD). Part I. Clinical and neuropsychological assessment of Alzheimer's disease. *Neurology, 39,* 1159–1165. http://doi.org/10.1212/WNL.39.9.1159

Morris, J. C., Mohs, R. C., Rogers, H., Fillenbaum, G. & Heyman, A. (1988). Consortium to establish a registry for Alzheimer's disease (CERAD) clinical and neuropsychological assessment of Alzheimer's disease. *Psychopharmacology Bulletin, 24,* 641–652.

Mosconi, L., Perani, D., Sorbi, S., Herholz, K., Nacmias, B., Holthoff, V. et al. (2004). MCI conversion to dementia and the APOE genotype: A prediction study with FDG-PET. *Neurology, 63,* 2332–2340. http://doi.org/10.1212/01.WNL.0000147469.18313.3B

Murrell, J. R., Price, B., Lane, K. A., Baiyewu, O., Gureje, O., Ogunniyi, A. et al. (2006). Association of apolipoprotein E genotype and Alzheimer disease in African Americans. *Archives of neurology, 63* (3), 431–434. http://doi.org/10.1001/archneur.63.3.431

Nasreddine, Z. S. (2017). *Electronic Montreal. Cognitive Assessment (eMoCA).* Montreal: MoCA Test Inc.

Nasreddine, Z. S., Philips, N. A., Bédirian, V., Charbonneau, S., Whitehead, V., Collin, I. et al. (2005). The Montreal Cognitive Assessment, MoCA: A brief screening tool for mild cognitive impairment. *Journal of American Geriatrics Society, 53* (4), 695–699. http://doi.org/10.1111/j.1532-5415.2005.53221.x

Ng, M., Fleming, T., Robinson, M., Thomson, B., Graetz, N., Margono, C. et al. (2014). Global, regional, and national prevalence of overweight and obesity in children and adults during 1980–2013: a systematic analysis for the Global Burden of Disease Study 2013. *The Lancet, 384* (9945), 766–781. http://doi.org/10.1016/S0140-6736(14)60460-8

Ngandu, T., Lehtisalo, J., Solomon, A., Levälathi, E., Ahtiluoto, S., Antikainen, R. et al. (2015). A 2 year multidomain intervention of diet, exercise, cognitive training, and vascular risk monitoring versus control to prevent cognitive decline in at-risk elderly people (FINGER): a randomised controlled trial. *The Lancet, 385,* 2255–2263. http://doi.org/10.1016/S0140-6736(15)60461-5

Nishi, A., Kondo, K., Hirai, H. & Kawachi, I. (2011). Cohort profile: the ages 2003 cohort study in Aichi, Japan. *Journal of Epidemiology, 21,* 151–157.

Nishiwaki, Y., Breeze, E., Smeeth, L., Bulpitt, C. J., Peters, R. & Fletcher, A. E. (2004). Validity of the Clock-Drawing Test as a screening tool for cognitive impairment in the elderly. *American Journal of Epidemiology, 160* (8), 797–807. http://doi.org/10.1093/aje/kwh288

Norton, S., Matthews, F.E., Barnes, D.E., Yaffe, K. & Brayne, C. (2014). Potential for primary prevention of Alzheimer's disease: an analysis of population-based data. *The Lancet Neurology, 13,* 788–794. http://doi.org/10.1016/S1474-4422(14)70136-X

Notkola, I.L., Sulkava, R., Pekkanen, J., Erkinjuntti, T., Ehholm, C., Kivinen, P. et al. (1998). Serum total cholesterol, apolipoprotein E ε4 allele, and Alzheimer's disease. *Neuroepidemiology, 17,* 14–20. http://doi.org/10.1159/000026149

Osorio, R.S., Gumb, T., Pirraglia, E., Varga, A.W., Lu, S.E., Lim, J. et al. (2015). Sleep-disordered breathing advances cognitive decline in the elderly. *Neurology, 84,* 1964–1971. http://doi.org/10.1212/WNL.0000000000001566

Ossenkoppele, R., Jansen, W.J., Rabinovici, G.D., Knol, D.L., van der Flier, W.M., van Berckel, B.N. et al. (2015). Prevalence of amyloid PET positivity in dementia syndromes: a meta-analysis. *JAMA, 313,* 1939–1949. http://doi.org/10.1001/jama.2015.4669

Osuntokun, B.O., Sahota, A., Ogunniyi, A., Gureje, O., Baiyewu, O., Adeyinka, A. et al. (1995). Lack of an association between apolipoprotein E ε4 and Alzheimer's disease in elderly Nigerians. *Annals of neurology, 38* (3), 463–465. http://doi.org/10.1002/ana.410380319

Oswald, W.D. & Fleischmann, U.M. (1986). *Nürnberger-Alters-Inventar. NAI.* Nürnberg: Universität Erlangen-Nürnberg.

Oswald, W.D. & Fleischmann, U.M. (1997). *Das Nürnberger-Alters-Inventar (NAI)* (4., unveränderte Auflage). Göttingen: Hogrefe.

Oudin, A., Forsberg, B., Adolfsson, A.N., Lind, N., Modig, L., Nordin, M. et al. (2016). Traffic-related air pollution and dementia incidence in northern Sweden: A longitudinal study. *Environmental Health Perspectives, 124,* 306–312.

Overall, J.E. & Schaltenbrand, R. (1992). The SKT neuropsychological test battery. *Journal of Geriatric Psychiatry and Neurology, 5* (4), 220–227.

Palmqvist, S., Mattsson, N. & Hansson, O. (2016). Cerebrospinal fluid analysis detects cerebral amyloid-β accumulation earlier than positron emission tomography. *Brain, 139,* 1226–1236. http://doi.org/10.1093/brain/aww015

Palmqvist, S., Zetterberg, H., Mattsson, N., Johansson, P., Minthon, L., Blennow, K. et al. (2015). Detailed comparison of amyloid PET and CSF biomarkers for identifying early Alzheimer disease. *Neurology, 85,* 1240–1249. http://doi.org/10.1212/WNL.0000000000001991

Pantel, J. & Schröder, J. (2007). Die leichte kogntive Beeinträchtigung – Epidemiologie, Symptomatik und klinisches Management. *Nervenheilkunde, 1–2,* 1–10.

Parks, A.C. & Schueller, S.M. (2014). Promoting Meaning and Purpose in Life. In J.Y. Shin & M.F. Steger (Eds.), *The Wiley Blackwell Handbook of Positive Psychological Interventions.* Hoboken, NJ: John Wiley & Sons.

Patterson, M.B., Schnell, A.H., Martin, R.J., Mendez, M.F., Smyth, K.A. & Whitehouse, P. (1990). Assessment of Behavioral and Affective Symptoms in Alzheimer's Disease. *Journal of Geriatric Psychiatry and Neurology, 3,* 21–30. http://doi.org/10.1177/089198879000300106

Pauli, L., Daseking, M., Petermann, F. & Stemmler, M. (2017). Zusammenhänge zwischen den kognitiven Leistungen in einem Demenzscreening (SKT) und in einem Intelligenztest (WAIS-IV) bei älteren Menschen: Welche kognitiven Leistungseinbußen im Alter sprechen für einen möglichen pathologischen Abbauprozess? *Zeitschrift für Gerontologie und Geriatrie.* http://doi.org/10.1007/s00391-017-1263-x

Pauls, F., Lepach, A.C. & Petermann, F. (2013). Depression und Gedächtnis: Gedächtnisleistungen im Vergleich zwischen Depressiven und Gesunden. *Gesundheitswesen, 75*, 754–760. http://doi.org/10.1055/s-0033-1357166

Pauls, F., Petermann, F. & Lepach, A.C. (2013). Memory assessment and depression: Testing for factor structure and measurement invariance of the Wechsler Memory Scale – Forth Edition across a clinical and matched control sample. *Journal of Clinical and Experimental Neuropsychology, 35*, 702–717. http://doi.org/10.1080/13803395.2013.820257

Pauls, F., Petermann, F. & Lepach, A.C. (2014). Episodic memory and executive functioning in currently depressed patients compared to healthy controls. *Cognition and Emotion, 29*, 383–400. http://doi.org/10.1080/02699931.2014.915208

Perneczky, R. (2003). Die Eignung einfacher klinischer Tests für die Erkennung der leichten kognitiven Störung und der leichtgradigen Demenz. *Aktuelle Neurologie, 30*, 114–117. http://doi.org/10.1055/s-2003-38269

Petermann, F. & Daseking, M. (2015). *Diagnostische Erhebungsverfahren*. Göttingen: Hogrefe.

Petermann, F., Jäncke, L. & Waldmann, H. (2016). *Neuropsychological Assessment Battery (NAB). Deutschsprachige Adaptation der Neuropsychological Assessment Battery (NAB) von Robert A. Stern und Travis White*. Bern: Hogrefe.

Petermann, F. & Lepach, A.C. (Hrsg.) (2012). *Wechsler Memory Scale® – Fourth Edition (WMS®-IV). Ein Gedächtnistest zur Erfassung der Gedächtnisleistung von Jugendlichen und Erwachsenen im Alter von 16 bis 90 Jahren*. Frankfurt: Pearson Assessment.

Peters, C.R., Lynn, B.B., Feldman, H.H. & Illes, J. (2013). A conceptual framework and ethics analysis for prevention trials of Alzheimer Disease. *Progress in Neurobiology, 110*, 114–123. http://doi.org/10.1016/j.pneurobio.2012.12.001

Petersen, R.C. (2004). Mild cognitive impairment as a diagnostic entity. *Journal of Internal Medicine, 256* (3), 183–194. http://doi.org/10.1111/j.1365-2796.2004.01388.x

Petersen, R.C. & Negash, S. (2008). Mild cognitive impairment: an overview. *CNS Spectrums, 13* (1), 45–53. http://doi.org/10.1017/S1092852900016151

Petersen, R.C., Smith, G.E., Ivnik, R.J., Tangalos, E.G., Schaid, D.J., Thibodeau, S.N. et al. (1995). Apolipoprotein E status as a predictor of the development of Alzheimer's disease in memory-impaired individuals (published erratum: JAMA 1995;274:538). *JAMA, 273*, 1274–1278.

Petot, G.J., Traore, F., Debanne, S.M., Lerner, A.J., Smyth, K.A. & Friedland, R.P. (2003). Interactions of apolipoprotein E genotype and dietary fat intake of healthy older persons during mid-adult life. *Metabolism, 52* (3), 279–281. http://doi.org/10.1053/meta.2003.50066

Pottier, C., Hannequin, D., Coutant, S., Rovelet-Lecrux, A., Michon, A., Croisile, B. et al. (2012). High frequency of potentially pathogenic SORL1 mutations in autosomal dominant early-onset Alzheimer disease. *Molecular Psychiatry, 17*, 875–879. http://doi.org/10.1038/mp.2012.15

Price, J.L. & Morris, J.C. (1999). Tangles and plaques in nondemented aging and "preclinical" Alzheimer's disease. *Annals of neurology, 45* (3), 358–368. http://doi.org/10.1002/1531-8249(199903)45:3<358::AID-ANA12>3.0.CO;2-X

Prince, J.A., Zetterberg, H., Andreasen, N., Marcusson, J. & Blennow, K. (2004). APOE ε4 allele is associated with reduced cerebrospinal fluid levels of Aβ42. *Neurology, 62*, 2116–2118. http://doi.org/10.1212/01.WNL.0000128088.08695.05

Prince, M., Bryce, R., Albanese, E., Wimo, A., Ribeiro, W. & Ferri, C.P. (2013). The global prevalence of dementia: A systematic review and metaanalysis. *Alzheimer's & Dementia, 9* (1), 63–75. http://doi.org/10.1016/j.jalz.2012.11.007

Psaltopoulou, T., Sergentanis, T.N., Panagiotakos, D.B., Sergentanis, I.N., Kosti, R. & Scarmeas, N. (2013). Mediterranean diet, stroke, cognitive impairment, and depression: A meta-analysis. *Annals of Neurology, 74,* 580–591. http://doi.org/10.1002/ana.23944

Qian, W., Schweizer, T., Munoz, D. & Fischer, C.E. (2016). Misdiagnosis of Alzheimer's disease: Inconsistencies between clinical diagnosis and neuropathological confirmation. *Alzheimer's & Dementia, 12* (7), 293. http://doi.org/10.1016/j.jalz.2016.06.529

Qiu, C. & Fratiglioni, L. (2015). A major role for cardiovascular burden in age-related cognitive decline. *Nature Reviews Cardiology, 12,* 267–277. http://doi.org/10.1038/nrcardio.2014.223

Qiu, C., von Strauss, E., Backman, L., Winblad, B. & Fratiglioni, L. (2013). Twenty-year changes in dementia occurrence suggest decreasing incidence in central Stockholm, Sweden. *Neurology, 80* (20), 1888–1894. http://doi.org/10.1212/WNL.0b013e318292a2f9

Reiman, E.M., Langbaum, J.B.S., Fleisher, A.S., Caselli, R.J., Chen, K., Ayutyanot, N. et al. (2011). Alzheimer's Prevention Initiative: A plan to accelerate the evaluation of presymptomatic treatments. *Journal of Alzheimer's Disease, 26* (3), 321–329.

Reisberg, B., Borenstein, J., Franssen, E., Salob, S., Steinberg, G., Shulman, E. et al. (1987). BEHAVE-AD: A clinical rating scale for the assessment of pharmacologically remediable bahavioral symptomatology in Alzheimer's disease. In H.J. Altman (Ed.), *Alzheimer's disease: Problems, prospects, and perspectives* (pp. 1–16). New York: Plenum Press.

Reisberg, G., Ferris, S.H., De Leon, M.J. & Crook, T. (1982). The Global Deterioration Scale for Assessment of Primary Degenerative Dementia. *American Journal of Psychiatry, 139* (9), 1136–1139. http://doi.org/10.1176/ajp.139.9.1136

Richter, B. & Richter, R.W. (2004). *Alzheimer in der Praxis.* Bern: Huber.

Ritchie, K. & Kildea, D. (1995). Is senile dementia "age-related" or "aging-related" – Evidence from metaanalysis of dementia prevalence in the oldest-old. *The Lancet, 346* (8980), 931–934. http://doi.org/10.1016/S0140-6736(95)91556-7

Rogaev, E.I., Meng, Y., Lee, J.H., Gu, Y., Kawarai, T., Zou, F. et al. (2007). The neuronal sortilin-related receptor SORL1 is genetically associated with Alzheimer disease. *Nature Genetics, 39,* 168–177. http://doi.org/10.1038/ng1943

Roh, J.H., Huang, Y., Bero, A.W., Kasten, T., Stewart, F.R., Bateman, R.J. & Holtzman, D.M. (2012). Disruption of the sleep-wake cycle and diurnal fluctuation of β-amyloid in mice with Alzheimer's disease pathology. *Science Translational Medicine, 4,* 150ra122. http://doi.org/10.1126/scitranslmed.3004291

Rosen, W.G., Mohs, R.C. & Davis, K.L. (1984). A new rating scale for Alzheimer disease. *American Journal of Psychiatry, 141,* 1356–1364. http://doi.org/10.1176/ajp.141.11.1356

Rosenberg, R.N., Lambracht-Washington, D., Yu, G. & Xia, W. (2016). Genomics of Alzheimer disease: a review. *JAMA Neurology, 73,* 867–874. http://doi.org/10.1001/jamaneurol.2016.0301

Rösler, M., Frey, U., Retz-Junginger, R., Supprian, T. & Retz, W. (2003). Diagnostik der Demenzen: Standardisierte Untersuchungsinstrumente im Überblick. *Fortschritte der Neurologie und Psychiatrie, 71,* 187–198. http://doi.org/10.1055/s-2003-38507

Rupprecht, R., Gunzelmann, T.H. & Oswald, W.D. (2015). Gerontopsychologische Diagnostik. In A. Maerker (Hrsg.), *Alterspsychotherapie und klinische Gerontopsychologie* (2. Auflage, S. 89–106). Berlin: Springer.

Salloway, S., Sperling, R., Fox, N.C., Blennow, K., Klunk, W., Raskind, M. et al. (2014). Two phase 3 trials of bapineuzumab in mild-to-moderate Alzheimer's disease. *The New England Journal of Medicine, 370* (4), 322–333. http://doi.org/10.1056/NEJMoa1304839

Satizabal, C. L., Beiser, A. S., Chouraki, V., Chene, G., Dufouil, C. & Seshadri, S. (2016). Incidence of dementia over three decades in the Framingham Heart Study. *The New England Journal of Medicine, 374,* 523–532. http://doi.org/10.1056/NEJMoa1504327

Satzger, W., Hampel, H., Padberg, F., Bürger, K., Nolde, T., Ingrassla, G. & Engel, R. R. (2001). Zur praktischen Anwendung der CERAD-Testbatterie als neurologisches Demenzscreening. *Nervenarzt, 72,* 196–203. http://doi.org/10.1007/s001150050739

Savva, G. M., Wharton, S. B., Ince, P. G., Forster, G., Matthews, F. E., Brayne, C. et al. (2009). Age, neuropathology, and dementia. *New England Journal of Medicine, 360* (22), 2302–2309. http://doi.org/10.1056/NEJMoa0806142

Scarmeas, N., Luchsinger, J. A., Schupf, N., Brickman, A. M., Cosentino, S., Tang, M. X. & Stern, Y. (2009). Physical activity, diet, and risk of Alzheimer disease. *JAMA, 302,* 627–637. http://doi.org/10.1001/jama.2009.1144

Schafer, K. A., Tractenberg, R. E., Sano, M., Mackell, J. A., Thomas, R. G., Gamst, A. et al. (2004). Reliability of monitoring the clinical dementia rating in multicenter clinical trials. *Alzheimer Disease & Associated Disorders, 18* (4), 219–222.

Scheurich, A., Müller, M. J., Siessmeier, T., Bartenstein, P., Schmidt, L. G. & Fellgiebel, A. (2005). Validating the DemTect with 18-fluoro-2-deoxy-glucose positron emission tomography as a sensitive neuropsychological screening test for early Alzheimer disease in patients of a Memory Clinic. *Dementia and Geriatric Cognitive Disorders, 20,* 271–277. http://doi.org/10.1159/000088248

Schmiedeberg-Sohn, A., Graessel, E. & Luttenberger, K. (2015). A direct performance test for assessing activities of daily living in patients with mild degenerative dementia – The development of the ETAM and preliminary results. *Dementia and Geriatric Cognitive Disorders Extra, 5* (1), 74–84. http://doi.org/10.1159/000369550

Schreiber, Y. A., Ackl, N., Sonntag, A. & Zihl, J. (2005). Charakterisierung kognitiver Einbußen von Patienten mit „Mild Cognitive Impairment" (MCI) in der CERAD-Screeningbatterie. *Zeitschrift für Neuropsychologie, 16* (3), 139–149. http://doi.org/10.1024/1016-264X.16.3.139

Schrijvers, E. M. C., Verhaaren, B. F. J., Koudstaal, P. J., Hofman, A., Ikram, M. A. & Breteler, M. M. (2012). Is dementia incidence declining? Trends in dementia incidence since 1990 in the Rotterdam Study. *Neurology, 78,* 1456–1463. http://doi.org/10.1212/WNL.0b013e3182553be6

Sclan, S. G., Saillon, A., Franssen, E., Hugonot-Diener, L., Saillon, A. & Reisberg, B. (1996). The Behavior Pathology in Alzheimer's Disease Rating Scale (BEHAVE-AD): Reliability and analysis of symptom category scores. *International Journal of Geriatric Psychiatry, 11,* 819–830. http://doi.org/10.1002/(SICI)1099-1166(199609)11:9<819::AID-GPS389>3.0.CO;2-S

Seigerschmidt, E., Mösch, E., Siemen, M., Förstl, H. & Bickel, H. (2002). The clock drawing test and questionable dementia: Reliability and validity. *International Journal of Geriatric Psychiatry, 17,* 1048–1054. http://doi.org/10.1002/gps.747

Sevigny, J., Chiao, P., Bussiere, T., Weinreb, P. H., Williams, L., Maier, M. et al. (2016). The antibody aducanumab reduces Aβ plaques in Alzheimer's disease. *Nature, 537* (7618), 50–56. http://doi.org/10.1038/nature19323

Sherrington, R., Rogaev, E. I., Liang, Y., Rogaeva, E. A., Levesque, G., Ikeda, M. et al. (1995). Cloning a gene bearing missense mutations in early-onset familial Alzheimer's disease. *Nature, 375,* 754–760. http://doi.org/10.1038/375754a0

Shirai, K., Iso, H., Hirai, H. & Kondo, K. (2009, November). *Sense of Coherence (SOC) and the incidence of dementia among Japanese elderly men and women: the AGES study.*

Paper presented at the 137th APHA Annual Meeting and Exposition, Philadelphia, PA.

Shulman, K.I. (2000). Clock-drawing: Is it the ideal cognitive screening test? *International Journal of Geriatric Psychiatry, 15,* 548–561. http://doi.org/10.1002/1099-1166(200006)15:6<548::AID-GPS242>3.0.CO;2-U

Shulman, K.I., Gold, D.P., Cohen, C.A. & Zucchero, C.A. (1993). Clock-drawing and dementia in the community: A longitudinal study. *International Journal of Geriatric Psychiatry, 8,* 487–496. http://doi.org/10.1002/gps.930080606

Shulman, K.I., Shedletsky, R. & Silver, I.L. (1986). The challenge of time: Clock-drawing and cognitive function in the elderly. *International Journal of Geriatric Psychiatry, 1,* 135–140. http://doi.org/10.1002/gps.930010209

Singh, B., Parsaik, A.K., Mielke, M.M., Erwin, P.J., Knopman, D.S., Petersen, R.C. & Roberts, R.O. (2014). Association of mediterranean diet with mild cognitive impairment and Alzheimer's Disease: A systematic review and meta-analysis. *Journal of Alzheimer's Disease, 39,* 271–282.

Skinner, J., Carvalho, J.O., Potter, G.G., Thames, A., Zelinski, E. & Gibbons, L.E. (2012). The Alzheimer's disease assessment scale-cognitive-plus (ADAS-Cog-Plus): An expansion of the ADAS-Cog to improve responsiveness in MCI. *Brain Imaging Behavior, 6* (4), 489–501. http://doi.org/10.1007/s11682-012-9166-3

Snowdon, A., Hussein, A., Kent, R., Pino, L. & Hachinski, V. (2015). Comparison of an electronic and paper-based Montreal Cognitive Assessment tool. *Alzheimer Disease & Associated Disorders, 29* (4), 325–329. http://doi.org/10.1097/WAD.0000000000000069

Sofi, F., Macci, C., Abbate, R., Gensini, G.F. & Casini, A. (2014). Mediterranean diet and health status: an updated meta-analysis and a proposal for a literature-based adherence score. *Public Health Nutrition, 17,* 2769–2782. http://doi.org/10.1017/S1368980013003169

Solomon, A., Kivipelto, M. & Soininen, H. (2013). Prevention of Alzheimer's disease: Moving backward through the lifespan. *Journal of Alzheimer's Disease, 33* (1), 465–469.

Solomon, P.R., Hirschoff, A., Kelly, B., Relin, M., Brush, M., DeVeaux, R.D. & Pendlebury, W.W. (1998). A 7 minute neurocognitive screening battery highly sensitive to Alzheimer's disease. *Archives of Neurology, 55,* 349–355. http://doi.org/10.1001/archneur.55.3.349

Sperling, R.A., Aisen, P.S., Beckett, L.A., Bennett, D.A., Craft, S., Fagan, A.M. et al. (2011). Toward defining the preclinical stages of Alzheimer's disease: Recommendations from the National Institute on Aging-Alzheimer's Association workgroups on diagnostic guidelines for Alzheimer's disease. *Alzheimer's & Dementia, 7* (3), 280–292. http://doi.org/10.1016/j.jalz.2011.03.003

Stemmler, M., Lehfeld, H. & Horn, R. (2015). *SKT nach Erzigkeit. SKT Manual Edition 2015.* Spardorf: Geromed.

Stemmler, M., Lehfeld, H., Siebert, J. & Horn, R. (2017). Ein kurzer Leistungstest zur Erfassung von Störungen des Gedächtnisses und der Aufmerksamkeit. *Diagnostica, 63,* 243–255. http://doi.org/10.1026/0012-1924/a000178

Stemmler, M., Petermann, F., Daseking, M., Siebert, J., Schott, H., Lehfeld, H. & Horn, R. (2013). Diagnostik und Verlauf von kognitiven Fähigkeiten bei älteren Menschen. *Das Gesundheitswesen, 75* (11), 761–767. http://doi.org/10.1055/s-0033-1357164

Stern, R.A. & White, T. (2003). *NAB Administration, Scoring, and Interpretation Manual.* Lutz, FL: PAR, Inc.

Stern, Y. (2012). Cognitive reserve in ageing and Alzheimer's disease. *The Lancet Neurology, 11* (11), 1006–1012. http://doi.org/10.1016/S1474-4422(12)70191-6

Strittmatter, W.J., Weisgraber, K.H., Huang, D.Y., Dong, L.M., Salvesen, G.S., Pericak Vance, M. et al. (1993). Binding of human apolipoprotein E to synthetic amyloid β peptide: isoform-specific effects and implications for late-onset Alzheimer disease. *Proceedings of the National Academy of Sciences of the United States of America, 90,* 8098–8102.

Sturm, W. & Willmes, K. (1999). *Verbaler und Nonverbaler Lerntest (VLT/NVLT).* Göttingen: Hogrefe.

Sunderland, T., Hill, J.L., Mellow, A.M., Lawlor, B.A., Gundersheimer, B.A., Newhouse, P.A. & Grafman, J.H. (1989). Clock drawing in Alzheimer's disease: A novel measure of dementia severity. *Journal of the American Geriatrics Society, 37,* 725–729. http://doi.org/10.1111/j.1532-5415.1989.tb02233.x

Sunderland, T., Mirza, N., Putnam, K.T., Linker, G., Bhupali, D., Durham, R. et al. (2004). Cerebrospinal fluid β-amyloid$_{1\text{-}42}$ and tau in control subjects at risk for Alzheimer's disease: the effect of APOE ε4 allele. *Biological Psychiatry, 56,* 670–676. http://doi.org/10.1016/j.biopsych.2004.07.021

Suppa, P., Anker, U., Spies, L., Bopp, I., Rüegger-Frey, B., Klaghofer, R. et al. (2015). Fully automated atlas-based hippocampal volumetry for detection of Alzheimer's disease in a memory clinic setting. *Journal of Alzheimer's Disease, 44,* 183–193.

Suppa, P., Hampel, H., Spies, L., Fiebach, J.B. & Dubois, B. (2015). Fully automated atlas-based hippocampus volumetry for clinical routine: Validation in subjects with mild cognitive impairment from the ADNI cohort. *Journal of Alzheimer's Disease, 46,* 199–209.

Taghavy, A. & Hamer, H. (1995). Symptomatic and asymptomatic high-grade unilateral internal carotid artery stenosis: scalp topography of event-related potentials (P300) and psychometric testing. *Electroencephalography and Clinical Neurophysiology, 94* (3), 163–174. http://doi.org/10.1016/0013-4694(94)00241-C

Taghavy, A., Lang, C., Kuegler, C.F.A. & Fuenfgelder, J. (1990). Alterations in visual P300 in a group of Alzheimers patients correlated with global and subtest scores of SKT, HAWIE and WMS. *Journal of Neurology, 237* (1), 80.

Tan, K.K., Chan, S.W.C., Wang, W. & Vehviläinen-Julkunen, K. (2016). A salutogenic program to enhance sense of coherence and quality of life for older people in the community: A feasibility randomized controlled trial and process evaluation. *Patient Education and Counseling, 99,* 108–116. http://doi.org/10.1016/j.pec.2015.08.003

Thalmann, B., Monsch, A.U., Bernasconi, F., Berres, M., Schneitter, M., Ermini-Fünfschilling, D. et al. (1997). *Die CERAD neuropsychologische Testbatterie – ein gemeinsames minimales Instrumentarium zur Demenzabklärung.* Basel: Memory Clinic.

Thalmann, B., Spiegel, R., Stähelin, H.B., Brubacher, D., Ermini-Fünfschilling, D., Bläsi, S. & Monsch, A.U. (2002). Dementia screening in general practice: Optimised scoring for the clock drawing test. *Brain Aging, 2* (2), 36–43.

Theml, T. & Jahn, T. (2011). Neuropsychologische Untersuchung. In H. Förstl (Hrsg.), *Demenzen in Theorie und Praxis* (S. 337–352). Berlin: Springer.

Toledo, J.B., Arnold, S.E., Raible, K., Brettschneider, J., Xie, S.X., Grossman, M. et al. (2013). Contribution of cerebrovascular disease in autopsy confirmed neurodegenerative disease cases in the National Alzheimer's Coordinating Centre. *Brain, 136,* 2697–2706. http://doi.org/10.1093/brain/awt188

Tombaugh, T.N., McDowell, I., Kristjansson, B. & Hubley, A.M. (1996). Mini-Mental State Examination (MMSE) and the Modified MMSE (3MS): A psychometric comparison and normative data. *Psychological Assessment, 8* (1), 48–59. http://doi.org/10.1037/1040-3590.8.1.48

Trapp, W., Weisenberger, B., Düclos, D., Lautenbacher, S., Mitznegg, N., Meyrer, R. & Hajak, G. (2015). The Bamberg Dementia Screening Test (BDST) – First evidence regarding the diagnostic usability of a "true bedside" test for geriatric inpatients. *Zeitschrift für Neuropsychologie, 26* (3), 161–170. http://doi.org/10.1024/1016-264X/a000154

Tucha, O. & Lange, K.W. (2004). *Turm von London – Deutsche Version (TL-D)*. Göttingen: Hogrefe.

Valls-Pedret, C., Sala-Vila, A., Serra-Mir, M., Corella, D., de la Torre, R., Martínez-González, M.A. et al. (2015). Mediterranean diet and age-related cognitive decline: A randomized clinical trial. *JAMA Internal Medicine, 175,* 1094–1103. http://doi.org/10.1001/jamainternmed.2015.1668

Vastamäki, J., Moser, K. & Paul, K.I. (2009). How stable is sense of coherence? Changes following an intervention for unemployed individuals. *Scandinavian Journal of Psychology, 50,* 161–171. http://doi.org/10.1111/j.1467-9450.2008.00695.x

Verghese, J., Lipton, R.B., Katz, M.J., Hall, C.B., Derby, C.A., Kuslansky, G. et al. (2003). Leisure activities and the risk of dementia in the elderly. *The New England Journal of Medicine, 348,* 2508–2516. http://doi.org/10.1056/NEJMoa022252

Volz-Sidiropoulou, E., Poll, E., Forkamnn, T. & Gauggel, S. (2010). Erweiterte Altersnormen zum Verbalen Lern- und Merkfähigkeitstest (VLMT). *Klinische Diagnostik und Evaluation, 3,* 226–243.

Vos, S.J.B., van Rossum, I.A., Verhey, F.R., Knol, D.L., Soininen, H., Wahlund, L.O. et al. (2013). Prediction of Alzheimer disease in subjects with amnestic and nonamnestic MCI. *Neurology, 80,* 1124–1132. http://doi.org/10.1212/WNL.0b013e318288690c

Wagner-Menghin, M. (2003). Computerdiagnostik. In K.D. Kubinger & R.S. Jäger (Hrsg.), *Schlüsselbegriffe der Psychologischen Diagnostik* (S. 68–82). Weinheim: Beltz.

Wahle, M., Häller, S. & Spiegel, R. (1996). Validation of the NOSGER (Nurses' Observation Scale for Geriatric Patients): Reliability and Validity of a Caregiver Rating Instrument. *International Psychogeriatrics, 8* (4), 525–547. http://doi.org/10.1017/S1041610296002864

Wahlund, L.O., Almkvist, O., Blennow, K., Engedahl, K., Johansson, A., Waldemar, G. & Wolf, H. (2005). Evidence-based evaluation of magnetic resonance imaging as a diagnostic tool in dementia workup. *Topics in Magnetic Resonance Imaging, 16,* 427–437. http://doi.org/10.1097/01.rmr.0000245463.36148.12

Wainwright, N.W.J., Surtees, P.G., Welch, A.A., Luben, R.N., Khaw, K.T. & Bingham, S.A. (2007). Healthy lifestyle choices: could sense of coherence aid health promotion? *Journal of Epidemiology and Community Health, 61,* 871–876. http://doi.org/10.1136/jech.2006.056275

Wallesch, C.-W. & Förstl, H. (2012). *Demenzen* (2., aktualisierte und überarbeitete Auflage). Stuttgart: Georg Thieme.

Wang, H.X., Karp, A., Winblad, B. & Fratiglioni, L. (2002). Late-life engagement in social and leisure activities is associated with a decreased risk of dementia: a longitudinal study from the Kungsholmen project. *American Journal of Epidemiology, 155,* 1081–1087. http://doi.org/10.1093/aje/155.12.1081

Warrington, E.K. & James, M. (1992). *Testbatterie für visuelle Objekt- und Raumwahrnehmung (VOSP)*. Bury St Edmunds, UK: Thames Valley Test Company.

Wechsler, D. (2009). *Wechsler Memory Scale – Fourth Edition (WMS-IV)*. San Antonio, TX: Pearson.

Wegener, B. (2003). Zur Diskussion: Kritische Anmerkungen zur Anwendung des Mini-Mental-Status-Tests. *Zeitschrift für Gerontopsychologie und -psychiatrie, 16* (4), 153–157. http://doi.org/10.1024/1011-6877.16.4.153

Weidlich, S., Derouiche, A. & Hartje, W. (2011). *Diagnosticum für Cerebralschädigung – II (DCS-II). Ein figuraler visueller Lern- und Gedächtnistest.* Bern: Huber.

Weih, M., Degirmenci, Ü., Kreil, S. & Kornhuber, J. (2010). Physical activity and Alzheimer's disease: a meta-analysis of cohort studies. *GeroPsych, 23,* 17–20. http://doi.org/10.1024/1662-9647/a000005

Weih, M., Wiltfang, J. & Kornhuber, J. (2007). Non-pharmacological prevention of Alzheimer's disease: nutritional and life-style factors. *Journal of Neural Transmission, 114,* 1187–1197. http://doi.org/10.1007/s00702-007-0704-x

Weuve, J., Puett, R.C., Schwartz, J., Yanosky, J.D., Laden, F. & Goldstein, F. (2012). Exposure to particulate air pollution and cognitive decline in older women. *Archives of Internal Medicine, 172,* 219–227. http://doi.org/10.1001/archinternmed.2012.2159

Weyer, G., Erzigkeit, H., Hadler, D. & Kubicki, S. (1996). Efficacy and safety of Idebenone in the long-term treatment of Alzheimer's disease: A double-blind, placebo controlled multicentre study. *Human Psychopharmacology, 11,* 53–65. http://doi.org/10.1002/(SICI)1099-1077(199601)11:1<53::AID-HUP761>3.0.CO;2-G

Weyer, G., Erzigkeit, H., Kanowski, S., Ihl, R. & Hadler, D. (1997). Alzheimer's Disease Assessment Scale: reliability and validity in a multicenter clinical trial. *International Psychogeriatrics, 9* (2), 123–138. http://doi.org/10.1017/S1041610297004298

Wilker, E.H., Preis, S.R., Beiser, A.S., Wolf, P.A., Au, R., Kloog, I. et al. (2015). Long-term exposure to fine particulate matter, residential proximity to major roads and measures of brain structure. *Stroke, 46,* 1161–1166. http://doi.org/10.1161/STROKEAHA.114.008348

Willmes, K. (2003). Neuropsychologische Diagnostik. In K.D. Kubinger & R.S. Jäger (Hrsg.), *Schlüsselbegriffe der Psychologischen Diagnostik* (S. 287–297). Weinheim: Beltz.

Wilson, B., Alderman, N., Burgess, P.W., Emslie, H. & Evans, J.J. (1996). *Behavioural Assessment of the Dysexecutive Syndrome.* Bury St Edmunds, UK: Thames Valley Test Company.

Wilson, B., Cockburn, J. & Baddeley, A. (1991). *The Rivermead behavioral memory test manual.* Bury St. Edmunds, UK: Thames Valley Test Cooperation.

Wilson, B., Greenfield, E., Clare, L., Baddeley, A., Cockburn, J., Watson, P. et al. (2008). *Rivermead Behavioral Memory Test – Third Edition (RBMT-3).* Frankfurt: Pearson.

Wilson, R.S., Barnes, L.L., Bennett, D.A., Li, Y., Bienias, J.L., Mendes de Leon, C.F. & Evans, D.A. (2005). Proneness to psychological distress and risk of Alzheimer disease in a biracial community. *Neurology, 64,* 380–382. http://doi.org/10.1212/01.WNL.0000149525.53525.E7

Wilson, R.S., Evans, D.A., Bienias, J.L., Mendes de Leon, C.F., Schneider, J.A. & Bennett, D.A. (2003). Proneness to psychological distress is associated with risk of Alzheimer's disease. *Neurology, 61,* 1479–1485. http://doi.org/10.1212/01.WNL.0000096167.56734.59

Wiltfang, J., Esselmann, H., Bibl, M., Hüll, M., Hampel, H., Kessler, H. et al. (2007). Amyloid β peptide ratio 42/40 but not Aβ42 correlates with phospho-Tau in patients with low- and high-CSF Aβ40 load. *Journal of Neurochemistry, 101,* 1053–1059. http://doi.org/10.1111/j.1471-4159.2006.04404.x

Winblad, B., Amouyel, P., Andrieu, S., Ballard, C., Brayne, C., Brodaty, H. et al.(2016). Defeating Alzheimer's disease and other dementias: a priority for European science and society. *The Lancet Neurology, 15* (5), 455–532. http://doi.org/10.1016/S1474-4422(16)00062-4

Winblad, B., Palmer, K., Kivipelto, M., Jelic, V., Fratiglioni, L., Wahlund, L.O. et al. (2004). Mild cognitive impairment – beyond controversies, towards a consensus: report of the International Working Group on Mild Cognitive Impairment. *Journal of internal medicine, 256* (3), 240–246. http://doi.org/10.1111/j.1365-2796.2004.01380.x

Wirth, M., Villeneuve, S., La Joie, R., Marks, S.M. & Jagust, W.J. (2014). Gene-environment interactions: lifetime cognitive activity, APOE genotype, and beta-amyloid burden. *Journal of Neuroscience, 34* (25), 8612–8617. http://doi.org/10.1523/JNEUROSCI.4612-13.2014

Wolfsgruber, S., Jessen, F., Koppara, A., Kleineidam, L., Schmidtke, K., Frölich, L. et al. (2015). Subjective cognitive decline is related to CSF biomarkers of AD in patients with MCI. *Neurology, 84,* 1261–1268. http://doi.org/10.1212/WNL.0000000000001399

Wolfsgruber, S., Wagner, M., Schmidtke, K., Frölich, L., Kurz, A., Schulz, S. et al. (2014). Memory concerns, memory performance and risk of dementia in patients with mild cognitive impairment. *PLoS ONE, 9,* e100812. http://doi.org/10.1371/journal.pone.0100812

Wood, S., Cummings, J.L., Hsu, M.-A., Barclay, T., Wheatley, M.V., Yarema, K.T. & Schnelle, J.F. (2001). The use of the neuropsychiatric inventory in nursing home residents: characterization and measurement. *The American Journal of Geriatric Psychiatry, 8* (1), 75–83. http://doi.org/10.1097/00019442-200002000-00010

Xie, L., Kang, H., Xu, Q., Chen, M.J., Liao, Y., Thiyagarajan, M. et al. (2013). Sleep drives metabolite clearance from the adult brain. *Science, 342,* 373–377. http://doi.org/10.1126/science.1241224

Yesavage, J.A., Brink, T.L., Rose, T.L. & Lum, O. (1983). Development and Validation of geriatric depression screening scale: a preliminary report. *Journal of Psychiatric Research, 17* (1), 37–49. http://doi.org/10.1016/0022-3956(82)90033-4

Zaudig, M. & Hiller, W. (1996). *Strukturiertes Interview für die Diagnose einer Demenz vom Alzheimer Typ, Multiinfarkt- (oder vaskulären) Demenz und Demenzen anderer Ätiologie nach DSM-III-R, DSM-IV und ICD-10 (SIDAM).* Bern: Huber.

Zehnder, A.E., Bläsi, S., Berres, M., Spiegel, R. & Monsch, A.U. (2007). Lack of practice effects on neuropsychological tests as early cognitive markers of Alzheimer's disease? *American Journal of Alzheimer's Disease and Other Dementias, 22* (5), 416–426.

Anhang

Verzeichnis der Verfahrensabkürzungen

Abkürzung	Testname	Seite
GDS	Geriatric Depression Scale	124
GDS	Global Deterioration Scale	105
HDS	Hierarchic Dementia Scale	131
MMSE	Mini-Mental State Examination	77
MMST	Mini-Mental-Status-Test	77
MoCA	Montreal Cognitive Assessment	80
NAB	Nürnberger-Alters-Beobachtungs-Skala	114
NAB	Neuropsychological Assessment Battery	90
NAA	Nürnberger-Alters-Alltagsaktivitäten-Skala	114
NOSGER	Nurses' Observation Scale of Geriatric Patients	116
NPI	The Neuropsychiatric Inventory	126
NVLT	Nonverbaler Lerntest	128
PANDA	Parkinson Neuropsychometric Dementia Assessment	81
PERSEV	Perseverationstest	130
RBMT	Rivermead Behavioral Memory Test	128
RCFT	Rey Complex Figure Test and Recognition Trial	129
RWT	Regensburger Wortflüssigkeits-Test	131
SIDAM	Strukturiertes Interview für die Diagnose einer Demenz vom Alzheimer Typ, der Multiinfarkt- (oder vaskulären) Demenz und Demenzen anderer Ätiologie nach DSM-III-R, DSM-IV und ICD-10	92
SKT	Syndrom-Kurztest	94
TFDD	Test zur Früherkennung von Demenzen mit Depressionsabgrenzung	83
TL-D	Turm von London – Deutsche Version	130
CDT	Clock Drawing Test	73
VLMT	Verbaler Lern- und Merkfähigkeitstest	98
VLT	Verbaler Lerntest	128
VOSP	Testbatterie für visuelle Objekt- und Raumwahrnehmung	129
WMS®-IV	Wechsler Memory Scale® – Fourth Edition	100